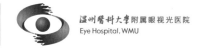

中国医学临床百家·病例精解　｜　温州医科大学附属眼视光医院
Eye Hospital, WMU

温州医科大学附属眼视光医院

中医眼科

病例精解

总主编 ◎ 瞿　佳　吴文灿

主　编 ◎ 向圣锦

U0349017

科学技术文献出版社
SCIENTIFIC AND TECHNICAL DOCUMENTATION PRESS
·北京·

图书在版编目（CIP）数据

温州医科大学附属眼视光医院中医眼科病例精解/向圣锦主编. —北京：科学技术文献出版社，2023.5

ISBN 978-7-5235-0223-5

Ⅰ.①温…　Ⅱ.①向…　Ⅲ.①中医五官科学—眼科学—病案　Ⅳ.①R276.7

中国国家版本馆CIP数据核字（2023）第070687号

温州医科大学附属眼视光医院中医眼科病例精解

策划编辑：蔡 霞　　　责任编辑：蔡 霞　　　责任校对：张永霞　　　责任出版：张志平

出 版 者	科学技术文献出版社
地 　 址	北京市复兴路15号　邮编　100038
编 务 部	（010）58882938，58882087（传真）
发 行 部	（010）58882868，58882870（传真）
邮 购 部	（010）58882873
官 方 网 址	www.stdp.com.cn
发 行 者	科学技术文献出版社发行　全国各地新华书店经销
印 刷 者	北京地大彩印有限公司
版 　 次	2023年5月第1版　2023年5月第1次印刷
开 　 本	787×1092　1/16
字 　 数	329千
印 　 张	23.25
书 　 号	ISBN 978-7-5235-0223-5
定 　 价	198.00元

版权所有　违法必究

购买本社图书，凡字迹不清、缺页、倒页、脱页者，本社发行部负责调换

编委会

温州医科大学附属眼视光医院·病例精解
编委会名单

总主编　瞿　佳　吴文灿

副主编　胡　亮　赵云娥　陈　蔚

秘　书　许志强

编　委　(按姓氏笔画排序)

王毓琴　毛剑波　方爱武　邓如芝　叶　良

向圣锦　刘晓玲　吴文灿　吴荣瀚　沈丽君

张　芳　张宗端　陈　蔚　陈世豪　金子兵

赵云娥　赵振全　俞阿勇　姜　礜　徐菁菁

薛安全

中医眼科

温州医科大学附属眼视光医院
中医眼科病例精解
编委会名单

主　　编　　向圣锦

副主编　　程锦国　胡　臻

编　　委　（按姓氏笔画排序）

李　艳　张宗端　姜小涵　唐　娜　唐乐微

窦仁慧

主编简介

向圣锦，医学博士，副主任中医师，温州医科大学附属眼视光医院中医眼科副主任。

从事中医眼科临床工作10余年，擅长中西医结合治疗各类眼科疾病。对小儿眨眼（儿童抽动症）、过敏性结膜炎、干眼、视疲劳、眼睑痉挛、面肌痉挛、复发性麦粒肿、视神经视网膜疾病、葡萄膜炎等疾病

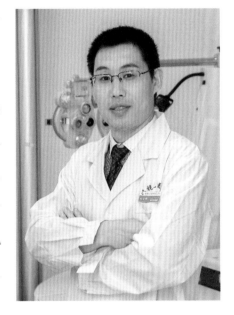

的诊治具有丰富经验。参与和主持各类国家级、省市级课题10余项；以第一及通讯作者发表学术论文30余篇。兼任中华中医药学会眼科分会委员、中国中西医结合学会眼科分会委员、世界中医药联合会眼科专业委员会理事、中国民族医药学会眼科分会理事、《中国中医眼科杂志》编委等。

《温州医科大学附属眼视光医院·病例精解》
丛书简介

温州医科大学附属眼视光医院成立于 1998 年 9 月，2009 年经浙江省卫生厅批准增挂"浙江省眼科医院"牌子，是目前浙江省第一家省属公立三级甲等眼科专科医院。医院获批设有国家眼耳鼻喉疾病临床医学研究中心、眼视光学和视觉科学国家重点实验室、国家眼视光工程技术研究中心、国家药监局眼科疾病医疗器械和药物临床研究与评价重点实验室、国家眼科学临床重点专科、国家卫生健康委眼视光学重点实验室和工程中心、教育部近视防控与诊治工程研究中心等多个国家级、省部级机构。经过 20 余年的发展，医院形成了集医疗、教学、科研、产业、公益、推广为一体的眼视光体系，近年来还成功建有眼视光医院集团和中国眼谷，形成了较为完整的眼视光的"一体两翼"。

医院专科齐全，目前共设 24 个临床亚专科，其中视光学专科、眼鼻相关专科、屈光手术专科、角膜病专科等在国内乃至国际都有着较大的影响力。另外，设有 4 个医技科室和 5 个病区。医院构建眼（眼视光）全科门诊、专科门诊、专家团队诊疗、疑难眼病多科联合门诊"四位一体"的分级诊疗模式，为群众提供更加安全、高效、便捷的医疗服务。

随着医学科技的进步，对眼科相关专业的划分与定位也愈发精细，对疾病诊疗精准化的要求也不断提升。本丛书将医院各临床专科收治的部分典型或疑难病例进行了整理，并加以归纳总结和提炼，是我院 18 个重点专科临床经验的总结和呈现，包括眼底外科、眼底内科、视光专科、角膜病专科等。每个病例从病史、辅助检查、诊断、治疗、随访逐步展现，之后对病例进行了分析和点评，体现了理论与实践的结合、多学科的紧密配合，是科室集体智慧的结晶，更是编者宝贵经验的精华，愿本套丛书的出版能对眼科临床工作有所启发和裨益。

本套丛书的编写得到了温州医科大学附属眼视光医院众多专家的大力支持和帮助，在此表示感谢。由于编者水平有限，书中难免会存在一些观点不全面或疏漏之处；加之眼科的快速发展，部分内容有待更新，望各位读者不吝赐教。我们将在提升自身医疗水平的同时，与大家一起做好眼科专业临床经验的总结和分享，共同进步，最终惠及更多的业界同行与广大眼病患者。

总　序

　　温州医科大学附属眼视光医院要出版一套典型和疑难眼病病例诊疗丛书，我很荣幸被邀请为这套丛书作序。作为眼视光医院的创建者之一，我与本院已相伴25年。在这二十余载中，作为眼科学和视光学临床融合发展的践行者和亲历者，我见证了医学事业的快速进步和本院的蓬勃发展。今天，又看到了我们医院新生代医师们的新作问世，立言立说，为眼科学的发展添砖加瓦，心情尤为激动和欣慰！

　　我推荐这套丛书的理由是：对于眼科和眼视光的医师和医护人员来说，医疗实践中的临床案例是非常重要的，是我们诊断和治疗疾病的重要依据。因为每个病例都是独特的，所以我们需要仔细分析每个患者的症状、病史、体征及实验室检查结果，以找到正确的诊断方案和治疗方法。编写这套临床案例丛书并不是一件容易的事情。我们需要仔细分析每个病例，检视所有患者的病历和相关文献，以确保所提供的信息是准确且完整的。我们也需要对这些信息进行分类和归纳，以使读者能够更好地理解每个病例的特点和难点。

　　我特别要推荐这套丛书的另一个原因是：这些临床案例均来自我们医院的临床实践，是我院医师们亲手诊疗的患者，也就是我们常说的第一手资料。通过对这些临床案例的诊疗分析，可以帮助眼科或眼视光临床医师提高诊疗水平与能力，尤其对年轻医师的成长很有帮助。经过仔细记录和分析病例，我们可以从中发现一些典型的病例或不同寻常的诊断，这些发现可以启发我们进一步研究和理解这些疾病的本质。我们希望这套丛书的出版可以使读者更好地了解眼视光医学的实践和进步，也可以从这些案例中学到一些实用的技巧和知识，为临床医师和医学生们提供宝贵的参考资料。

最后，我要感谢所有参与了本套丛书编写的医师和工作人员。这套丛书是他们许多年来的经验和知识的总结，我们相信这套丛书将为眼科眼视光疾病的诊断和治疗提供重要的帮助和指导。

温州医科大学附属眼视光医院

2023 年 3 月 25 日于温州

前　言

　　中医眼科是中医学临床分支学科，自宋太医局设九科、眼科成为专科以来，在大量的临床实践中积累了丰富的经验，并总结形成了具有专科特色的辨证理论体系，但随着现代眼科诊疗技术的广泛应用、对眼科疾病的认识不断加深以及中医眼科对现代眼科知识的不断吸收和借鉴，使现代中医眼科对眼科疾病的诊断水平明显提高，推动了辨证论治的发展和临床疗效的提高，并在当今一些眼病防治中仍然发挥着不可低估的作用。这一成绩的取得既是继承中医眼科先贤宝贵学术经验的直接体现，更是在充分借鉴现代医学诊疗技术的基础上主动转变中医诊疗思维模式的必然结果，即由单一辨证论治向辨病与辨证相结合的诊疗模式的转变。大量事实证明，采用病证结合的诊疗模式，在充分借鉴现代眼科学对疾病认识的基础上，结合中医对疾病病因病机的认识，辨证立法处方，大大提高了中医诊治眼科疾病，特别是眼底病变的临床疗效。因此，本书病例均是西医病名编排和精选，一方面，中医眼科医师熟悉现代医学知识，可以顺利阅读借鉴；另一方面，参照现代医学思维模式进行病例分析和总结，也可供部分对中医眼科感兴趣的西医或西学中眼科医师参考。

　　与病证结合诊疗模式相对应的是治疗疾病的思路和方法亦发生了变化，临证中可以将对症治疗和辨证论治治疗有机结合起来，针对不同的疾病灵活采用不同的治疗方法，既可以提高临床疗效，又减轻患者负担。如针对儿童异常瞬目综合征，既要考虑眼局部病理变化，又要考虑全身因素的影响。因此，在仔细诊查的基础上，有时是采用针对局部病因的对症治疗为主，有时是采用针对全身因素的辨证论治为主；对于一些轻症患者可以采用局部对症治疗如耳穴、揿针等，而对于一些病程日久、反复发作的复杂病例则要采用局部与整体辨证论治相结合，辨证论治与对症治疗相结合的治疗方法。只有这样，才能在提高临床疗效的同时最大化减少医疗资源的浪费，也才能真正体现中医眼科的优势。

在本书病例收集过程中，重点是针对我院中医眼科的优势病种，选编了儿童异常瞬目综合征、儿童过敏性结膜炎、麦粒肿、睑板腺功能障碍、干眼、视疲劳、眶上神经痛、面肌痉挛、眼睑痉挛、眼肌麻痹、葡萄膜炎、视神经疾病、视网膜出血及变性疾病等临床案例。这些病例在诊断上多较明确，因此重点是介绍了相关疾病的中医特色疗法及治疗优势，既有典型病例的常规治疗，也有疑难病例的综合治疗，可供不同层次的读者阅读参考。需要说明的是，中医眼科的优势病种远不止于此，如眼科围手术期的中医药治疗、视网膜静脉阻塞、糖尿病视网膜病变等视网膜出血水肿疾病的中西医结合治疗等，需要更多西医治疗手段特别是手术治疗参与类疾病的中医药治疗优势无法在本书中体现，这是由我院属于眼科专科医院的中医眼科这一学科特点决定的。在一些综合医院中医眼科，此类患者能得到更多的中医药治疗，并获得更好的疗效，更好地体现中医药在这类疾病诊疗中的优势。

本书所选病例分为三个部分进行介绍：①病历摘要。此部分包括该病例的主诉、现病史、专科检查、主要的检查及检验结果、诊断、治疗经过及预后。②病例分析。此部分主要分析该病例特点、诊断思路和主要的鉴别诊断。③专家点评。此部分主要是介绍疾病及临证体会。通过以上三个部分展示了我们诊治的一些典型和难治性疾病的诊疗经过和体会，一些病例的随访周期达数年甚至十年之久，充分展示了这些难治性疾病的特点和治疗难点，可供同行们参考。

眼科疾病种类繁多，但本书篇幅有限，仅仅精选了部分中医眼科优势病种，尚不能完全体现中医眼科的优势，甚是遗憾。同时由于编者水平有限，所持观点有些属于一家之言，书中内容难免有不少错漏之处，深望广大读者批评指正。

我科同事在本书病例收集过程中付出了艰辛努力，特别是疫情期间仍不惧困难，在医院整理各类临床病例资料，使得本书得以顺利完稿，特此深表感谢。

目　录

第一章　异常瞬目综合征 ……………………………………………… 1

病例 1　中药为主治疗儿童抽动障碍 …………………………… 1

病例 2　针刺联合中药治疗多发性抽动障碍 ………………… 7

病例 3　中西医结合治疗过敏性结膜炎伴或不伴抽动障碍 ……… 13

病例 4　中西医结合治疗睑缘炎、BKC 合并异常瞬目 ………… 20

病例 5　针刺联合中药治疗成人异常眨眼 …………………… 27

第二章　儿童过敏性结膜炎 ………………………………………… 32

病例 6　常年过敏性结膜炎伴过敏性鼻炎 …………………… 32

病例 7　中药雾化治疗过敏性结膜炎相关激素性高眼压 ………… 38

病例 8　中西医结合治疗春季卡他性角膜结膜炎 …………… 46

病例 9　中药雾化配合三伏贴治疗过敏性结膜炎 …………… 52

第三章　干眼及睑板腺功能障碍 …………………………………… 59

病例 10　中西医结合治疗蠕形螨睑缘炎伴睑板腺功能障碍 ……… 59

病例 11　睑板腺按摩联合中药雾化治疗阻塞型 MGD …………… 66

病例 12　中西医结合治疗眼科术后 MGD ……………………… 74

病例 13　针刺为主治疗干眼 …………………………………… 81

病例 14　蝶腭神经节针刺法联合眼周穴位针刺治疗干眼 ………… 86

病例 15　中西医结合治疗干眼合并眼睑痉挛 ………………… 92

病例 16　中药为主治疗干燥综合征 …………………………… 99

病例 17　干燥综合征配戴隐形眼镜并发感染 ………………… 105

病例 18　继发性 Stevens-Jonson 综合征 …………………… 112

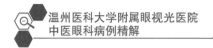

第四章 视疲劳 …………………………………………………… 124

病例19 双眼视功能异常伴发视疲劳 ……………………… 124

病例20 紧迫性神经疼痛伴视疲劳 ………………………… 130

病例21 激光周边虹膜切除术后视疲劳（神经性眼痛）……… 138

病例22 抑郁症伴发干眼、视疲劳 ………………………… 145

病例23 针刺为主治疗眶上神经痛 ………………………… 152

第五章 葡萄膜炎、巩膜炎 …………………………………… 158

病例24 HLA-B27 相关性前葡萄膜炎 ……………………… 158

病例25 银屑病相关前巩膜炎 ……………………………… 165

病例26 结节性前巩膜炎 …………………………………… 174

病例27 中间葡萄膜炎 ……………………………………… 180

病例28 青光眼睫状体炎综合征 …………………………… 192

第六章 视网膜及黄斑疾病 …………………………………… 200

病例29 中药治疗中心性浆液性脉络膜视网膜病变长期不愈 …… 200

病例30 中药治疗视网膜分支静脉阻塞 …………………… 208

病例31 中药治疗视网膜中央静脉阻塞伴囊样黄斑水肿 …… 215

病例32 中药治疗糖尿病视网膜病变反复玻璃体积血 …… 225

病例33 针刺为主治疗视网膜色素变性 …………………… 236

第七章 视神经疾病 …………………………………………… 244

病例34 中药治疗特发性视神经炎 ………………………… 244

病例35 中药联合针刺治疗前部缺血性视神经病变 ……… 251

病例36 针刺治疗外伤性视交叉综合征 …………………… 260

病例37 中药治疗原发性开角型青光眼 …………………… 268

病例 38　针刺治疗鞍结节脑膜瘤致视神经萎缩 ·················· 277

第八章　神经眼科 ·· 284

病例 39　益气升阳疗法治疗特发性眼睑痉挛 ·················· 284

病例 40　中西医结合治疗眼睑痉挛型梅热综合征 ·········· 290

病例 41　针刺为主治疗梅热综合征 ······························ 298

病例 42　针刺治疗眼轮匝肌痉挛及偏侧面肌痉挛 ·········· 304

病例 43　中药治疗动眼神经麻痹 ··································· 312

病例 44　针刺为主治疗听神经瘤术后面神经麻痹 ·········· 319

第九章　其他 ··· 326

病例 45　中医药治疗睑腺炎 ··· 326

病例 46　中医药治疗玻璃体混浊并干眼 ······················· 335

病例 47　针刺治疗高度近视伴弱视 ······························ 341

病例 48　针刺眼周穴位并发症 ······································ 348

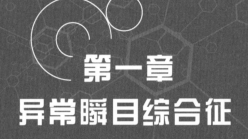

第一章
异常瞬目综合征

病例1　中药为主治疗儿童抽动障碍

📋 病历摘要

【基本信息】

患儿，男，10岁。以"双眼不自主眨眼、翻白眼、歪嘴、耸肩、伸脖子反复发作2年余"为主诉于2019年9月24日首诊于我科。

现病史：2年前患儿无明显诱因出现双眼不自主用力眨眼、皱眉、翻白眼等动作，这期间家属未重视，无治疗，逐渐发展出现耸

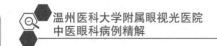
肩、伸脖子、点头等动作。先后在多家医院及各类诊所接受中药口服、耳穴贴压、硫必利片口服、可乐定控释贴穴位贴敷等治疗，病情反复发作。之后又接受硫必利片 1 片 po bid，配合可乐定控释贴穴位敷贴及外院中药治疗，患儿病情仍不能控制，经亲友介绍转诊我院。发病以来，神志清，精神可，生命体征平稳，二便无特殊。刻下症：双眼用力眨眼、翻白眼、歪嘴、点头、伸脖子等，性情急躁，睡眠欠佳，对外界事物敏感，舌体淡胖，舌边尖红少苔。

【专科检查】

视力：OD 1.0，OS 1.0；眼压：OD 13.1 mmHg，OS 11.2 mmHg。双眼睑形态正常，启闭可，结膜充血，泪河窄，角膜尚透明，前房深清，虹膜纹理清，瞳孔圆，对光反射正常，晶状体透明。眼底：双眼视盘界清色红，C/D 约 0.3，血管走行可，动静脉比约 2：3，黄斑中心凹反光存在，后极部视网膜平伏。

【诊断】

慢性抽动障碍（目劄之脾虚肝旺证）；双眼干眼。

【治疗经过】

根据中医对本病的认识，告知患儿疾病特点及注意事项，制订中西医结合治疗计划。嘱患儿减少电子产品使用时间，避免食用糖类（如巧克力）、煎炸类、生冷类食品，注意生活作息规律，父母应避免打骂孩子等行为。西药给予硫必利片 1 片 po qn，0.3% 玻璃酸钠滴眼液滴眼，同时予耳穴埋豆，中药口服自拟健脾疏肝、化痰熄风方加减中药治疗，组方如下：防风 6 g、蝉蜕 3 g、炒僵蚕 5 g、钩藤 10 g、天麻 10 g、枳壳 10 g、白术 10 g、生地黄 10 g、牡丹皮 10 g、甘草 5 g、石决明 10 g、珍珠母 10 g、远志 10 g、黄芩 10 g。14 剂，水煎服，每日 1 剂，分 2 次服用。

笔记

连续治疗 2 周，其间更换耳穴贴 1 次。复诊时患儿症状基本控制，嘱停用硫必利片，继续予中药原方加夏枯草 10 g、大黄 3 g 以助清肝泄热。服用 3 天后出现腹泻不适，嘴角又有抽搐，舌淡苔少脉细，予停用大黄，加全蝎 3 g、蒺藜 10 g 以助熄风止痉、清热平肝。患儿病情渐趋稳定，予上方维持治疗 10 天巩固疗效。嘱家属平时应避免刺激患儿情绪，以免复发。

【预后及随访】

目前患儿病情平稳，眼部及面部症状消失，随访半年未见复发。

病例分析

抽动障碍（tic disorder，TD）是儿童异常眨眼的常见原因之一，我们曾对首诊于眼科，以"眨眼、翻白眼"等为主诉的 600 多个连续性病例调查发现，约 30% 的患儿最终诊断为 TD，一些文献报道这一比例可高达 86%。为此，我们总结首诊于眼科的 TD 患儿临床特点如下：①病程较短：大部分患儿在家长发现有眼部抽动症状或合并面部抽动即选择眼科就诊。②以运动抽动和简单抽动为主：抽动行为主要为运动性抽动，表现为眨眼、翻白眼、皱眉、耸鼻、努嘴、斜视、歪脖、耸肩，部分患儿出现清鼻、干咳、清喉等发声抽动；出现复杂抽动较少。③抽动症状逐渐发展：首诊为抽动障碍的患儿抽动症状从眼部逐渐向颜面部抽动发展，而眼部抽动可减轻或加重，并顺次出现歪脖、耸肩等现象，若未得到及时控制，则病情向慢性或多发性抽动发展，继而出现精神心理损害或行为异常。④精神心理损害较少。⑤可合并眼部器质性病变。只有掌握眼科就诊的这些特点，才能避免漏诊误诊。

　　中医古代文献中并没有抽动障碍的病名，但据其临床表现可隶属于"肝风""筋惕肉𥆧""瘛疭""慢惊风"等病证范畴。宋·钱乙《小儿药证直诀》记载："肝有风则目连劄。"明·万全《万氏家藏育婴秘诀》曰："肝者，足厥阴风木也。木生风，故主风……如肝有风，则目连劄；肝有热，则目直视……又肝主筋，肝病则筋急，为项强，为搐搦牵引。"同时，万氏在该书中还阐述了小儿"肝常有余，脾常不足"的生理特点，认为小儿脾常不足，若饮食不节，过食生冷肥甘致脾胃损伤，运化失常，津液不能输布而聚湿生痰；或痰湿内阻中焦，升降失常，气机受阻，更加重了痰湿内生。小儿肝常有余，肝阳易旺，或脾虚肝旺，土虚木乘，引动肝风，则见头摇目劄、噘嘴耸鼻、肢抽肩抬；肝风夹痰，痰阻气道，壅阻喉间则出现痰鸣异声、怪叫、秽语等；风性善行数变，故见症状反复，交替发作，此消彼长；风痰时聚时散，故而抽动时发时止。因此，脾虚肝旺亦是本病的基本病机；动风生痰是本病的主要病理因素；风入于目（外风）、肝风内动（内风）是本病发病的基本表现形式；目劄、惊风、抽搐、筋惕肉𥆧是本病的具体体现；而病情迁延或反复则与五脏均有关系。

　　基于我们对儿童 TD 脾虚肝旺、动风生痰基本病机的认识，治疗上首当培土抑木、健脾疏肝、标本兼治，故在平肝、清肝、实脾基础上，予化痰、熄风、止痉等。本例患儿在我科治疗前已经在数家医院及诊所先后治疗 2 年余，使用西药、可乐定控释贴、中药、耳穴贴压等方法治疗效果均不理想。当前主要表现为眨眼、翻白眼、歪嘴、耸肩、伸脖子，性情急躁，对外界事物敏感，舌体淡胖，舌边尖红少苔。眼科检查未见明显异常，结合病史、治疗经过，诊断明确。治疗从调理肝脾入手，在治疗本病基础方中加石决

笔记

明、珍珠母平肝潜阳，全蝎熄风止痉，远志宁心安神定志，黄芩清上焦火热。同时耳穴贴压眼、神门、肝、脾、心等穴位（图1-1）。逐渐减少西药用量，2周即症状基本控制，连续治疗1个月病情完全缓解，相较于原有治疗方案疗效显著。本例患儿在中药辨证施治的基础上还应用了耳穴贴压治疗，大量文献报道耳穴贴压治疗本病有较好疗效。在临床诊疗过程中，发现耳穴贴压是治疗本病的重要手段，症状较轻的患儿仅用耳穴贴压即可治愈。耳穴贴压目前也是我们治疗儿童异常眨眼的常规手段。但在贴压耳穴时，一定要有针对性地选用与本病有关的穴位来治疗，而不能一味求多，一些患儿因为各种原因在某些诊所、医院贴压多达20个穴位，反而适得其反。另外，诊治过程中一定要关注患儿的心理健康，本例患儿家长对患儿表现极为关注，患儿对外界事物尤其他人的关注极为敏感，情绪容易急躁。这也是此类经久不愈的患儿及其家长极易出现的心理状态，此时缓解患儿及其家长的紧张情绪，并使其积极配合治疗非常重要。正是我们将这些与之有关的因素综合调理，才快速取得了较好疗效，体现了中医"整体观念"和"以人为本"学术思想的优势。

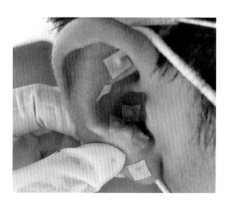

图1-1　眨眼患儿耳穴贴压

专家点评

　　TD 患儿常以"眨眼"为主诉就诊于眼科，因为种种因素容易漏诊和误诊，如本例患儿曾在我院眼科门诊以结膜炎、干眼治疗。分析漏诊误诊的原因，我们认为主要与以下几个因素有关：①病情较轻，易被忽视：眼科首诊的大多数 TD 患儿临床症状较轻，抽动形式单一，抽动行为简单，发病时间较短，集中在颜面部，出现精神、心理或行为障碍较少，部分患儿可自行好转，易被眼科医师忽视。②认识混乱，不够重视：首先是对本病的临床特征认识不足，即使有明显抽动症状仍然诊断为"干眼""结膜炎"等现象较为普遍，或是把这些患儿的眨眼当成"习惯"；其次是部分医师虽有所认识，但对本病的严重性认识不足，持有"可自愈性"观念而延误治疗，只有发展为慢性抽动障碍才重视。③对本病可合并眼部器质性病变缺乏认识：本病可合并其他眼部疾病而存在，如过敏性结膜炎、点状角膜炎、倒睫等。眼科医师常把这类患儿的并发症作为主要诊断，而忽略 TD 的诊断和治疗。因此，首诊医师并不能因主诉有眼部不适或体检中发现眼部病变就排除 TD。综上所述，作为眼科医师，只有正确全面认识抽动障碍的临床特征及其预后，在进行详细眼部检查的同时，注重患儿可能伴发抽动情况的问诊，才能避免漏诊或误诊。

　　小儿眨眼是我科的优势病种，多年来，我们基于治疗近 10 万患儿的临床经验总结出了治疗小儿眨眼的经验方，也是治疗儿童TD 的基础方。全方以健脾疏肝、化痰熄风立法，组方如下：天麻、钩藤、蝉蜕、僵蚕、白芍、当归、白术、陈皮、丹皮、生地、远志、防风、甘草。既针对动风之具体表现，以天麻、钩藤清热平肝熄风，蝉蜕、僵蚕熄风止痉；又针对脾虚肝旺之病机，以当归、白芍养血柔肝缓急，白术、陈皮健脾益气；还针对本病之并发症，以丹皮、生地清肝凉血，以防火热伤阴、阴虚阳亢进一步加重病情。远志宁心安神，防治心神不宁、夜寐不安。防风其性辛散，一药多用，与白术、白芍相配，能散肝郁、疏脾气；与僵蚕、蝉蜕配伍，可疏散外风；与天麻、钩藤配伍，可平熄肝风；还可作为引经药直达头面。全方配伍严谨，标本兼顾，辛燥之品与寒凉之剂相须为用，寒热相济，既条达肝气，又健运脾气，兼顾了小儿体质特点，是我们治疗儿童异常瞬目综合征的最常用方。临证时可根据具体病情随症加减，每获良效。

病例2 针刺联合中药治疗多发性抽动障碍

病历摘要

【基本信息】

患儿，女，11岁。以"双眼不自主眨眼、歪嘴、耸肩伴抓手动作等3年余"为主诉于2013年7月29日首诊于我科。

现病史：患儿2010年开始无明显诱因出现双眼不自主眨眼，伴歪嘴、耸肩抓手等不自主动作，无眼红、眼痛，无全身其他不适症状，先后就诊于上海、杭州等多家医院均未见明显好转，于2012年3月就诊，予我科治疗儿童异常瞬目综合征中药基本方配合羚羊角颗粒、硫必利片治疗 2 个月后症状明显好转，此后病情基本稳定，动作基本消退。2013 年暑期再次复发，再次就诊我科，诉双眼不自主眨眼、歪嘴、耸肩、抓手等症状加重，同时伴有面部、腹部抽搐和跷脚等动作，建议针刺治疗。自发病以来，神志清，精神可，生命体征平稳，二便无特殊。刻下症：双眼不自主眨眼，伴耸肩抓手等，同时伴有面部、腹部抽搐和跷脚等，性格内向，性情抑郁。

【专科检查】

视力：OD 1.0，OS 1.0；眼压：OD 13.1 mmHg，OS 11.2 mmHg。双眼睑形态正常，结膜充血，泪河窄，角膜尚透明，前房深清，虹膜纹理清，瞳孔圆，对光反射正常，晶状体透明。眼底：双眼视盘界清色红，C/D 约 0.3，血管走行可，动静脉比约 2：3，黄斑中心凹反光存在，后极部视网膜平伏。

【诊断】

多发性抽动障碍（慢惊风之肝风内动证）；双眼干眼。

【治疗经过】

嘱患儿减少电子产品使用时间，避免食用糖类如巧克力、煎炸类、生冷食品，注意生活作息规律，父母应避免打骂孩子等行为。眼部予 0.1% 玻璃酸钠滴眼液，配合中药口服、耳穴贴压及针刺治疗。针刺取穴：攒竹、丝竹空、太阳、四白、地仓、合谷（均为双侧取穴）及百会。每日 1 次，每次留针半小时；中药用我科基础方加减。患儿持续针刺（共 22 次）联合中药治疗 4 周后，病情基本得到控制，仅偶有面部抽搐动作。中药调理 1 个月（14 剂）后，所有抽动症状完全消失。

【预后及随访】

2013—2019 年期间患儿未复发，2019 年 3 月 25 日因高考前情绪紧张，再次出现眨眼、面部抽搐等症状，予中药调理治疗 2 周后症状缓解，7 月高考结束后再次予中药调理治疗 1 个月，症状完全消失，至今未见复发。

病例分析

TD 是指一种以不随意的突发、快速、重复、非节律性、刻板的单一或多部位肌肉运动和（或）发声为特点的复杂慢性神经精神障碍，多发于儿童期，少数可持续至成年。主要表现为运动抽动和（或）发声抽动，从抽动的复杂程度来分，又可分为简单抽动和复杂抽动两种形式。简单抽动包括眨眼、耸鼻、歪嘴、耸肩、清喉咙、吼叫、嗤鼻子、犬叫等，可发生于身体的单个或多个部位；复杂抽动包括跑跳旋转、屈身、拍打自己、猥亵行为、重复言语、模仿言语、秽语等。部分患儿还可以表现为感觉抽动，如感觉头面部、四肢肌肉抽动、痉挛及发出各种声音。按病程可分为短暂性 TD、慢性 TD 及抽动秽语综合征（tourette syndrome，TS）。大多数短暂性 TD 患儿若未及时控制病情，可发展为慢性抽动障碍或多发性抽动秽语综合征，严重者常伴随注意缺陷多动障碍（attention deficit and hyperactive disorder，ADHD）及学习困难、情绪障碍等，表现为易怒、强迫、睡眠障碍、攻击行为。男孩多倾向于易冲动和多动，女孩则倾向于焦虑和自卑，严重影响患儿身心健康、智力发育和人际交往。本病常常在学校考试、精神紧张、看电视、情绪激动、生气、感冒等情况下加重。本例患儿每每在学校考试、精神紧张时复发，且伴有自卑情绪、学习障碍和交际困难，因此，早期诊断和治疗极为重要。本病以眼部抽动为首发症状者占38%～59%，主要表现为眨眼、挤眉、皱额、眼球快速运动、翻白眼等，故常常首先就诊于眼科。因此，作为眼科医师应该认识TD，以便于及时发现和诊断TD，及早给予正确治疗，以免给患儿身心健康带来影响。

针刺疗法是治疗本病的有效手段，大量研究证实，针刺治疗TD具有疗效显著、安全性高、不良反应小等优点，是治疗儿童TD的常用中医药疗法之一。我们的研究表明，采用局部穴位透穴为主的针刺疗法治疗各类TD，总体疗效满意，特别是对短暂性TD疗效显著，总有效率可达100%，优于药物治疗及其他类型TD效果。而针刺治疗慢性TD或抽动秽语综合征的效果略优于药物治疗，差异无显著统计学意义，但针刺疗法没有长期服用抗精神病药物的不良反应，且疗程短，体现了针刺疗法的优势。本例患儿病情严重，病程日久，我们在疾病的不同阶段，分别采用了以中药治疗为主，配合耳穴贴压；针刺治疗为主，针刺与中药相结合；中药为主，耳穴配合揿针治疗的不同疗法，总体获得满意疗效。尤其是复发的第二阶段，病情严重，抽动动作多发，除了颜面部以外，还出现腹部及小腿、脚趾等部位抽动动作。最终在患儿及其家属的主动配合下，完全控制了病情，之后有将近长达6年的时间患儿整体状况良好，直到高考前夕才病情复发。

关于针刺治疗抽动障碍的作用机制不甚明了，我们认为可能与下列因素有关：①针刺调节神经递质特别是多巴胺类物质的传递，从而抑制大脑皮质中枢的过度兴奋，重新恢复患者神经递质水平及纠正神经内分泌功能的失衡状态，使抽动症状逐渐减轻。②中医学认为本病发病机制是脾虚肝旺、生痰动风，与肝、脾、肾关系密切。针刺眼周穴位，依次联络太阳、少阳、阳明经脉，可以起到激

笔记

发经气、疏通经络、平肝熄风、镇静安神等作用。③针刺引起的痛感及留针期间眨眼的痛感强迫患儿减少眨眼次数，留针 10 分钟后抽动症状明显减轻。因此，留针半小时也是有必要的，这种持续刺激的方法有助于患儿行为习惯重新恢复到正常状态，从而达到治疗的目的。④在我们的指导下，许多家长在陪同患儿治疗的过程中，改变了与孩子交流和教育孩子的方式，更多给予孩子表扬和鼓励，帮助孩子提高自信、减轻心理负担，起到良好的心理调节作用。

专家点评

　　本例患儿是儿童 TD 中病情重、治疗困难的疑难病例，也是体现中医药疗法治疗本病优势的典型病例。首先，患儿发病时间长，2013 年在我科针刺治疗前，已有 3 年多病史；其次，患儿症状重，除了有颜面部抽动动作外，还伴有腹部及小腿、脚趾等部位抽动动作；再次，患儿还出现了自卑情绪、学习障碍和交际困难，给患儿及其家庭生活带来极大困扰；最后，其他治疗方法效果不理想。患儿先后在北京、上海等多地求治，并应用了多种药物，均效果不理想。正因为如此，此患儿家属在当时到我院需要 3 小时车程的情况下，仍然能主动要求并坚持针刺治疗，说明患儿家属认同并体会到中医药的疗效优势。最终在连续治疗 4 周后，患儿病情完全缓解，直到 6 年后才于高考前复发，但症状也较轻。此后几年时间里，患儿家属给我们介绍了大量来自家乡的儿童异常眨眼患儿。

　　针刺疗法具有简单、低廉、疗效好、见效快的优点。针刺治疗包括普通针刺和皮内针（揿针）、耳穴压豆等，这些治疗方法适用于不同病情的 TD 患儿。针刺疗效较好，适用于各种类型 TD，是治疗慢性抽动障碍或多发性抽动秽语综合征的重要手段，但受地域、时间、患儿配合度等条件限制，并不适宜普遍开展。针刺选穴主要以头面部为主，常用攒竹、睛明、丝竹空、鱼腰、四白、承泣、太阳、迎香、地仓、百会、风池等，针刺方法以透穴刺法为主。透穴刺法以一针透多穴或多经穴，使脏腑与经络、经络与经络、腧穴与腧穴得到有效沟通交融，营卫气血得以流畅，起到多经同时得气的作用，提高了临床疗效。本病我们在治疗时常采用丝竹空透鱼腰、四白透下睛明、太阳透瞳子髎、攒竹透上睛明等眼周穴位（图2-1），顺次联络太阳、少阳、阳明三条经脉，这种以异经透刺为主的透刺法，既能增强腧穴主治作用，又扩大了腧穴的主治范围，同时还便于施行针刺手法。

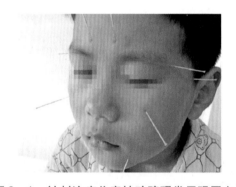

图2-1　针刺治疗儿童抽动障碍常用眼周穴位

耳穴贴压具有见效快、不受时间地域限制、患者易于接受等优点，大多数轻症者单独使用即可见效，是我们应用最广的治疗方法。选穴以眼、肝、脾、心、神门为主，可起到平肝熄风、健脾疏肝、宁心安神等效果。此外，揿针作为新型头皮针是我们近年来新采用的治疗方法，具有持续性刺激穴位的效果，且疼痛感较轻，适合不配合针刺及不便于长期接受针刺治疗的患者，是针刺疗法的有益补充。总体来讲，在我们治疗小儿眨眼一系列中医治法的效果方面，针刺＞中药＞揿针＞耳穴，所以针刺疗法使用最为广泛。临床需要根据患者病情选择不同的治疗方法或组合，以期获得最低成本下的最好疗效。

总之，儿童抽动障碍及其相关的儿童异常瞬目综合征是我科自创立以来发展的优势病种，在温州甚至浙江地区享有较高的声誉，甚至一些外省患者通过各种渠道来我院求治。使用中医药疗法治疗此类疾病，在体现出中医药优势的同时，也成为我科目前最大的特色。

病例3　中西医结合治疗过敏性结膜炎伴或不伴抽动障碍

病历摘要

患儿 A

【基本信息】

患儿，男，10岁。以"双眼翻白眼伴揉眼、做鬼脸反复发作2年余"为主诉于2018年5月7日首诊于我科。

现病史：患儿自2016年起无明显诱因出现双眼翻白眼，伴喜揉眼、做鬼脸，偶伴眼痒，无眼痛，无全身其他不适症状，当地医院予滴眼液治疗（具体不详），症状可短期缓解，但易复发。2017年6月在我院诊断为过敏性结膜炎，多次就诊予氯雷他定、0.02%氟米龙滴眼液联合盐酸奥洛他定滴眼液、0.1%氟米龙滴眼液联合富

笔记

马酸依美斯汀滴眼液治疗，眼痒、眼红等症状能控制，但翻白眼、做鬼脸症状反复发作并持续加重。2018 年 5 月上述症状再发，经亲友介绍，得知我科治疗儿童眨眼疗效颇佳，至我科接受治疗。发病以来，神志清，精神可，生命体征平稳，二便无特殊。既往无鼻炎及过敏病史。刻下症：双眼频繁眨眼、翻白眼，眼痒喜揉眼，做鬼脸，嘴角抽动及伸脖子。

【专科检查】

视力：OD 1.0，OS 1.0；眼压：OD 13.1 mmHg，OS 11.2 mmHg。双眼睑形态正常，下睑结膜充血，血管纹理模糊，穹隆结膜轻度皱褶，角膜尚透明，前房深清，虹膜纹理清，瞳孔圆，对光反射正常，晶状体透明。眼底见双眼视盘界清色红，C/D 约 0.3，血管走行可，动静脉比约 2∶3，黄斑中心凹反光存在，后极部视网膜平伏。

【辅助检查】

双眼前节照相见图 3-1。

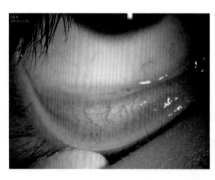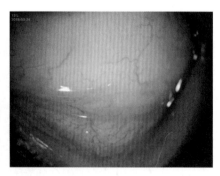

图 3-1　双眼下睑结膜轻度水肿、充血、皱褶

【诊断】

双眼过敏性结膜炎（时复症之风热上犯证）；抽动障碍（慢惊风）。

【治疗经过】

①告知患儿疾病特点及注意事项，包括：减少电子产品使用时间；避免食用糖类如巧克力、煎炸类、生冷食品、发物及海鲜类易致敏高蛋白食品；注意生活作息规律；父母应避免打骂孩子等行为；眼痒发作时勿揉眼，可适当冷敷。②眼部予 0.1% 氟米龙滴眼液、盐酸奥洛他定滴眼液滴眼抗过敏治疗。③中医疗法予耳穴贴压。患儿治疗 10 天后复查，眼痒揉眼等症状消失，仍眨眼、翻白眼、做鬼脸。在原治疗方案的基础上，予中药健脾疏肝、化痰熄风方加减治疗，组方如下：防风 10 g、蝉蜕 6 g、炒僵蚕 5 g、钩藤 10 g、天麻 9 g、当归 10 g、焦栀子 10 g、陈皮 10 g、牡丹皮 10 g、甘草 5 g、生地黄 10 g、法半夏 5 g、石决明 20 g、黄芩 10 g、地肤子 6 g。7 剂，水煎服，每日 1 剂，早晚餐后分服。

【预后及随访】

连续治疗 2 周后患儿翻白眼、做鬼脸等症状消退，随访半年未见复发。2019 年春再次发病，维持原方案治疗后症状完全消退。

患儿 B

【基本信息】

患儿，男，8 岁。以"双眼频繁眨眼、翻白眼、喜揉眼伴耸鼻 3 年余"为主诉于 2018 年 4 月 7 日首诊于我科。

现病史：2015 年起患儿无明显诱因出现双眼频繁眨眼，伴翻白眼、眼痒喜揉眼，偶伴有耸鼻、打喷嚏等不适，在我院诊断为过敏性结膜炎，予人工泪液、抗过敏滴眼液等治疗，当时症状可缓解，但患儿频繁眨眼、翻白眼、眼痒喜揉眼等症状反复发作。2018 年春，患儿上述症状再发，辗转至我科就诊。发病以来，神志清，精神可，生命体征平稳，二便无特殊。既往过敏性鼻炎病史 2 年余。

刻下症：双眼频繁眨眼、翻白眼、眼痒喜揉眼，偶有耸鼻、扣鼻孔、打喷嚏等。

【专科检查】

视力：OD 1.0，OS 1.0；眼压：OD 12.7 mmHg，OS 11.2 mmHg。双眼睑形态正常，下睑结膜充血，可见轻度皱褶，血管纹理模糊，角膜尚透明，前房深清，虹膜纹理清，瞳孔圆，对光反射正常，晶状体透明，眼底视网膜平伏。

【辅助检查】

双眼前节照相见图 3-2。

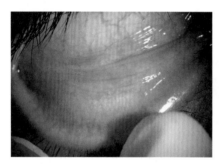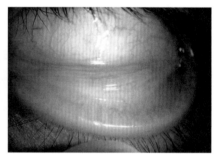

图 3-2　双眼前节照相，可见双眼下睑结膜
轻度水肿、皱褶、血管纹理模糊

【诊断】

双眼过敏性结膜炎（目劄之风热上犯证）；过敏性鼻炎。

【治疗经过】

用眼、饮食、生活作息等注意事项同患儿 A，眼部予 0.1% 氟米龙滴眼液、盐酸奥洛他定滴眼液、布地奈德鼻喷雾剂 1 喷喷鼻 tid，联合氯雷他定 1 片 po qd 抗过敏治疗。同时配合耳穴贴压及中药雾化熏眼治疗。

【预后及随访】

患儿经点眼、喷鼻及口服抗过敏治疗 2 周后症状明显减轻，继续维持治疗 2 周后症状完全消失。

病例分析

眨眼（瞬目）是一种生理现象，正常人一般不超过 15 次/分，眨眼超过正常频率范围才为异常眨眼。通常异常眨眼分为：①眼睑抽动：指眼睑突发、快速、重复、夸张、协调的眼轮匝肌抽动，患者可以控制但可随情绪紧张或劳累等加重；②频繁眨眼：主要指眨眼频率过高，超过正常的生理范围，可伴有适度用力眨；③眼球旋转：指眼珠不自主向某一方向旋转运动，甚至旋转 1 周的现象，俗称"翻白眼"。儿童在异常瞬目的基础上合并眼部器质性病变或神经系统疾病者称为儿童异常瞬目综合征，为儿童常见、多发病或综合征。儿童异常瞬目原因复杂，涉及儿童心理学、神经内科学、眼科学等多学科，要明确儿童异常瞬目的原因，除了考虑眼部炎症、异物刺激等可能导致频繁瞬目的因素外，还应该仔细询问患儿有无伴发眼部或颜面等其他部位的抽动症状。同时，一些患儿的病症往往是多种病因叠加在一起的结果，更加增加我们对具体病因诊断的困难。本组两例患儿即有这样的特点，其中一例患儿既有过敏性结膜炎等眼部因素，又有抽动障碍等精神心理因素。根据 10 多年的观察、总结发现，TD、干眼（视疲劳）及过敏性结膜炎是儿童异常瞬目的最主要原因，其他一些眼部疾病如倒睫、点状角膜炎、感染性结膜炎、睑缘炎等也可以导致儿童异常瞬目的发生，但器质性病变相对于过敏性结膜炎，所占的比例很小。

儿童过敏性结膜炎是儿童常见眼病、多发病，常可出现眨眼症

笔记

状。近年来，随着儿童过敏性结膜炎患病率越来越高，我们发现在我科以"眨眼"为主诉就诊的儿童患者中，儿童过敏性结膜炎已经是儿童异常瞬目的主要原因之一，仅次于抽动障碍和干眼，在春秋季节发病比例甚至超过干眼。儿童过敏性结膜炎出现眨眼的原因为患儿出现眼部瘙痒、异物感、疼痛、干涩等相关症状，患儿由于自制力差，为缓解不适，自然会揉眼增多，如家长制止患儿揉眼动作，患儿就会反应性通过瞬目来缓解临床症状；同时，揉眼增多还会加重过敏症状，故患儿眨眼越来越频繁。因此，临床遇见眨眼患儿一定要注意询问患儿家长相关的过敏病史。由于患儿体检配合度差，如果能通过详细的病史询问获得更多与过敏有关的诊断信息，无疑有助于提高诊断的准确率和治疗的针对性。

过敏性结膜炎属于中医学"时复目痒""痒若虫行""眼内风痒"范畴。《眼科菁华录·时复之病》记载："类似赤热，不治自愈，及期而发，过期又愈，如花如潮，久而不治，遂成其害"，形象地说明了本病的临床特点。本病多与外感风湿热邪或血虚风动有关，治疗当从祛风清热、除湿止痒、养血熄风入手，方可选用银翘散、消风散、黄芩滑石汤、除湿汤、四物汤等加防风、白鲜皮、地肤子、桑叶、菊花等加强祛风止痒之功。同时，我们在临床中发现中药雾化熏眼治疗过敏性结膜炎有很好的疗效，本组两例患儿在治疗过程中均应用我院自主配制的清热利湿、祛风止痒中药方雾化熏眼，获得良好的效果。另外，本病急性发作期或重症患者宜标本兼顾、中西医结合以快速缓解症状，且需注意眼鼻同治。

专家点评

本组两例患儿同时放在一起讨论，目的就是让读者更深入地理解儿童过敏性结膜炎、儿童眨眼与儿童 TD 之间的关系。如前所述，儿童过敏性结膜炎常常出现眨眼，甚至翻白眼症状，如果合并过敏性鼻炎还可出现鼻根部抽动，因此与抽动障碍难以鉴别，即难以确定儿童眨眼是由 TD 引起还是过敏性结膜炎所致。为此，我们认为以下特征有助于我们确定具体的病因：①抽动障碍所致的眨眼多为较大幅度的用力眨眼，可伴有挤眉、皱额、翻白眼等动作，而过敏性结膜炎多为较快频率的眨眼，较少伴有这些动作。②抽动障碍患儿眨眼还可以伴有伸脖子、耸肩等全身其他抽动动作，而过敏性疾病所致的眨眼、耸鼻等动作虽偶有附加面部抽动，但一般不会出现颜面部以外部位的抽动。③对于只有眼鼻部位抽动动作的患儿，如果同时存在过敏性鼻、结膜炎，则主要依靠治疗效果帮助我们确定眨眼的具体原因。过敏性疾病所致眨眼等动作多在合理的抗过敏治疗后缓解，而抽动障碍所致眨眼者即使治疗后过敏性疾病好转，但抽动动作依然存在。本组两例患儿，均是同时患有过敏性鼻结膜炎，且都出现眨眼动作，甚至伴有翻白眼、耸鼻等动作，一时难以确定患儿眨眼的具体原因，但在治疗 2 周后两者出现完全不同的结果。患儿 B 在过敏性鼻、结膜炎治疗好转后眨眼、耸鼻等动作也得到缓解，因此其眨眼是过敏性结膜炎所致；患儿 A 治疗后过敏性结膜炎症状缓解，但仍然还有持续抽动动作，故可以判定患儿在患过敏性结膜炎的同时还伴有抽动障碍。对于过敏性结膜炎合并抽动障碍的治疗，则以中医药疗法为主，缓解患儿的抽动症状。而过敏性结膜炎的治疗，除了应用抗过敏滴眼液外，还可配合中药雾化熏眼以快速缓解症状，还需注意眼鼻同治，必要时全身应用抗过敏药物。④病史及伴随症状也可以帮助我们确诊。两者虽然都可以反复发作，且都可自行缓解，但过敏性鼻、结膜炎多呈季节性发作，且

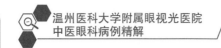

症状严重程度会随着过敏原的刺激强度及患儿揉眼程度加重或减轻。而抽动障碍往往在精神刺激、紧张、饮食不洁、生气、感冒等情况下加重或复发。因此，临床上需要仔细地询问病史、完善全身及眼部检查，尽可能准确地确定儿童异常瞬目的原因，以便有针对性地治疗。

病例 4 中西医结合治疗睑缘炎、BKC 合并异常瞬目

病历摘要

【基本信息】

患儿，男，7岁。以"左眼反复红肿、畏光流泪2年余，双眼频繁眨眼半年余"为主诉于2017年8月7日就诊于我科。

现病史：患儿自2015年开始因左眼眼红，伴畏光、流泪至我院就诊，诊断为双眼角膜炎，予抗病毒、修复角膜、抗感染等对症治疗后症状缓解。2016年上述病情再次发作，并伴左眼上睑红肿，仔细询问病史并结合眼部特征，诊断为左眼睑缘炎相关角结膜病变（blepharokeratoconjunctivitis，BKC）、左眼睑板腺囊肿。由于患儿当时年幼，体检以及治疗均难以配合，仅在发作时予清洁睑缘并涂抹抗生素眼膏、修复角膜及预防感染等对症处理，症状能较快缓解，但容易反复发作。2017年开始出现双眼频繁眨眼，伴双眼异物感明显、干涩、易发红，再次至我科就诊。发病以来，神志清，精神

可，生命体征平稳，二便无特殊。既往体健，无药物及食物过敏史。刻下症：双眼频繁眨眼，有异物感，易发红，畏光等。

【专科检查】

视力：OD 1.0，OS 1.0；眼压：OD 6.5 mmHg，OS 5.7 mmHg。双眼上睑倒睫，睑缘见黄白色分泌物附着，睑缘血管扩张，睑板腺开口部分堵塞，挤压见黄色浊液，泪河窄，结膜混合充血，乳头增生，右眼角膜透明，左眼角膜上方散在点染，瞳孔中央偏下方浅层云翳（图 4 - 1，较 3 年前发病时明显减轻），前房清，瞳孔圆，直径约 3 mm，对光反射灵敏，MG（ - ），晶状体透明。眼底检查不配合。

【辅助检查】

左眼前节照相见图 4 - 1。

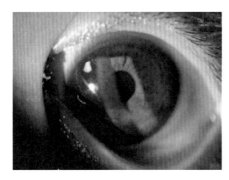
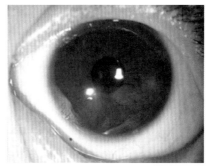

图 4 - 1　左眼前节照相，可见左眼 BKC 发作 2 年及
3 年后角膜云翳情况

【诊断】

儿童异常瞬目综合征（目劄之脾虚肝旺证）；双眼睑缘炎相关角结膜病变；双眼蠕形螨睑缘炎；双眼睑板腺功能障碍；双眼干眼；左眼角膜云翳。

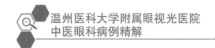

【治疗经过】

根据患儿病史资料及眼部检查，诊断明确。清洁睑缘的同时予左氧氟沙星滴眼液、0.02%氟米龙滴眼液及0.3%玻璃酸钠滴眼液点眼，2周后复诊，患儿右眼仍有发红，眼部检查仍见双眼睑板腺开口部分堵塞伴脂样分泌物，予硼酸粉清洁，妥布霉素地塞米松眼膏涂抹睑缘，小牛血去蛋白提取物眼用凝胶修复角膜上皮。1个月后复诊，患儿眨眼及眼红等症状基本缓解。

【预后及随访】

2018年1月8日，患儿再次因双眼频眨就诊我科，查体：双眼根部黄色分泌物附着，袖套征(+)，睑缘血管扩张，睑板腺开口部分堵塞，泪河窄，结膜轻度充血，左眼角膜云翳（图4-2左图）。行双眼睫毛检测提示蠕形螨感染，继续予硼酸粉冲洗眼睑、妥布霉素地塞米松眼膏涂双眼睑缘并检测眼压。治疗1个月后眨眼、眼红、眼痒等症状消退。2018年11月30日，患儿频繁眨眼症状再次发作，继续前治疗方案。目前双眼频繁眨眼症状未见再次发作，偶因睑腺炎来就诊，予清洁睑缘、抗感染等对症治疗后好转。

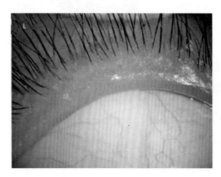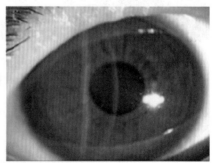

图4-2 左眼睑缘及角膜照相，见睑板腺阻塞及
蠕形螨睑缘炎样表现

笔记

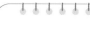

病例分析

　　BKC 是一组与睑缘炎相关的角结膜疾病，目前研究证实 BKC 的主要病因是睑缘炎及相应的睑板腺功能障碍（meibomian gland dysfunction，MGD）。睑缘炎、睑板腺分泌功能异常、睑酯成分改变、局部微生物毒素刺激、继发泪膜改变等因素长期慢性刺激可导致角膜病变进而使视功能损害，如不及时治疗将导致永久视力损害。儿童 BKC 以畏光为主要表现，反复眼红、眨眼、挤眼、烧灼感和眼痒，症状在早上明显，病情迁延反复，随睑缘炎治疗好转，角膜病灶迅速好转。诱因包括高热、感冒或食用辛辣食物，危险因素包括激素分泌异常、瞬目减少、先天异常。儿童 BKC 临床并不少见，但由于其睑缘炎以后部睑缘炎更为常见，且小孩有时不配合体检或医师认识不足，容易被忽略或误诊。因后部睑缘邻近角膜，与角膜相贴附，其机械性摩擦或感染性损害更直接累及角膜，随之出现角膜上皮弥漫性损害，角膜与睑缘接触部位出现浸润病灶，随病情加重，后期新生血管长入，角膜浸润病灶修复，因此后部睑缘炎包括 MGD 是导致 BKC 的最主要原因。本例患儿最早发病时即误诊为病毒性角膜炎，致使病情迁延不愈。随着对本病认识的深入，我们纠正诊断并更改治疗方案，患儿病情很快被控制，但遗留下大片的角膜斑翳并有少量新生血管侵入。意外的是，我们发现患儿左眼角膜斑翳未经任何治疗随着时间延长逐渐变淡，新生血管也逐渐消退，本病例的另一个疑问是患儿最初 BKC 出现的时候，仅有 MGD，但在随后的复诊过程中出现了典型的蠕形螨感染征象（图 4-2），随后我们的睫毛活检也证实了我们的临床诊断。

笔记

　　除了 2015 年初诊时，患儿以"眼红伴畏光流泪"为主诉就诊外，自 2017 年开始，之后的数次发作患儿均是以"眨眼"为主诉就诊。MGD 是 BKC 和蒸发过强型干眼的共同病因，本例患儿也不例外，如前所述，在长期观察中，我们发现干眼也是导致儿童异常瞬目（眨眼）的重要原因之一。眨眼作为一种生理现象，其频率很大限度受精神状态、专注度、机体活动、眼部暴露程度和环境影响，其中湿度、温度和气流是重要的环境因素。眨眼频率会因低湿度、寒冷和高风速而升高。在标准条件的房间中（温度 22 ℃，湿度 40.0%），健康成年人的眨眼速度范围为 15 ~ 20 次/min。在看手机、电脑等时因注意力高度集中于屏幕而眨眼次数急剧减少，甚则低至 5 次/min 以下。眨眼频率降低会使泪液分泌减少，同时加速泪液的蒸发，破坏泪膜稳定性，从而诱导干眼的形成。睑缘炎尤其是 MGD 会由于泪液中脂质成分的减少进一步加重泪液蒸发，加速干眼的形成。研究发现，眨眼频率与泪膜破裂时间（BUT）有密切关系，泪液靠瞬目运动分布于眼表，瞬目可使睁眼时由于环境污染、水分蒸发而破坏的泪膜重建，而不稳定的泪膜则会引起反射性瞬目频率升高，升高的眨眼频率还会进一步加重眼表损伤，并最终形成干眼。因此，眨眼与干眼关系密切。

　　对儿童干眼、BKC 的治疗包括物理治疗、抗生素抑菌、糖皮质激素抗感染及人工泪液缓解症状等，其中物理治疗是获得满意而持久疗效的前提和基础，局部抑菌和抗感染是 BKC 治疗的核心。物理治疗包括睑缘清洁、按摩、除螨，目前市场上虽然有多种睑缘清洁及除螨产品，但我们的体会是 3% 硼酸溶液是最有效又最经济的治疗药物，同时中药雾化也能获得很好疗效，值得推广。局部抑菌和抗感染可予抗生素滴眼液、糖皮质激素滴眼液，配合睑缘涂抹妥

笔记

布霉素地塞米松眼膏，一般 2 周左右即可获得较好疗效。但儿童患者对激素敏感，需时刻监测眼压，有高眼压倾向者降低使用频率，已经眼压升高者则需要即刻停药，并行降眼压治疗。在角结膜病变痊愈后，针对睑缘炎的治疗仍需持续 1～2 个月以减少和防止 BKC 的复发，伴有螨虫感染者则需治疗更长时间。人工泪液由于需要长期应用，建议选择不含防腐剂的人工泪液。此外，患儿还需注意眼部卫生，忌辛辣刺激食物，均衡膳食，补充 B 族维生素，并积极配合医师的治疗。本例患儿每次在睑缘炎症状缓解后眨眼即自动消失，但由于儿童饮食卫生难以控制，治疗配合度差，在每次治愈后仍有数次发作，这与睑缘炎的致病特点是一致的，但奇怪的是蠕形螨感染治愈后 1 年多时间反而未见复发。

专家点评

在上一组病例中我们即提到干眼是儿童异常眨眼常见的原因之一，为此我们再用一例干眼相关病例予以说明。眨眼与干眼关系密切，眨眼在维持眼表完整性、泪膜稳定性的生理机制中具有重要作用。眨眼会定期刷新泪膜，并清除眼表脱落的细胞和其他碎屑。在发生干眼的初期，症状发作是间歇且可自愈的，机体通过代偿性机制，即眨眼频率的增高，来弥补干眼对眼表的影响。眼表的感觉决定着泪液产生的量和眨眼的频率，这种反射性瞬目频率和幅度增高，其机制包括：①干眼患者的眼表泪液渗透压增高，泪液中各种代谢产物排泄不及时可加重对眼表的刺激，也会使眨眼的频率增高。②泪膜稳定性破坏也会增高干眼患者的眨眼频率。由于干眼患者泪膜破裂时间缩短，在眨眼间隙很快出现干斑，这时立即会出现另一次眨眼以润湿干斑区，在角膜的这种干燥区所致的眼局部刺激就增高眨眼频率和幅度。反射性瞬目频率和幅度增高一方面会加重眼睑和眼球之间的摩擦，破坏眼表上皮的完整性，引起眼部不适和各种异常感觉，使患者逐渐出现眼干、眼痛、异物感、灼热感、畏光流泪等不适；另一方面引起泪液动力学异常，眼轮匝肌的收缩舒张频率增高引起泪小管、泪囊的交替开闭从而增加泪液成分排除。无论是泪液排除增加还是眼表上皮损伤，都会进一步加重干眼症状，角膜敏感性的下降和缺失会使代偿机制丧失，导致眼表损伤无法自我修复，最终进入到恶性循环的过程中。因此，眨眼既是干眼患者的最早期症状，是干眼的"预警器"；同时又是干眼症状加重的重要原因，是干眼的"催化器"，与干眼有密切联系。

需要指出的是，由于 BKC 是近年来才逐渐推广的概念，仍有较多临床医师对该病的认识不足。BKC 是一种常见的易被误诊的慢性炎症性眼表疾病，多被误诊为病毒性角膜炎、药源性角膜病变、感染性角膜炎等。本例患儿最初即被误诊为病毒性角膜炎并发睑板腺囊肿，直到后来认识了两者之间的联系，才纠正诊断并得以合理治疗，幸运的是患儿的角膜病灶未在瞳孔中央并自我修复，逐渐变淡，才未对患儿的视力及外观造成大的影响（最初家长最担心的事情就是角膜斑翳能不能消退）。临床上，大量此类病例被误诊及漏诊导致病情迁延不愈或反复发作，最终导致角膜云翳、斑翳形成，严重影响患儿视觉质量，影响将来学习就业，甚至导致儿童视力丧失。因此，眼科医师提高对该病临床特征及预后的认知水平并对其进行掌握，做到早期、正确诊断和治疗，对减少患者视功能损伤具有重要意义。

笔记

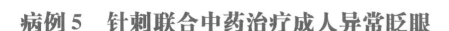

病例5 针刺联合中药治疗成人异常眨眼

病历摘要

【基本信息】

患者，男，30岁。以"双眼频繁用力眨眼伴嘴角抽动10余年，加重半年"为主诉于2019年12月17日首诊于我科。

现病史：10余年前，患者无明显诱因发生双眼频繁眨眼，以眨眼、挤眉、皱额为主要症状，伴面部抽动，无眼红、眼痛，无视物模糊，无眼痒揉眼等不适症状。多年来，断断续续接受中药、西药等治疗，均未见明显疗效，遂放弃治疗。近半年来患者自觉双眼频眨症状加重且频率高，可达每分钟20多次，在跟他人交流时症状不能自控，疲劳时症状加重，伴挤眉、皱额及面部抽动，无其他眼部及全身不适症状，经滴眼药水及中药治疗无缓解，遂在他人介绍下来我科就诊。发病以来，神志清，精神可，生命体征平稳，二便无特殊。刻下症：双眼频繁眨眼，无面部、鼻部及四肢部位抽动。

【专科检查】

视力：OD 1.0，OS 1.0；眼压：OD 10.4 mmHg，OS 12.2 mmHg。双眼睑形态正常，启闭可，双眼睑板腺开口部分堵塞，挤压可见黄色混浊分泌物，双眼结膜轻度充血。泪河窄，角膜尚透明。前房深清，虹膜纹理清，瞳孔圆，对光反射正常，晶状体透明。眼底：双眼视盘界清色红，C/D约0.3，血管走行可，动静脉比约2:3，黄

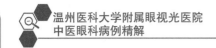

斑中心凹反光存在,后极部视网膜平伏。

【诊断】

抽动障碍(慢惊风之脾虚肝旺证);双眼干眼。

【治疗经过】

结合患者病史特点,局部予 0.02% 氟米龙滴眼液、羟糖甘滴眼液点眼;联合耳穴贴压、针刺、中药口服治疗。针刺以眼周穴位为主,每日 1 次,留针半小时。中药以化痰熄风立法,方用天麻钩藤饮加减,组方如下:天麻 6 g、钩藤 10 g、石决明 20 g、珍珠母 20 g、杜仲 10 g、栀子 10 g、黄芩 10 g、蝉蜕 3 g、炒僵蚕 5 g、制关白附 3 g、法半夏 10 g、陈皮 6 g、当归 10 g、牡丹皮 10 g、生地黄 10 g、炙甘草 5 g。7 剂,水煎服,每日 1 剂,分 2 次服用。

针刺、中药治疗 1 周后患者自诉眨眼及嘴角抽动症状较前明显减少,上午症状较轻,下午及晚上症状严重,继续给予中药、针刺及耳穴贴压治疗 2 周后,所有症状均消失。

【预后及随访】

近 3 个月,患者无复发。

病例分析

TD 常见于儿童,多在 2～15 岁起病,平均为 7 岁,多数患者随着年龄增长症状可逐渐缓解,但少数患者症状可以持续至成年,极少数患者成人才开始发病,这类患者称为成人 TD。既往研究显示,多数成人 TD 为儿童抽动障碍的持续或复发,其表现与儿童抽动障碍有相似之处,如抽动症状可涉及全身各个部位、时轻时重,具有此起彼伏的特点,入睡后抽动症状可明显缓解,抽动严重程度往往与心情有关，较易合并精神疾病等。除此之外，成人抽动障碍具有自己的特点，主要表现为：①大多是儿童 TD 的延续，病程较长，也可儿童、青少年期治愈后成人再次发作；②部分成人 TD 始终表现为局部抽动，主要为运动性抽动，或运动性抽动合并发声性抽动，抽动程度无明显波动；③成人 TD 更容易表现为慢性 TD，TS 少见；④成人 TD 患者自我感觉抽动明显；⑤成人抽动障碍可成年后发病，且成年后发病多有明确的诱因（如感染、精神刺激、劳累等）。成年后发病的 TD 需与眼睑痉挛相鉴别，眼睑痉挛以进行性眼轮匝肌不自主痉挛收缩为特征，开始常表现为眼部刺激症状和间歇性瞬目次数增多，多数患者继而发展到发作性眼睑闭合性痉挛。少数患者可以单侧起病，但几乎均发展为双侧受累。同时，还需要与癔症、风湿性舞蹈病等神经科疾病相鉴别。同时此类患者常伴有性格行为异常而被误诊，因此需要综合更多信息才可以建立此诊断。

根据本病临床表现，当属于中医学"目劄""筋惕肉瞤""瘛瘲""痉证"范畴，《素问·至真要大论》曰"风胜则动""诸风掉眩，皆属于肝"，因此本病发作与肝关系密切，肝风内动是主要病理变化。《万氏家藏育婴秘诀》曰"肝者，足厥阴风木也。木生风，故主风……如肝有风，则目连劄，肝有热，则目直视……又肝主筋，肝病则筋急，为项强，为搐搦牵引"，外感风热，内侵于肝，或肝郁化火，循经上犯，引动肝风；肝血不足，筋脉失养，或肾阴虚亏，水不涵木，虚风内动，而见挤眉眨眼、张口噘嘴、摇头耸肩、筋惕肉瞤等抽动症状。以上诸症，每遇感受外邪、情志失调、脏腑失养而加重或减轻，甚则变生他证。因此，各种原因所致的肝风内动是本病的基本病机。本例患者发病时间久，但体质壮实，抽动动作明显，兼口干，失眠，舌质暗红少苔，为本虚标实、肝阳上亢动风之证。治疗当以平肝熄风止痉为主，兼清肝经郁热。

　　本病临床表现复杂多样，治疗当以平肝熄风为要，《医学从众录》曰："治肝即所以熄风，熄风即所以降火，降火即所以治痰……钩藤、玉竹、菊花、天麻柔润熄风之品，无不可于各方中出入加减。"实证动风以天麻钩藤饮、羚角钩藤汤为首选，虚证动风以镇肝熄风汤、大定风珠为主。同时，还需根据不同变证灵活组方，以切中病机，提高疗效。如由外风引动或加重者，方用银翘散、桑菊饮疏散风热或防风通圣散表里双解；脾胃虚弱明显，肝经风热不甚者，加味四君子汤或异功散加减；脾胃虚弱不显，肝经热势不盛者，泻青丸加减；肝气郁结甚者，予柴芍六君子汤加减；气郁化火者，予化肝煎或丹栀逍遥散加减。痰火扰神证：主方选用黄连温胆汤加减；情绪易于紧张或压力较大者，予丹栀逍遥散加减；对于病情反复的重症患者可从怪病多痰论治，方予礞石滚痰丸加减。本例患者以阳亢风动为主，予天麻钩藤饮为主方，并加熄风止痉之品如蝉蜕、僵蚕、白附子等，阳亢日久，攻伐脾胃，木旺克土，脾虚生痰，更易引动肝风，故予半夏、白术、陈皮健脾化痰，同时制约寒凉清热之品伤胃。

专家点评

　　相对于儿童 TD，成人 TD 首发症状在眼部者相对少见，更多出现颈部及上下肢体抽动动作，因此在我科并非常见病例。近年来，我科诊治与此相关的病例约 20 例，均为男性，以眨眼伴面部抽动多见。由于本病多由儿童 TD 迁延不愈或治愈后复发，大多数病程较长，治疗困难。本例患者自幼发病，病程长达 10 余年，以眨眼、挤眉、皱额为主要症状，伴面部抽动，且频率高，可达每分钟

20 多次，在跟他人交流时症状不能自控，疲劳时症状加重，属于典型的慢性 TD。多年来，断断续续中药、西药等治疗，均未见明显疗效，遂放弃治疗。近半年来，其症状持续加重，遂在别人介绍下来我科就诊。

对本例患者我们采用了中药、针刺、耳穴贴压和中药雾化相结合的中医药综合方案，经过持续 2 周的治疗，患者病情明显好转。针刺选穴及针刺方法与我们治疗儿童 TD 基本相同，耳穴贴压也是主要以眼、肝、脾、心、脑、神门为主要穴位。中药根据患者临床表现，辨证仍以肝阳上亢动风为主，方用天麻钩藤饮加减。需要注意的是，此类患者由于常常眨眼，眼睑与眼球的摩擦加剧，破坏了泪膜的稳定性及眼表上皮的健康，加之现在年轻人电子产品应用增多，都会伴有不同程度的干眼，为此除了常规应用人工泪液外，中药熏眼对于缓解患者眼干、眼疲劳症状有较好的疗效，干眼症状的缓解又减少了反射性眨眼次数。中药雾化熏眼方为我科专为干眼、视疲劳患者而设，已经成为我们治疗干眼的常规方法。正是这四管齐下的综合方案，起到了抑制抽动症状、缓解病情的作用。近年来，我们针对此类重症、顽固患者大多采用多种方法相结合的中医综合疗法，疗效显著，基本达到了治疗抽动障碍不用任何抗精神病西药的目的，既避免了长期使用此类药物带来的不良反应，又体现出中医药治疗 TD 的整体优势。

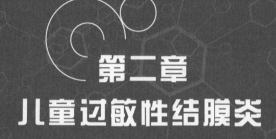

第二章
儿童过敏性结膜炎

病例6 常年过敏性结膜炎伴过敏性鼻炎

📋 病历摘要

【基本信息】

患儿，男，12岁。以"双眼反复眼痒、喜揉眼2年余"为主诉于2019年4月3日首诊于我科。

现病史：2017年患儿无明显诱因出现双眼痒、喜揉眼，反复发作，每次予滴眼液治疗后可缓解，平日饮食偏嗜，无运动习惯，易感冒，每遇季节变化及感冒或鼻炎发作时，眼部症状必发，且每次发作均需用激素控制病情。此次发作出现双眼眼痒、红肿、畏光，在我院曾予盐酸奥洛他定、玻璃酸钠等滴眼液点眼及口服抗过敏药物治疗，但患儿症状无明显改善，转至我科就诊，配合中医治疗。发病以来，神志清，精神可，胃纳一般，夜眠可，二便无特殊，无明显体重下降。刻下症：患儿喜揉眼，双眼眼睑轻度水肿，皮肤充血，舌红苔薄黄，脉浮。

既往史：有尘螨过敏史。

【专科检查】

视力：OD 1.0，OS 0.8；眼压：OD 10.2 mmHg，OS 14.2 mmHg。双眼睑轻度水肿，结膜充血（＋＋），下睑结膜血管模糊，穹隆部结膜皱褶，可见针尖状结膜下出血点，角膜（－），前房清，晶状体透明，舌红苔薄黄，脉浮。

【辅助检查】

双眼前节照相见图6–1。

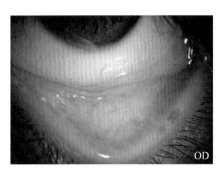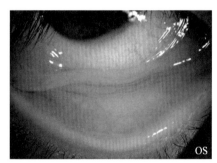

图6–1 双眼前节照相，可见患儿双眼下睑结膜充血、
水肿、膜样皱褶、血管纹理模糊（左眼为甚）

【诊断】

双眼过敏性结膜炎（时复症之风热犯目证）。

【治疗经过】

患者眼部予0.1%氟米龙、盐酸奥洛他定滴眼液抗过敏治疗的同时，中药雾化熏眼治疗（雾化为隔日1次），并口服氯雷他定抗过敏。中药雾化治疗3次后患儿眼痒、喜揉眼症状明显好转，查体见双眼眼睑水肿消退，结膜无明显充血，停用0.1%氟米龙，予盐酸奥洛他定维持治疗1周。

【预后及随访】

患儿眼部症状缓解，换季复发时，予盐酸奥洛他定及中药雾化治疗短时间即可缓解症状。

病例分析

过敏性结膜炎又称为变态反应性结膜炎，是结膜对外界过敏原产生的一种超敏反应。主要包括Ⅰ型变态反应及Ⅳ型变态反应，其中以Ⅰ型变态反应所致的过敏性结膜炎最常见。流行病学调查发现，40%的美国人患有过敏性结膜炎，但其中仅仅10%选择就医，90%为季节过敏性结膜炎；而日本15%~20%的人口患有过敏性结膜炎。预计全球平均患病率约10%，儿童可达30%，因此，过敏性结膜炎是小儿眼科常见的疾病之一。在过敏性结膜炎患者中，以常年性过敏性结膜炎和季节性过敏性结膜炎为主，有调查显示，我国这两类患者约占过敏性结膜炎的74%。最新对儿童患者过敏原的分析发现，尘螨、淡水鱼、海鱼、鸡蛋白、牛奶、黄豆、虾、蟹、猫毛是最常见的过敏原，尤其是尘螨，检出率达50.4%，成为儿童过敏性疾病的最主要原因。本例患儿的过敏原测试结果也提示尘螨过敏。

笔记

儿童患者检查配合度差，症状描述不清，或隐瞒病情，因此要准确诊断儿童过敏性结膜炎，就必须掌握本病的临床特征：①从病史来讲，主要有以下特点：首先，儿童过敏性结膜炎患者往往伴有其他过敏性疾病病史，最常见的是湿疹、过敏性鼻炎和过敏性咳嗽或哮喘；其次，儿童过敏性结膜炎发病快，症状较重，多能追溯到明确的过敏环境史，如夏天使用未清洗过的空调，接触猫狗毛发，新装修房间，食用鱼、虾、蟹、牛奶、鸡蛋等易引起过敏的食物；再次，部分患儿还有相关遗传病病史；最后，本病容易反复发作，且呈季节性或常年性。②从症状来讲，儿童过敏也有显著特点：首先，患儿最典型的症状是眼痒，但幼儿往往描述不清，常常把眼痒描述为眼痛。其次，揉眼也是儿童过敏性结膜炎的显著特征，由于儿童自控力差，眼睛出现眼痒等不适，就会不自主揉眼。同时，揉眼又会进一步加重眼痒症状，从而表现出"越揉越痒"的显著特征和恶性循环。最后，眨眼也是儿童过敏的常见症状。儿童眼痒揉眼若被家长制止，为缓解不适多会不自主眨眼，严重者还可以出现翻白眼的动作。掌握儿童过敏性结膜炎的这些病史和症状特点有助于我们准确诊断儿童过敏性结膜炎，本例患儿有过敏性鼻炎病史，眼部有眼痒、眨眼等症状，且常年反复发作，这些病史和症状特点都有助于正确诊断，从而进行合理的治疗。

过敏性结膜炎属于中医学"时复症""痒若虫行""目痒"范畴。《证治准绳》曰："或年之月、月之日，如花如潮，至期而发，至期而愈。久而不治，及因激发，遂成大害。"《张氏医通》曰："乃痒不可忍，非若时常之小痒，皆有痒极之患。"都形象说明了本病以眼痒和反复发作为主要的临床特征。对于本病的病因病机，《银海精微》曰："痒极难忍者，肝经受热，胆因虚热，风邪攻冲，肝含热极，肝受风之燥动，木摇风动，其痒发焉。"《明目至宝》中记载：

"轮廓因风邪气攻，致令双手拭睛瞳，眦头睑畔睛珠痒……此是心脾风邪热也。"纵观历代医家论述，本病多与外感风湿热邪、肝经风热上犯、脾胃湿热内蕴，复感风邪或肝血不足，血虚生风有关。治疗多以疏风清热、清热除湿、清肝泻火、养血熄风为主，兼以疏风止痒，方可选银翘散、消风散、四物汤加味、三仁汤等加白鲜皮、地肤子、蛇床子以祛风止痒。中医治疗本病，除中药内服外，还能以中药外治控制，如中药雾化熏眼、耳穴埋豆、穴位贴敷等。其中中药雾化熏眼治疗运用最为广泛，常以消风散、祛风一字散等加地肤子、白鲜皮、苦参等清热祛湿止痒。本例患儿至我科就诊时，双眼眼痒、红肿、畏光，舌红苔薄黄，脉浮，考虑风热外袭，上犯肺络，脉络阻遏，气血不行，致眼内奇痒，患儿揉眼不止。使用我科自主配制的清热利湿、祛风止痒中药方雾化熏眼配合局部滴眼液治疗，快速缓解了患儿的临床症状。

专家点评

　　儿童过敏性结膜炎的准确诊断是治疗的基础，给医务人员尤其是基层医务人员带来一定的挑战，如何才能做到准确诊断？除了前面所述本病的病史和症状特点外，本病在体征方面也有自身的显著特点，主要包括：①可单眼或双眼出现眼周局部皮肤红肿、斑疹，眼睑水肿，下睑内眦部皮肤皱褶，黑眼圈等特有表现；②多出现典型的丝状、半透明分泌物；③下睑结膜出现水肿（呈灰白色半透明状）、膜样皱褶、血管纹理模糊、针尖样出血等特征性表现（图6-1）。

　　需要说明的是，这些体征在急性发作、症状较重、伴有明显揉眼动作时更为典型。由于低龄患儿皮肤黏膜组织娇嫩，患儿揉眼极易引起眼睑及结膜组织的水肿，临床常见一些幼儿园小朋友午睡之前毫无征兆，睡醒后出现高度结膜水肿甚至突出眼睑之外。另一些相关体征出现则与伴发的其他过敏性疾病有关，如湿疹患儿出现典型的双眼睑对称性皮肤红肿。而长期揉眼的患儿则表现出下睑内眦部皱褶，甚至出现黑眼圈（不是"肾虚"而是长期揉眼导致）。同样因为揉眼，患儿结膜组织尤其是下睑近穹隆部结膜容易水肿而与筋膜组织分离，托起的结膜组织呈灰白色半透明状，症状重者甚至出现结膜堆积的情况（图6-1）。另外，长期揉眼还会导致结膜表面的毛细血管纹理模糊，这与结膜水肿增厚及毛细血管扩张有关。在高度水肿的球结膜表面，一些结膜下方的毛细血管若隐若现，看起来就像局部的细小出血点一样（图6-2）。综上所述，儿童过敏性结膜炎这些典型体征的出现都跟"揉眼"这一关键因素有关，而揉眼还会引起如前所述的"越揉越痒"恶性循环。因此，揉眼既是本病的典型临床表现，也是本病所有典型体征的"始作俑者"。

值得注意的是，揉眼对儿童来讲还有极大继发感染的风险，临床常碰到一些过敏性结膜炎的患儿因继发感染而就诊，即过敏性结膜炎与急性细菌性结膜炎合并存在。此类患儿主要根据分泌物的性状鉴别，单纯过敏性结膜炎分泌物呈丝状、半透明；而急性细菌性

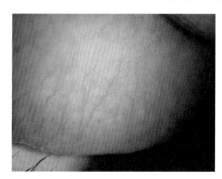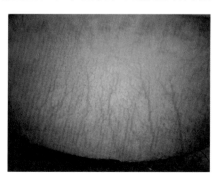

图6-2　上睑结膜同样充血、水肿、血管纹理模糊、
针尖样出血，仅在穹隆部见少量滤泡

结膜炎的分泌物为黄色、绿色脓性分泌物，晨起时有典型的粘住睫毛现象，质地较硬，呈块状或颗粒状。同时，这类患儿还伴有一些如前所述的儿童过敏性结膜炎有关的病史、症状和典型体征，也有助于鉴别。此外，急性细菌性结膜炎发病更急，患儿常常能确定具体的发病时间。准确诊断过敏性结膜炎合并急性细菌性结膜炎十分重要，这是我们治疗获得及时疗效的基础，我们见过大量此类患儿漏诊过敏性结膜炎而延误治疗的情况，不仅增加了患儿的就诊次数和用药持续时间，还加重了患儿的痛苦和医患之间的不信任。因此，医师需要准确掌握此类病例的临床特征。

病例 7　中药雾化治疗过敏性结膜炎相关激素性高眼压

病历摘要

患儿 A

【基本信息】

患儿，女，6 岁。以"双眼频繁眨眼伴眼红揉眼 2 月余"为主诉于 2019 年 11 月 15 日就诊于我院。

现病史：2 个月前患儿无明显诱因出现双眼眼红不适，伴见频繁眨眼，喜揉眼，晨起有少量分泌物，无眼痛，无哭闹，在当地医院前后予妥布霉素地塞米松、左氧氟沙星、盐酸奥洛他定、玻璃酸钠等滴眼液治疗，症状可短暂好转，但停药后即复发，并在长期使用妥布霉素地塞米松滴眼液后出现过眼压升高。2 周前，再次出现双眼红痒、揉眼、眨眼等症状，在我院门诊就诊，予盐酸奥洛他定滴眼液治疗病情无好转，家属因为慕名我科治疗"眨眼"特色，带患儿至我科求诊。发病以来，神志清，精神可，胃纳一般，夜眠可，二便无特殊，无明显体重下降。刻下症：频繁眨眼，喜揉眼，双眼睑皮肤红皱，伴有鼻涕，打喷嚏，舌红苔薄黄，脉数。

既往史：有过敏性鼻炎病史，过敏原检测提示尘螨、花生过敏。

【专科检查】

视力：OD 0.8，OS 0.8；眼压：OD 16.1 mmHg，OS 17.3 mmHg。双眼上下睑周围皮肤红肿皱褶，睫毛根部见黄白色分泌物，外眦部皮肤破溃结痂，结膜充血水肿，下睑结膜血管模糊，角膜透明，前房深清，瞳孔圆，直径约 3 mm，对光反射灵敏，MG(-)，晶状体透明，舌红苔薄黄，脉数。

【辅助检查】

双眼眼部照相见图 7 - 1 和图 7 - 2。

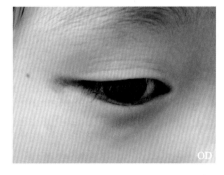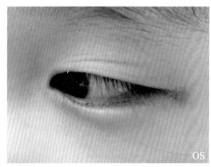

图 7 - 1　双眼眼部照相，患儿外眼即可见
眼睑皮肤潮红、脱屑、肿胀

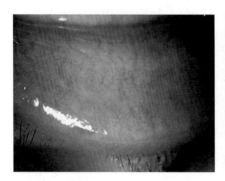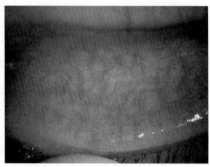

图 7-2　下睑结膜充血、水肿、皱褶、血管纹理模糊

【诊断】

双眼过敏性结膜炎（时复症之风热犯目证）。

【治疗经过】

告知患儿家长避免接触过敏原、注意饮食卫生、控制患儿揉眼，眼部在给予盐酸奥洛他定滴眼液抗过敏治疗的同时配合中药雾化治疗。由于患儿家住外地，无法连续熏蒸，单纯应用局部抗过敏药物难以奏效，建议家长在密切观察的情况下予醋酸泼尼松龙滴眼液点眼，并用妥布霉素地塞米松眼膏外涂眼睑周围皮肤以快速缓解症状。治以疏风止痒、平肝熄风为主，方用祛风一字散合眨眼基本方治疗，组方如下：川乌 6 g、川芎 6 g、荆芥 6 g、防风 9 g、薄荷 6 g、蝉蜕 3 g、僵蚕 3 g、钩藤 6 g、天麻 6 g、白芍 9 g、丹皮 10 g、白术 12 g、陈皮 6 g、甘草 3 g。7 剂，水煎服，每日 1 剂，分 2 次服用。

患儿在治疗 1 周后眼红眼痒好转，但双眼眼压升高达 40 mmHg，考虑激素性高眼压，立即停用醋酸泼尼松龙滴眼液及妥布霉素地塞米松眼膏，予噻吗洛尔滴眼液点眼、口服氯雷他定片治疗的同时，建议患儿连续中药雾化熏眼治疗，每日 1 次，在治疗 3 次后，患儿眼红眼痒症状基本消退，眼压基本恢复正常，仍有眨眼，予中药眨眼基本方加减治疗 1 周后症状消退。

【预后及随访】

双眼眼痒伴眨眼缓解，随访半年双眼症状未复发。

患儿 B

【基本信息】

患儿，男，3 岁。以"双眼喜揉眼伴眼部不适 1 个月"为主诉于 2019 年 11 月 22 日首诊于我科。

现病史：1 个月前患儿无明显诱因出现经常揉眼，伴眼部不适，反复眼红，无明显分泌物增多，无畏光，无溢泪，在当地医院予盐酸奥洛他定、0.1% 氟米龙滴眼液治疗后症状未见明显好转，仍反复揉眼、眼红，遂至我院就诊。发病以来，神志清，精神可，胃纳一般，夜眠可，二便无特殊，无明显体重下降。刻下症：患儿喜揉眼，眼红，皮肤散在湿疹，舌红苔薄黄。

既往史：1 年前曾行斜视矫正手术，目前恢复良好。有过敏性鼻炎病史。

【专科检查】

眼压：OD 29.1 mmHg，OS 28.2 mmHg。双眼上下睑周围皮肤红皱，结膜充血水肿，下睑结膜血管模糊，角膜透明，前房深清，瞳孔圆，直径约 3 mm，对光反射灵敏，MG（－），晶状体透明，舌红苔薄黄，脉数。

【诊断】

双眼过敏性结膜炎（时复症之风热犯目证）。

【治疗经过】

结合患儿既往用药特点及目前眼压升高的情况，眼部继续予盐酸奥洛他定滴眼液治疗，将氟米龙滴眼液更换为氯替泼诺混悬滴眼液以减轻药物对眼压的影响，同时予氯雷他定片 0.5 片 po qd 并联合中药雾化熏眼治疗，告知患儿家长积极治疗过敏性鼻炎，避免接触已知过敏原。患儿中药雾化治疗 1 次后即揉眼稍好转，继续原治疗方案 1 周后复诊双眼喜揉明显好转，查体见双眼结膜充血好转，结膜水肿消退，予停口服抗过敏药物。患儿隔日雾化熏眼，在治疗 3 次后眼红揉眼明显好转，但眼压仍偏高，停氯替泼诺混悬滴眼液，予酒石酸溴莫尼定滴眼液控制眼压。1 周后复诊双眼揉眼、眼红等症状消退，查体结膜无明显充血，眼压已恢复正常，盐酸奥洛他定继续使用以巩固疗效。

【预后及随访】

双眼喜揉眼症状缓解，随访 3 个月症状未复发。

病例分析

本组两例患儿均因糖皮质激素滴眼液使用不当而出现高眼压。患儿 A 以"眼痒、揉眼伴眨眼"为主症就诊，在我院就诊之前已反复发作 2 月余，有过敏性鼻炎的病史。过敏原检测提示尘螨、花生过敏，曾用过妥布霉素地塞米松滴眼液治疗导致眼压升高，因慕名我科治疗"眨眼"特色就诊。根据患儿的病史特点及临床表现，考虑患儿眨眼主要是过敏性结膜炎所致，排除抽动障碍的可能（鉴别诊断见儿童异常瞬目综合征系列病例）。患儿在应用醋酸泼尼松龙滴眼液 1 周的情况下眼压即高达 40 mmHg 以上，好在停药、降眼压联合中药雾化熏眼治疗后，患儿眼痒得到了快速有效的控制，眼压也逐渐恢复正常，未造成视功能损伤等严重后果。年仅 3 岁的患儿 B 在持续使用氟米龙滴眼液的情况下出现眼压升高，同样采用了中药雾化熏眼（图 7 - 3）及其他对症治疗，眼压及眼痒揉眼都得到有效控制。这说明中药雾化熏眼可以较快缓解患儿临床症状，重症患儿可以减少激素使用时间和降低使用频率，轻症患儿可以避免使用激素，体现了中药雾化的优势。

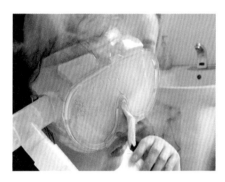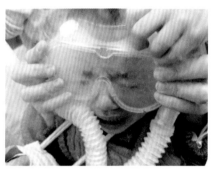

图 7 - 3　患儿正在接受中药雾化熏眼治疗

　　两例患儿均在使用糖皮质激素滴眼液的情况下出现眼压升高的现象，我们同时也发现一些需要长期口服糖皮质激素治疗的疾病同样会出现眼压升高的现象，说明儿童对糖皮质激素敏感，容易眼压升高。研究发现，糖皮质激素导致眼压升高可能与以下因素有关：①房水外流通道阻力增加。如激素抑制了小梁细胞的吞噬作用，导致房水中的碎屑沉积于小梁组织；激素使小梁细胞降解异常，一些细胞成分如黏多糖不能被分解，堆积于房角，导致小梁网水肿。②小梁细胞功能和细胞外基质改变。激素可以引起小梁细胞内微丝发生重组，微丝蛋白的表达异常，诱导小梁细胞微管中心重组，这些改变提高了小梁细胞骨架的稳定性及增加了小梁细胞间及小梁细胞与基质的黏附，从而影响小梁细胞的迁移、吞噬及细胞形态和动力学。③遗传基因表达。如 Becker 认为，个体对激素的眼压反应由遗传基因决定。此外，还与药物剂型、用药途径、频率、剂量、患者的易感性等有关。

　　过敏性结膜炎治疗过程中激素的使用，应遵循快速、足量、达到治疗效果后迅速减量的基本原则。婴幼儿不建议使用激素，确实有使用需要的建议从最低浓度开始，用药频率不超过 4 次/日，揉眼症状缓解后及时停药。儿童、青少年患者建议应用 0.1% 氟米龙滴眼液，2 次/日，并尽可能在 1 周之内停止使用，症状重者可以提高使用频率，谨慎选用妥布霉素地塞米松滴眼液和醋酸泼尼松龙滴眼液治疗。即使是特定情况下需要使用，也需与患儿家长做好沟通，随访眼压监测极其重要。目前，市场有多种可供选择的糖皮质激素滴眼液，如 0.02% 氟米龙滴眼液、0.5% 氯替泼诺混悬滴眼液、0.1% 氟米龙滴眼液、1% 醋酸泼尼松龙滴眼液、0.1% 妥布霉素地塞米松滴眼液等。根据文献报道及各自的药理特点，上述药物导致眼压升高的风险逐渐增加。在眼压升高的早期，及时停药眼压大多能自行降低，本组患儿 B 即使未使用降压药物，眼压也降至正常。对于眼压不能自行降低的患儿，则需根据眼压升高的程度选择一种或多种降眼压药物治疗。

中药雾化熏眼治疗过敏性结膜炎具有独特优势。本组两例患儿均因为高眼压而不能使用糖皮质激素治疗，现代医学并没有其他可靠的方法来帮助患儿快速缓解眼痒症状。近两年，我们专门针对过敏性结膜炎配制了雾化熏眼方，全方以祛风清热、除湿止痒为主，药用蝉蜕、黄芩、金银花、野菊花等，获得了较好的疗效，成功地解决了此类患儿"无药可医"的棘手情况。更为重要的是，即使对于没有眼压升高的患儿，联合应用抗过敏药物，也可以迅速缓解眼痒等症状，大多数情况下可以避免使用糖皮质激素治疗；即使使用，也大大减少了激素的使用时间和次数。尽管患儿 B 配合欠佳，随着时间延长仍然会有大部分药液进入眼内，从而达到治疗作用，相比患儿哭闹中强行滴眼药水的效果自然更好，而大龄患儿则更容易配合，疗效也更为理想。

专家点评

　　儿童过敏性结膜炎不仅诊断需要医师有丰富的经验，治疗同样是考验医师的智慧，这是由过敏性结膜炎的疾病特点决定的：①很多儿童对点滴眼液极其抗拒，依从性差，难以把滴眼液真正有效滴入结膜囊中，一些患儿还会偷偷把滴眼液倒掉，导致我们难以判定是滴眼液效果欠理想还是患儿配合不佳，给临床疗效判定带来困难；②患儿往往合并过敏性结膜炎、过敏性哮喘等其他过敏性疾病，尤其鼻腔在解剖上与眼相通，两种疾病相互影响，常常是"你方唱罢我登场"，给治疗带来困难；③过敏性结膜炎患儿症状反复发作，常常在这次治疗还未结束又再次复发，患儿家长由此怀疑医师的水平，从而不断更换就诊医师，而新的医师又不熟悉患儿病情，更进一步增加治疗困难；④儿童患者对激素极其敏感，糖皮质激素类药物不适合长期应用，药物的选择受到限制，本组两例患儿均是在应用糖皮质激素滴眼液后出现眼压升高。另外，患儿家长的认识水平、配合程度也在很大程度上影响治疗效果。

　　针对以上儿童过敏性结膜炎的治疗难点，我们认为进行合理的健康宣教和快速缓解临床症状是治疗过敏性结膜炎的关键。健康宣教的核心内容是告知患儿家长如何给患儿点眼药水；尽可能进行过敏原检测并脱离过敏原；同时治疗其他过敏性疾病尤其是过敏性鼻炎的重要性；糖皮质激素滴眼液的不良反应及随访监测的重要性；增强体质，增加营养，急性期以缓解症状为主，缓解期以调理体质为要。对于快速缓解临床症状，应根据中医学"急则治标"的原则，适宜采用中西医结合对症治疗。中药快速缓解症状的方法主要是中药雾化熏眼，目前我科已有专门针对过敏性结膜炎的熏眼中药方。西药主要是抗过敏滴眼液和糖皮质激素滴眼液。抗过敏滴眼液由于儿童依从性差，优先选择双效抗过敏药物，不具备条件的情况下也可选择抗组胺药物，在症状完全缓解的情况下可以单独应用肥大细胞稳定剂（注意：在急性发作期单独应用肥大细胞稳定剂无效）。糖皮质激素滴眼液一定要在医师的指导下使用，总体原则是冲击治疗以求快速缓解症状，在症状缓解后快速停用，应用过程中注意监测眼压，如本组两例患儿均出现了应用糖皮质激素眼压升高的情况。治疗方面，除快速缓解症状外，还需注意眼鼻同治，或者说眼与其他过敏性疾病同时治疗，这一点极其重要。实际上这类疾病病因相同，属于中医学"异病同证"，当然在治疗上也符合中医学"异病同治"的原则。缓解期体质调理除增强体质、增加营养外，三伏贴也是不错的选择。

病例 8 中西医结合治疗春季卡他性角膜结膜炎

病历摘要

【基本信息】

患儿，男，9 岁。以"双眼痒、喜揉眼 4 年余"为主诉于 2020年 1 月 4 日首诊于我科。

现病史：2016 年起患儿无明显诱因出现双眼痒、喜揉眼，在当地医院予抗过敏滴眼液治疗后好转。但患儿上述症状常年反复发作，每次予滴眼液后可缓解，遇季节变化及感冒或鼻炎发作时，眼部症状必发，且每次发作均需配合用高浓度激素控制病情。此次发作出现双眼眼痒、红肿、畏光、分泌物增多，在其他科室予奥洛他定滴眼液、泼尼松龙滴眼液及玻璃酸钠滴眼液等治疗，患儿症状有所减轻，但未痊愈，经介绍至我科就诊。发病以来，神志清，精神可，胃纳一般，夜眠可，二便无特殊，无明显体重下降。刻下症：患儿喜揉眼，眼睑水肿，皮肤充血，舌红苔黄腻，脉滑数。

既往史：过敏性鼻炎病史 4 年余，目前使用药物控制（口服抗过敏药物＋喷鼻剂）。

【专科检查】

视力：OD 0.8，OS 0.8；眼压：OD 19.8 mmHg，OS 19.2 mmHg。双眼睑充血，轻度水肿，结膜充血（＋＋），结膜水肿（＋），下睑结膜血管模糊，角膜缘见黄白色胶冻样增生，角膜少许点染，前房清，晶状体透明，舌红苔黄腻，脉滑数。

【辅助检查】

双眼前节照相见图 8 - 1。

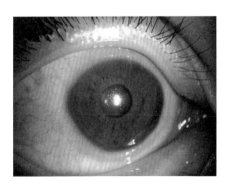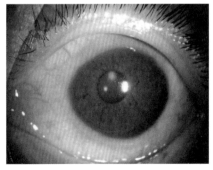

图 8 - 1　双眼前节照相，可见双眼角膜缘胶样隆起

【诊断】

双眼春季卡他性角膜结膜炎（vernal kerato conjunctivitis，VKC）

（时复症之湿热夹风证）。

【治疗经过】

告知患儿及其家长需注意饮食及日常调护，积极治疗过敏性鼻炎。眼部予盐酸奥洛他定滴眼液、氯替泼诺混悬滴眼液、0.3% 玻璃酸钠滴眼液抗感染、抗过敏治疗，同时结合中药雾化熏眼。1 周后患儿复诊诉眼痒明显好转（图 8 - 2），揉眼减少，予停用氯替泼诺混悬滴眼液，继续予抗过敏滴眼液及中药雾化治疗。

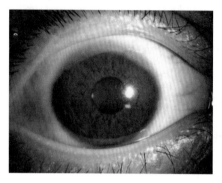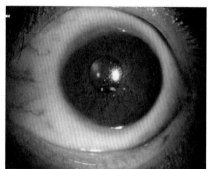

图 8 - 2　治疗后 1 周，双眼角膜缘胶样隆起消退

【预后及随访】

双眼眼痒伴喜揉眼完全缓解，3 个月内未见复发。

病例分析

VKC 是一种季节性反复发作双眼奇痒的变态反应性疾病。每当春暖花开时发病，到秋末天寒时症状消失。每年复发，轻症者 3 ~ 4 年后即不再发，重症者可连续复发 10 余年，多见于青少年、儿童，男性多于女性。临床主要症状为眼部奇痒、黏丝状分泌物、结膜污红、异物感、灼热感、畏光等，眼科检查见上睑结膜出现大而扁平的乳头、角膜缘附近结膜胶样增生及 Horner-Trantas 结节等。

根据其临床表现可分为角膜缘型、睑结膜型、混合型。本病可有遗传倾向，病情顽固，病程长，反复发作，发作时症状重，严重影响工作生活。本例患儿症状持续 4 年余，春秋季节加重，角膜缘可见胶样隆起，伴有过敏性鼻炎病史，且家长有过敏性疾病病史，符合春季卡他性角膜结膜炎的诊断，具体属于角膜缘型。

VKC 是 IgE 介导的 Ⅰ 型变态反应和 T 细胞介导的细胞免疫共同作用的结果。过敏原与特异性 IgE 相互交联后结合于肥大细胞表面的 IgE 受体，形成过敏原 IgE 肥大细胞复合体，激活丝氨酸酯酶，导致结合于肥大细胞上 IgE 的 Fc 段结构发生改变，从而引起肥大细胞内生物化学级联反应，导致肥大细胞脱颗粒，释放预先形成和储备的介质，包括组胺、类胰蛋白酶、胃促胰酶、组织蛋白酶和新合成的介质包括白细胞三烯、前列腺素、血小板活化因子和其他中性粒细胞、嗜酸性粒细胞化学趋化因子等，吸引大量的中性粒细胞和嗜酸性粒细胞聚集于受累结膜。肥大细胞被激活后将介质释放入泪液，引起变态反应性疾病的症状。另有大量研究提示激活抗原特异性 $CD4^+$ Th2 细胞在 VKC 发病中起重要作用。胶冻样增生物及 Horner-Trantas 结节由嗜酸性粒细胞、上皮细胞及胶原纤维大量增加后堆积在角结膜缘而形成。

春季卡他性角膜结膜炎根据其临床症状，同样归属于"时复目痒"等病证范畴，因此，病因病机及治法方药可参照过敏性结膜炎诊治。总体来讲，本病发于白睛、胞睑，与肺脾关系密切，外感风湿热邪，搏结于肺，客于白睛；或脾胃积热，上犯胞睑，脉络瘀阻，气血失和，与风湿热邪瘀积白睛、胞睑而导致眼痒、灼痛、畏光等不适。若素有肺病，则病症更甚。当代中医眼科专家高健生认为，过敏性结膜炎为脏腑经络先有蓄热，热闭于内，于春夏之交或夏秋之交，腠理疏松之际，外感风寒。热为寒郁，气不得通，久之寒亦化热。日久寒热相抟，故病情复杂难治，用自创之川椒方（荆芥、防风、地肤子、蛇床子、川芎、知母、川椒等）获得较好疗效，值得学习。另外，本病易于反复发作，每遇气候变化或外感风寒即发病，与肺脾气虚，卫外不固密切相关，故疾病缓解期还当注意顾护肺脾之气，以减少复发，推荐使用三伏贴以扶正固本。

对于 VKC 的治疗，目前以局部应用双效抗过敏药物、抗组胺药物、肥大细胞稳定剂、血管收缩剂及糖皮质激素滴眼液为主，严重病例需要局部应用免疫抑制剂。根据我们的经验，VKC 角膜缘型对糖皮质激素较为敏感，本例患儿未使用免疫抑制剂，在中西医综合方案治疗下，6 天角膜缘胶样隆起近乎完全消退；睑结膜型则用免疫抑制剂效果较好，可以消退大量"铺路石"样滤泡；混合型则需同时应用激素类滴眼液和免疫抑制剂。需要注意的是，相对于季节过敏性和常年过敏性鼻炎，本病对低浓度糖皮质激素往往不敏感，因此，建议症状较重者尽量选择使用醋酸泼尼松龙或妥布霉素地塞米松滴眼液，但同样需要注意激素的不良反应，密切进行眼压监测。我们体会到这类患儿似乎对激素类滴眼液不像其他过敏性结膜炎患儿敏感，出现高眼压概率相对较小（仅为个人经验）。同样在本病的治疗中可以配合中药雾化熏眼以迅速缓解症状，减少激素用量和持续时间，减少揉眼次数。加之本患儿症状重，激素使用时间长、用量大，更适合选择雾化熏眼治疗。

专家点评

中药雾化熏药疗法作为一种中医外治法，在治疗过敏性疾病，尤其是过敏性鼻炎和过敏性哮喘等疾病中广泛应用。目前临床上使用的中药雾化熏药疗法是在传统中药熏药疗法的基础上，与现代超声雾化治疗法结合改良而来，是中医眼科外治法的重要组成部分。中药雾化熏药疗法是将中药药材煎制后使热气蒸腾上熏眼部，具有物理湿热敷及药物治疗的双重作用，能发散外邪、畅行气血，还可通过不同的药物直接作用于眼部，达到疏通经络、退红消肿、收泪止痒等效果。最早的中医方书《五十二病方》中已记载中药熏药疗法。中药熏药配合超声雾化能使更小的药物颗粒持续不断地蒸腾汽化到眼部组织而不被泪液稀释，有利于药物吸收，还可以避免滴眼液内防腐剂的毒副作用，提高疗效和舒适度，适用于各类眼睑疾病、结膜炎、干眼、MGD、视疲劳、角膜疾病等外障眼病。

我们配制的治疗过敏性结膜炎中药熏眼方以蝉蜕、黄芩、金银花、野菊花等为主药，具有祛风清热、除湿止痒等功效，临床应用2年来，联合抗过敏药物应用，可以迅速缓解眼痒等症状。大多数情况下可以避免使用糖皮质激素治疗，即使使用也大大减少了激素的使用时间和次数，自然减少了眼压升高的风险。本病例配合使用中药雾化熏药治疗，显示出较好的疗效。该疗法同时对因各种原因不适合应用糖皮质激素治疗、不愿意接受糖皮质激素治疗及使用糖皮质激素后出现眼压升高的患儿具有独特优势。中药熏眼使药物直达病所，直接发挥作用，结合超声雾化还能使药液汽化为更小的颗粒，持续环绕在眼睛周围，容易被眼表组织吸收，更容易透过血-房水屏障，促进眼部血管扩张，改善角结膜炎性反应，维持泪膜稳定，从而达到快速缓解临床症状的目的。现代药理学研究也证实，本方中多种药物具有消炎杀菌、免疫调节等作用。中药雾化熏蒸还能够根据患者的症状、感受调整仪器的雾量和温度，使药雾更细、

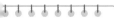
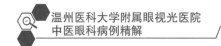

更柔和，温度更接近于体温，治疗过程更安全、温和，对角膜、结膜的刺激更小，治疗体验更为舒适。另外，此治法经济实惠、疗效好、不良反应小，患者还可以将配制处方带回家自行治疗，提高了使用的灵活性，适宜于推广。

病例 9　中药雾化配合三伏贴治疗过敏性结膜炎

📋 病历摘要

【基本信息】

患儿，男，10 岁。以"双眼眼痒反复 5 年，再发伴揉眼半个月"为主诉于 2019 年 7 月 5 日首诊于我科。

现病史：2014 年起患儿无明显诱因出现双眼眼痒伴喜揉眼，在当地医院眼科就诊，给予滴眼液治疗，症状在一段时间后可缓解。但眼痒症状常年出现反复，每次在接受滴眼液治疗后症状可缓解，每遇换季或鼻炎发作都可复发。半个月前，气温升高，家中开始使用空调，加之鼻炎发作，再次出现双眼红痒、揉眼，无明显分泌物增多，无畏光，无溢泪，自觉严重影响日常生活及学习。自行点滴眼液治疗无好转，至我科就诊。发病以来，神志清，精神可，胃纳一般，夜眠可，二便无特殊，无明显体重下降。刻下症：双眼眼睑轻度水肿，眼红，喜揉眼，舌红苔薄黄，脉数。

既往史：过敏性鼻炎病史数年。

【专科检查】

视力：OD 1.0，OS 1.0；眼压：OD 12.8 mmHg，OS 11.3 mmHg。双眼眼睑肿胀，结膜充血（＋＋），穹隆部见结膜皱褶，下睑结膜血管模糊，角膜透明，前房深清，瞳孔圆，直径约 3 mm，对光反射灵敏，MG(－)，晶状体透明，舌红苔薄黄，脉数。

【辅助检查】

双眼前节照相见图 9－1。

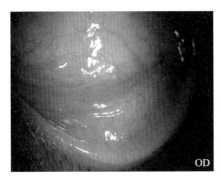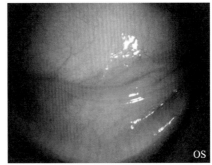

图 9－1　双眼前节照相，可见下睑结膜充血、
水肿、皱褶、血管纹理模糊

【诊断】

双眼过敏性结膜炎（时复症之风热犯目证）。

【治疗经过】

根据中医对过敏性疾病的认识，告知家属正值夏季，开启空调应定期清洗过滤网，另外需要严格配合用药及定期随访，且需注意饮食，还需要同时治疗鼻炎。眼部给予 0.1% 氟米龙滴眼液、盐酸奥洛他定滴眼液点眼，结合中药雾化熏眼（图 9－2），同时口服氯雷他定片 1 片 qn 治疗。结合患儿体质，建议配合三伏贴治疗，以减少复发。1 周后复诊，患儿诉双眼眼痒症状好转，停用0.1%氟米龙滴眼液，继续使用盐酸奥洛他定巩固疗效，配合三伏贴穴位贴敷。

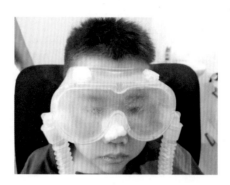

图9-2　患儿正在接受中药雾化熏眼治疗

【预后及随访】

患儿双眼眼痒伴揉眼完全缓解。后至冬季换季时症状再发，但症状较轻，给予盐酸奥洛他定及中药雾化治疗 1 周即缓解。

病例分析

三伏贴又称冬病夏治穴位贴敷法，是根据"春夏养阳"的原则，结合天灸疗法，利用三伏天气炎热的有利时机，通过敷贴中药对穴位的刺激及循经感传作用，以调整人体的阴阳平衡，进而防治疾病的一种疗法。《素问》曰"春夏养阳，秋冬养阴"，强调春夏宜补阳，秋冬宜补阴，这是根据一年阴阳四时变化提出的养生起居防病治病根本法则。春夏时节阳气主升亦主生，尤其夏至时节，人体阳气最旺盛，但是夏至后则阴升阳降，阴气始升，阳气始减，为了给秋冬储备阳气而不为严寒所伤，阳虚者则更应该补阳助阳，故夏至时节也要注重补阳。《灵枢·五癃津液别》曰："天暑衣厚则腠理开。"《素问·疟论》曰："若腠理疏松则汗孔多开。"说明在三伏天时节，人体腠理疏松，汗孔多开，全身经络亦最为通畅，这时把阳性、热性的药物贴敷于相应的腧穴，药物则更易于透达肌肤，渗入经络，以鼓舞激发人体的阳气，提升正气，协调脏腑功能，故三伏天期间是一年中补阳的重要时机。天灸疗法是采用对皮肤有刺激性的药物敷贴于穴位或患处，使其局部皮肤自然充血、潮红或起疱的治疗方法。因其不用艾火而局部皮肤有类似艾灸的反应，且作用也非常相似，故名为天灸、敷灸、药物灸、发疱灸。天灸既具有刺激穴位的作用，又可通过特定药物在特定部位的吸收，发挥明显的药理作用，最早记载于南北朝的《荆楚岁时记》。

三伏贴是天灸疗法之一，是针对一些容易复发或加重的疾病，在夏季以中药直接贴敷于穴位，进行扶正培本的治疗，以鼓舞正气，增强机体抗病能力，从而达到防治疾病目的的一种敷贴方法。三伏贴所贴的穴位多以背俞穴为主，这是因为：①背俞穴是五脏六腑在背部的反应点。《理瀹骈文》曰"五脏之系成于背，脏腑十二官皆在背，其穴并可入邪，故脏腑病皆可治背"，通过背俞穴可以整体调理脏腑气血功能，治疗五脏六腑之病。②背俞穴多与相应脏腑位置相近，可以更好地调理相应脏腑的功能。如肺俞为膀胱经穴，亦为肺之背俞穴，其位置接近肺脏，是肺脏经气输注于体表之处，用辛温药物敷贴肺俞，药效直达患处，共奏温固肺卫、祛散风寒之效。③背俞穴主一身之卫外。太阳背部为一身阳气所踞，加之督脉乃诸阳之汇而过背，因此，背部阳气则成卫外之本，也是阳气固护之本，更是外邪侵入之首。④足太阳膀胱经与手太阴肺经相表里。背俞穴主要在膀胱经，通过敷贴中药对膀胱经穴位的刺激及经脉的表里传感作用可以达到治疗肺系疾患的目的。正是基于以上理论，清代名医张璐创立了白芥子散贴敷背俞穴防治肺系疾患的方法，成为今天盛行的三伏贴防治肺系疾病的源流。白芥子散贴敷背俞穴可疏通经络，调理气血，调理肺脾，鼓舞阳气，祛除寒邪，提高卫外功能。

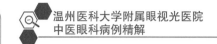

研究发现，药物敷贴穴位能刺激人体位于胸段的交感神经节，降低迷走神经的紧张度，兴奋交感神经，使炎性渗出物减少，令人体各脏器的功能恢复平衡，增强机体免疫力。同时，药物经皮肤吸收进入人体血液系统，可减少消化道、肝脏对其分解破坏，使药效发挥更加充分，同时也减少了药物对消化道的刺激和肝脏的损害。基于以上优点，三伏贴已广泛应用于过敏性鼻炎及过敏性哮喘等肺系疾病的治疗。大量文献报道三伏贴治疗过敏性鼻炎及过敏性哮喘均具有较好疗效和安全性，三伏贴可以减轻临床症状，降低复发率，疗效确切，不良反应少。由于过敏性结膜炎跟过敏性鼻炎等过敏性疾病病因相同，且根据五轮学说，白睛（即现代医学所述结膜）属肺，与鼻部、上呼吸道、肺同属肺系，白睛疾病与肺关系密切。因此，过敏性结膜炎同其他过敏性疾病一样属肺系疾病，其病变与患者体质虚弱、肺气不足、肺的宣肃功能失常密切相关。过敏性结膜炎也可参照中医治疗肺系疾病的方法采用冬病夏治之三伏贴治疗，以补益正气，恢复肺之宣肃功能，减少疾病复发。本例患儿病史明确，且伴有过敏性鼻炎，多年来使用各类局部及全身抗过敏药物、糖皮质激素类药物治疗过敏性鼻炎和过敏性结膜炎，给生活质量带来很大影响。今年经介绍，患儿接受了我科的三伏贴联合中药雾化熏眼治疗，不仅雾化治疗后患儿眼痒症状迅速消退，且4次敷贴治疗后，患儿近半年内眼痒及鼻炎均未再复发。

专家点评

近年来，随着环境污染日益严重，雾霾频繁发生，过敏性疾病发病率呈逐年上升趋势，给我们的诊断和治疗均带来挑战。儿童过敏性结膜炎诊断方面的挑战主要是医务人员的认知水平有待提高，

56

在前文中我们已经详细分析了本病的临床特征，只要掌握这些特征，绝大多数情况下诊断的准确性会大大提高。而治疗方面的挑战主要包括：①患儿的依从性差；②抗过敏药物和糖皮质激素类药物的选择不合理，不能达到迅速缓解症状的目的；③长期应用糖皮质激素可能导致不良反应；④本病常合并其他过敏性疾病，医师在治疗时容易顾此失彼，或用药混乱，思路不清；⑤症状容易反复发作。前4点，我们已经在前文进行了分析，并阐述了中医药的一些优势。本病例将从另一角度阐释中医药治疗过敏性结膜炎的优势，即第5点防止复发，也是解决本病治疗的最后一个挑战。

如前所述，我们应用三伏贴预防过敏性结膜炎复发有深厚的理论基础，尤其是合并其他过敏性疾病者更为适宜。《张氏医通》已有夏月三伏中药外涂治寒哮的记载，冬病夏治中所谓的冬病是指所有阳气不足、肺气虚弱、虚寒疼痛和一些免疫功能低下的疾病，夏治是指中药外敷利用夏季三伏阳气旺盛的环境，扶正阳气、祛除寒邪，起到治病强身的作用。三伏贴治疗肺系疾病除了理论依据丰富，临床应用也极为广泛，并有大量的研究证实了三伏贴防治过敏性鼻炎、过敏性哮喘、慢性咳嗽、慢性支气管炎等肺系疾病的疗效和作用机制，中国针灸学会还发布了《"冬病夏治穴位贴敷"疗法临床应用指导意见（草案）》。另外，患儿接受度也较高，三伏贴由于疗效好、不良反应少，符合中医学"未病先防，既病防变"的预防思路，加之体验者对疗效的认可及口口相传，已被广大患儿及其家长所接受，甚至已经成为当代中医文化的主要部分，患儿接受度极高，一些医院甚至还推出了三九贴。

由此，我们基于"急则治标、缓则治本"的总体原则，建立了儿童过敏性结膜炎急性发作期中药雾化熏眼、病情缓解期三伏贴防止复发、必要时配以中药口服的完整中医药防治体系。总体上讲，这种防治体系的优势包括：①中药雾化联合抗过敏药物可以迅速缓解患儿临床症状，减少本病给患儿生活质量带来的不利影响；②中药雾化联合抗过敏药物能缓解大多数患儿的临床症状，可以不用糖皮质激素，即使使用也可以减少使用次数和时间，大大降低激素诱导高眼压的风险；③由于各种因素不适宜使用糖皮质激素，或已用糖皮质激素导致眼压升高的患儿，现代医学没有有效的治疗方法，而中药雾化熏眼可以为此类患儿提供有效治疗；④三伏贴可以减少儿童过敏性结膜炎的复发，尤其是伴有其他过敏性疾病的患儿，三伏贴可以起到协同治疗作用，一举多得；⑤该联合疗法操作简单，经济实用，安全性高，不良反应少，舒适度高，容易被患儿及其家长接受，尤其是不配合滴眼液治疗的患儿。总之，中医药综合防治体系在本病治疗中具有独特优势。

笔记

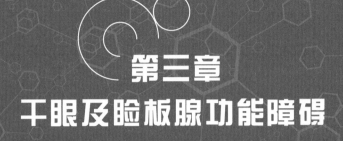

第三章
干眼及睑板腺功能障碍

病例 10　中西医结合治疗蠕形螨睑缘炎
　　　　　　 伴睑板腺功能障碍

📋 **病历摘要**

【基本信息】

　　患者，女，42岁。以"双眼痒胀伴异物感、刺痛不适4月余"为主诉于2019年10月24日至我科就诊。

　　现病史：患者自2019年5月开始，无明显诱因出现双眼痒胀伴异物感、刺痛，晨起分泌物多等不适，无视物模糊等其他伴随症状。曾在我院就诊，使用玻璃酸钠滴眼液等治疗后无明显效果，特来我科就诊。发病以来，神志清，精神可，纳眠一般，二便无特殊，无明显体重下降。刻下症：双眼痒胀伴异物感、刺痛不适，无视物模糊、眨眼等症状。

既往史：体健，否认食物、药物过敏史。

【专科检查】

视力：OD 0.8，OS 0.8；眼压：OD 9.2 mmHg，OS 9.3 mmHg。双眼睫毛根部可见脂样分泌物，袖套征（＋），睑缘血管扩张，睑板腺开口堵塞伴脂栓，泪河窄，结膜轻度充血，角膜透明，前房清，周边前房深度 > 1/2 CT，瞳孔圆，直径约 3 mm，对光反射灵敏，MG（－），晶状体透明，眼底视网膜平伏。

【辅助检查】

1. 双眼前节照相见图 10 - 1。

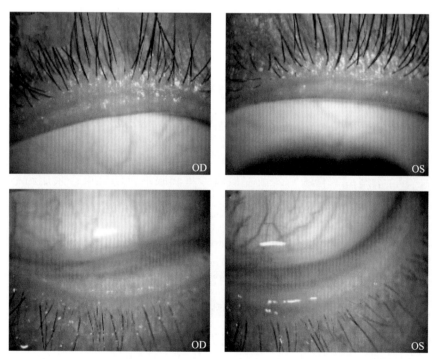

图 10 - 1　双眼前节照相，患者睑缘及睑板腺照相，可见典型袖套征

2. 睫毛显微镜镜检见图 10－2。

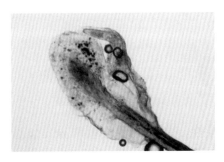

图 10－2　睫毛显微镜镜检，显微镜下见睫毛根部螨虫附着

【诊断】

双眼蠕形螨睑缘炎（睑弦赤烂之湿热蕴结证）；双眼睑板腺功能障碍（meibomian gland dysfunction，MGD）。

【治疗经过】

患者眼部予氟米龙滴眼液抗感染，玻璃酸钠滴眼液缓解双眼干涩，妥布霉素地塞米松眼膏抗感染除螨及硼酸粉清洁睑缘睫毛根部等对症治疗；并给予热敷＋睑板腺按摩＋中药雾化等物理治疗。2 周后复诊，患者自诉双眼痒、刺痛及异物感明显好转，但熬夜后自觉视物模糊。裂隙灯检查见睫毛根部分泌物明显减少，睑板腺开口阻塞，但脂栓及分泌物减少，考虑眼部症状明显缓解，给予停用妥布霉素地塞米松眼膏，改左氧氟沙星滴眼液预防感染；余用药不变。继续热敷＋睑板腺按摩＋中药雾化等物理治疗；嘱注意休息，勿熬夜。1 个月后复诊，患者诉症状明显好转，只熬夜后会有反复。裂隙灯检查见睫毛根部分泌物近完全消退，睑板腺开口阻塞持续减轻，维持原方案继续治疗，嘱定期随访。

【预后及随访】

患者间隔半个月在我科进行热敷＋睑板腺按摩＋中药雾化治

笔记

疗，连续治疗 5 次后症状完全消退，予以停药，近 3 个月患者症状
未见复发。

病例分析

　　MGD 是一种慢性、弥漫性的睑板腺异常，通常以睑板腺终末
导管阻塞和（或）睑板腺分泌物质或量改变为特征，常引起眼部刺
激症状、泪膜异常、眼表炎性反应及损伤。近年来，越来越多的国
内外研究结果表明蠕形螨感染是诱发 MGD 的重要危险因素之一，
在睑缘炎发病及进展中发挥重要作用。蠕形螨在皮脂腺及毛囊处活
动时，其本身病原微生物的存在，可能会导致纤维组织增生及毛囊
周围炎细胞浸润等病理改变，导致睑缘炎症反应。蠕形螨感染可累
及前部、后部睑缘，分别发生前部睑缘炎、后部睑缘炎及全睑缘
炎。其中后部睑缘炎主要累及睑板腺及其开口区，而全睑缘炎同时
累及睑缘、睫毛和睑板腺，均与 MGD 密切相关。

　　眼部蠕形螨感染会加重 MGD，影响患者的眼表功能，并与干
眼形成密切相关，出现这一表现的作用机制可能是：①蠕形螨的触
爪可对睑板腺造成机械性损伤。②蠕形螨以睑板腺、皮脂腺分泌的
脂质为食，导致睑板腺分泌的脂质减少、腺体缺失及萎缩。③蠕形
螨的分泌物、排泄物及虫体崩解后的碎片可机械性阻塞睑板腺腺
管，并造成脂质生成与排出障碍。④蠕形螨的分泌物、排泄物及虫
体崩解后的碎片还可诱导机体产生迟发型超敏反应或引发机体的固
有免疫机制而导致炎症反应，使腺体上皮过度增生及角化，睑板腺
终末导管和开口的过度角化则是睑板腺阻塞的主要原因。⑤蠕形螨
可作为病原微生物载体，将葡萄球菌和链球菌等细菌"搬运"到睑
缘附近，由此可引起睑缘菌群失调或继发细菌感染，而细菌产生的

酯酶可将睑酯分解为游离脂肪酸等毒性介质，诱发炎性反应及炎症因子的释放，导致睑酯性质改变，增加黏滞度或激活腺体内上皮，促进角化，引起睑板腺阻塞的恶性循环。⑥蠕形螨感染还可以通过激活促炎症因子 IL-17、MMP-9 释放引起角膜上皮屏障功能损害，这些炎症因子与干眼发病也密切相关。

　　本病治疗的最大难点是疗程长，操作繁杂，很多患者难以按要求配合治疗。具体治疗原则包括：以局部杀螨疗法为主，并需结合局部抗感染治疗，疗程一般为 2~3 个月，伴有干眼、MGD 或角结膜病变者，应同时予以治疗。具体治疗包括：①局部除螨治疗：目前我国蠕形螨睑缘炎专家共识推荐的药物包括 5% 茶树油眼膏、2% 甲硝唑眼膏或凝胶、茶树油眼贴、茶树油湿巾等。甲硝唑眼膏或凝胶、茶树油眼膏取适量蘸于棉签上，擦洗上下睑缘全部睫毛根部，每次 8~10 个来回，每日 2 次，但目前均需院内配制，限制了广泛应用。茶树油眼贴、茶树油湿巾直接清洁睑缘或敷贴眼睑即可，市面均有售，但价格不菲，且有一定的刺激性。我们体会到，3% 硼酸粉溶液和婴儿无泪配方沐浴液对本病也有较好疗效，且没有茶树油的刺激性，患者容易坚持治疗。②局部抗感染治疗：也同样重要，对睑缘炎性反应较重的患者，局部给予妥布霉素地塞米松眼膏连续使用 2 周，每晚 1 次，监测眼压。我们在临床中发现妥布霉素地塞米松眼膏每用 5 日，停用 2 日的间断使用方法在保证治疗效果的同时，还可以大大降低眼压升高的风险。③伴发干眼及角结膜炎症时按照相关疾病的治疗方法选择不同的抗感染药对症处理。④对伴有系统性免疫功能低下，合并严重酒渣鼻、红斑痤疮、脂溢性皮炎等且单纯眼部药物治疗效果不佳者，可联合口服多西环素类药物抑制炎性反应，但我们的体会是治疗效果仍不理想，且口服药物患者难以坚持，并有一定的不良反应，持续中药雾化熏眼可帮助患者缓解症

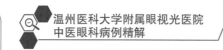

状。因此，目前在我科，对各类睑缘炎及 MGD 患者，我们极少给予口服多西环素类抗菌药物。⑤我国 MGD 专家共识提出对于睑缘炎处于活动阶段的患者，不建议行眼睑按摩，应待炎性反应消退后再行眼睑按摩。但我们发现睑缘炎患者炎症活动期进行睑板腺按摩并不会引起炎症反应加重、炎症扩散及其他并发症，即使是 BKC 患者也不会。因此，我们认为睑板腺按摩的主要禁忌证还是角结膜的感染性炎症。

本例患者因眼痒伴眼胀、眼干、眼角异物感、晨起分泌物多就诊，初诊时双眼睑缘潮红、肥厚，睫毛根部可见明显的脂样袖套状分泌物，属于典型的蠕形螨感染临床体征，同时睑板腺挤压时有大量黄色浊液及颗粒状分泌物，符合蠕形螨睑缘炎伴发 MGD 的临床特点，睫毛病原学检测也与临床诊断相符合。由于患者症状典型，予 3% 硼酸粉清洁睑缘（每天 3 次，用棉签涂擦睑缘及睫毛根部），妥布霉素地塞米松眼膏涂擦睫毛根部（每晚 1 次，每周用 5 天，停用 2 天，用棉签涂擦于睑缘及睫毛根部），配合眼睑热敷、睑板腺按摩治疗 2 周后症状明显缓解，袖套状分泌物明显减轻；继续原方案治疗 2 周，袖套状分泌物几乎完全消退，睑缘无脱屑及充血，睑板腺分泌物明显较少。持续数次睑板腺按摩联合中药雾化熏眼，患者症状完全消失。临床上我们也观察到，这类患者发病初期，往往 MGD 表现以睑酯分泌旺盛为主，睑板腺按摩可以排泄出大量类似脓液样不成形混浊液性分泌物，或兼有质地稍硬颗粒状分泌物，即高排出型 MGD，与阻塞性 MGD 之临床表现完全不同，且睑板腺按摩治疗效果理想。但需要注意的是睑缘炎易于复发，建议局部除螨治疗的时间不少于 3 个月，并注意营养、卫生、用眼习惯，以防复发。

专家点评

随着干眼及相关疾病的继续教育逐年加强，眼科医师对蠕形螨睑缘炎在干眼、MGD 发病中的作用越来越了解，但由于一些基层医院并不常规开展针对蠕形螨的病原学检测，因此，掌握蠕形螨睑缘炎的临床特点对于疾病的诊断十分重要。临床上有以下特点的睑缘炎患者，要考虑蠕形螨感染的可能：①反复发作的眼痒及睫毛脱落，可伴有睑缘红、眼干、眼烧灼感、异物感、畏光及分泌物增多。②伴有面部与蠕形螨感染相关的皮肤改变，如痤疮或酒渣鼻。③裂隙灯显微镜下可见睑缘充血、肥厚、毛细血管扩张，睫毛根部可见脂样袖套状分泌物，后者具有重要的诊断价值。④还可有倒睫、乱睫甚至秃睫现象；睑缘上皮角化，睑缘不规则。⑤用传统的抗生素和糖皮质激素疗法效果不理想。⑥睑缘炎性反应累及角膜，引起点状角膜上皮病变、角膜基质浸润和角膜溃疡等，常伴有浅层新生血管形成。本例患者临床症状典型，即使不进行睫毛病原学检查也可诊断，因此掌握疾病的这些典型特点，有助于提高诊断效率。

对于蠕形螨睑缘炎的病原学检测，目前应用较多的是睫毛的光学显微镜检查。但需要注意的是，取材的不确定性可能导致一定程度的假阴性结果。同时，由于无症状的正常成人睑缘也可检出少量蠕形螨，且年龄越大可检出率越高，所以引起睑缘炎的最少蠕形螨数量及不同年龄段的阳性计数标准存在争论。另外，由于蠕形螨是多种细菌的载体，是否需要同时进行眼表微生物学检查也尚无定论，但有角膜感染病灶的患者，建议同时行微生物培养，以排除细菌、真菌等病原体感染。因此，医师要根据患者的具体情况综合判断检测结果的可参考性。对于反复发作且伴有 MGD 的睑缘炎患者，即使蠕形螨检测结果阴性，也要考虑蠕形螨感染的可能。而一些症状不典型、其他常规药物治疗效果不佳的疑似患者，即使蠕形螨检测阴性，也可用除螨治疗来进一步证实临床诊断的准确性。

笔记

病例 11 睑板腺按摩联合中药雾化治疗阻塞型 MGD

病历摘要

【基本信息】

患者，男，53 岁。以"双眼干涩伴异物感、灼热感 1 月余"为主诉于 2010 年 1 月 5 日至我科就诊。

现病史：患者 1 个月前无明显诱因出现双眼干涩伴异物感、灼热感，无眨眼、视物模糊等其他伴随症状，自行点眼药水无缓解后，至我科就诊。发病以来，神志清，精神可，纳眠佳，二便无特殊，无明显体重下降。刻下症：双眼干涩，伴异物感、灼热感，无视物模糊、眼痛等症状，舌红苔薄黄，脉弦细。

既往史：体健，否认食物、药物过敏史。

【专科检查】

视力：OD 1.0，OS 1.0；眼压：OD 12 mmHg，OS 11.5 mmHg。双眼睑缘睫毛根部油性分泌物伴碎屑，睑板腺开口阻塞，挤压见脓性膏状分泌物，结膜充血，角膜透明，前房深清，周边前房深度 >1/2 CT，瞳孔圆，直径约 3 mm，对光反射灵敏，MG（－），晶状体透明，眼底视网膜平伏。

【辅助检查】

双眼前节照相见图 11－1。

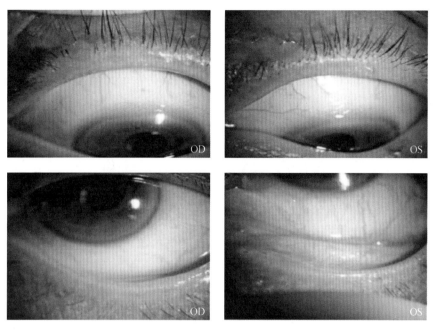

图 11 - 1　双眼前节照相，患者治疗后复诊仍见
大量睑板腺开口阻塞伴脂栓

【诊断】

双眼睑板腺功能障碍（睑弦赤烂之风热壅盛证）；蠕形螨睑缘炎；干眼。

【治疗经过】

患者眼部给予玻璃酸钠滴眼液缓解双眼干涩及氧氟沙星眼膏抗感染等对症治疗；配合睑板腺按摩 + 热敷等物理治疗，每 2 周 1 次。2010 年 5 月 6 日复诊，患者持续睑板腺治疗后自诉双眼痒明显好转，偶有不适。给予玻璃酸钠滴眼液、维生素 A 棕榈酸酯眼用凝胶、盐酸洛美沙星眼用凝胶对症治疗；并继续睑板腺按摩 + 中药雾化的物理治疗。

【预后及随访】

患者自 2010 年 5 月 6 日治疗好转后，停止睑板腺治疗。2010 年

11 月再次复发，在告知患者坚持热敷的同时，继续睑板腺按摩及对症治疗，病情缓解。如此，每月或每 2 个月行 1 次睑板腺治疗，至 2012 年底患者基本无不适。之后患者有眼部不适时及时就诊，给予热敷及睑板腺按摩治疗后病情即能缓解，至 2020 年 1 月患者仍有复诊，给予睑板腺红外线成像检查，结果如图 11 - 2，可见约 1/2 的睑板腺萎缩。患者行睑板腺按摩治疗时间间隔如表 11 - 1 所示，表中可见总体上症状越来越轻，需要治疗的周期越来越长。

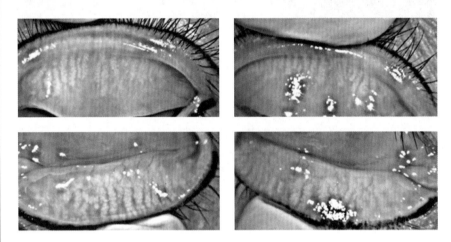

图 11 -2　睑板腺红外线成像

表 11 -1　患者每年接受睑板腺按摩治疗的时间

就诊年份	2010	2011	2012	2014	2015	2017	2019	2020
睑板腺按摩治疗时间（月.日）	1.5	2.22	1.17	1.25	12.11	2.7	2.2	1.18
	1.14	3.7	9.25	11.21				3.1
	1.22	3.21	11.8					
	1.28	5.20						
	3.15	7.12						
	5.6	8.23						
	11.1	10.11						
	12.13	11.17						
年合计次数	8	8	3	2	1	1	1	2

注：未治疗年份已略。

病例分析

　　睑板腺分布在上下睑板层，共 45～70 个，是人体中最大的皮脂腺。睑板腺的结构主要包括腺泡体和与其相连的引流管，整条腺体由一个中央导管贯穿，在靠近开口处有一个终末导管，腺体开口存在于睑缘后唇的皮肤黏膜交界处。睑板腺能够合成脂质成分，通常被称为睑酯。睑酯进入泪河后均匀分布在泪膜表面，构成泪膜的脂质层，连续覆盖在上睑缘到下睑缘之间的眼球表面上，具有重要的生理功能，包括防止泪膜水分蒸发，维持泪膜的稳定性；防止泪膜受到皮脂的污染，阻隔病原微生物；维持眼表的光学表面；同时还具有防止睑缘泪液溢出、睡眠时封闭睑缘等作用。当睑板腺及其功能异常时，可使泪膜脂质层受损，导致泪膜的稳定性改变，泪液蒸发加速，造成蒸发过强型干眼，表现为眼干、异物感、眼痛、畏光、视物模糊等症状。MGD 根据其临床表现可以分为高分泌型、低分泌型和阻塞性 MGD，临床以阻塞性 MGD 最为常见；并根据是否伴有炎症性瘢痕形成，可以分为非瘢痕性和瘢痕性 MGD。本例患者为非瘢痕性 MGD，以睑板腺阻塞，睑缘角化、肥厚伴牙膏样、条状分泌物为主要特点。

　　MGD 的发病机制尚不完全清楚，可能跟很多因素有关，大部分研究认为睑板腺睑酯的排出质和（或）量异常在 MGD 的发病过程中起主要作用。可能的原因有：①各种原因，如年龄、女性、激素紊乱等导致睑酯中游离脂肪酸、蜡酯与胆固醇酯含量增加，破坏泪膜的稳定性，导致睑板腺分泌物性质的变化，增加睑板腺分泌物的黏稠度，从而造成睑板腺腺管阻塞。②睑板腺阻塞，一方面导致脂质向泪膜的排出减少，引起泪液蒸发过强、泪膜渗透压增高和泪膜不稳；另一方面导致脂质在睑板腺内存积，使睑酯黏稠度增高，引起睑板腺阻塞，形成恶性循环。③睑酯质或量的异常还会通过激活睑缘或腺体内上皮，促进上皮角化，角化的导管系统进一步加重睑板腺阻塞；而阻塞的睑板腺导管内腺泡细胞持续分泌会导致腺管内压力进行性增大，诱导上皮细胞激活，促进上皮过度角化，再次导致恶性循环。④腺体内压力的进一步增大首先导致腺管扩张，之后腺泡萎缩伴分泌性腺泡细胞减少、腺体缺失和继发性低分泌。这一过程可有或无炎症的参与，各种原因导致睑酯异常是阻塞性 MGD 的使动因素，睑板腺阻塞、腺管上皮过度角化、腺泡萎缩是主要病理变化，也是非瘢痕性 MGD 发病的核心机制。

MGD 的治疗原则为清洁睑缘、促进睑板腺的分泌、抗菌、抗感染、除螨及润滑眼表，其中缓解干眼的相关症状是 MGD 治疗的主要目标，通常需根据病情的严重程度采取综合而非单一的治疗手段。MGD 的治疗方法主要有物理治疗、局部药物治疗、中医治疗。物理治疗是 MGD 的常规治疗，主要有眼部热敷、睑板腺按摩、睑板腺导管探通及睑缘清洁，近年来报道的 LipiFlow 睑板腺热脉动治疗仪、强脉冲光等对 MGD 引起的干眼有较好疗效。同时，随着中医外治法快速发展，在干眼中的应用越来越广泛，常用的治疗干眼及 MGD 的中医外治法包括中药雾化熏蒸、中药热敷、核桃灸、针刺、耳穴贴压、揿针、眼部穴位按摩等，不同方法可针对不同病因的干眼患者，可以获得较好疗效，得到患者及中西医眼科医师的广泛认可。目前我科开展的治疗 MGD 相关干眼的主要方法有针灸、睑板腺按摩配合中药雾化熏蒸、自配中药熏眼包、眼周穴位按摩等。

本例患者 10 年前（首诊 2010 年 1 月）开始出现眼干、异物感等不适，诊断为干眼、MGD，开始在我科接受睑板腺按摩、口服四环素及局部妥布霉素地塞米松眼膏涂擦眼睑等治疗（说明：由于缺少电子病历记录，仅从治疗记录分析，患者属于中重度 MGD），每2 周 1 次，连续治疗 4 周，患者症状基本缓解，之后维持治疗 2 次，间隔约 45 天，5 个月后病情完全缓解。半年后患者虽然复发，但症状减轻，之后患者出现眼部症状即来接受睑板腺按摩治疗，频率为每 1～2 个月 1 次，至 2012 年 1 月之后症状几乎完全消退。患者之后 8～10 个月治疗 1 次，时间长者达 2 年，最后复诊时间为 2020 年3 月，患者仍诉异物感复发，睑板腺口仍有堵塞和脂帽，充分说明MGD 是一个慢性疾病，治疗贵在持之以恒。

专家点评

　　MGD 是中医药优势病种，我们融合中医特色建立了健康宣教＋中药热敷＋睑板腺按摩＋结膜囊及睑缘清洁＋中药雾化熏眼的中西医结合 MGD 诊疗方案，多年来的临床实践证实本方案可以获得很好的疗效。健康宣教主要是向患者介绍治疗的必要性、长期性及对患者进行必要的心理疏导；眼睑热敷可以加速睑酯融化、促进炎症消退、促进泪液分泌等；睑板腺按摩可以疏通睑板腺导管，充分扩张睑板腺开口，促进睑板腺脂质的分泌和排出，从而达到改善泪膜脂质层缺乏的目的；结膜囊清洁可以预防睑板腺按摩治疗后的继发感染，睑缘清洁具有杀菌除螨等多种功效；中药雾化熏蒸能够使中药中的有效成分在睑板腺内部起作用，热敷后残余的温度使睑板腺更容易吸收中药的成分，加快血液在内部循环的速度，并将脂质有效排出，缓解眼部的炎症，取得最佳的治疗效果。

　　睑板腺按摩和眼睑热敷是最常用、最有效的物理治疗方法。眼睑热敷可用热毛巾、热水袋、热敷眼贴及各类热敷按摩仪、中药热罨包等，温度维持在约 40 ℃即可，持续 10 分钟以上，每天 1～2 次，连续治疗直至症状完全缓解。近年来，中药热罨包应用渐渐广泛，与其他热敷方法不同，中药热敷可以根据患者的具体情况，配以不同功效的中药热敷，有一定的优势。睑板腺按摩应当在热敷后进行，可以指导患者自行按摩眼睑，但大部分患者需要在医院门诊进行，方法包括玻璃棒法、棉棒法、睑板腺垫板法、睑板镊等。根据多年来的经验，我们认为棉棒法是最有效、最实用的睑板腺按摩方法（图 11-3，图 11-4），但要求操作者有一定的经验。操作在局麻下进行，先上睑再下睑，动作由轻到重，自远端向近端睑板腺开口滚动按摩，来回数次，每次按压 5~8 个睑板腺开口，力求整个睑板腺导管均按压到位，尽可能将腺管内分泌物全部排空，以维持更长的疗效周期。对于阻塞性 MGD，治疗频率在配合中药雾化的情况下，每 2 周 1 次即可，连续治疗 4 次大部分患者症状即可缓解，之后可根据患者症状逐渐延长治疗间隙，维持治疗阶段 2 个月甚至更长，随访治疗 1 次即可，否则症状极易复发。

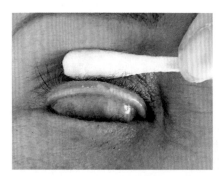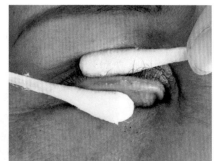

图 11-3　棉棒法睑板腺按摩

另外需要注意的是，MGD 是一种慢性炎症性疾病，近年来，随着对干眼慢病管理概念的推广，MGD 慢性迁延的发病特点和治疗的长期性、必要性逐渐获得广大医师的认同，本例患者的临床特点及治疗过程较好反映了持续治疗的必要性和有效性。同时，眼局部、全身及环境等多种因素如睑缘炎、蠕形螨感染、眼表慢性炎症，性激素水

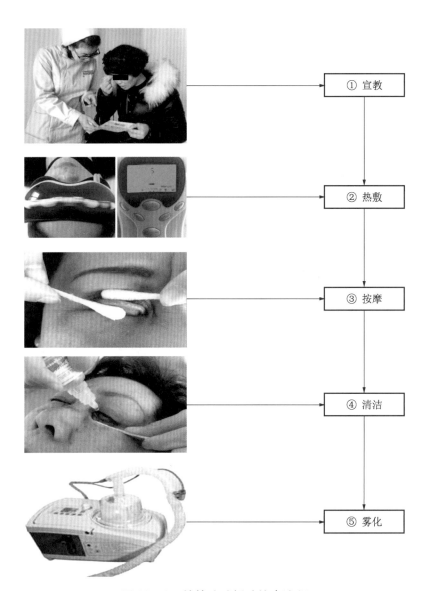

① 宣教

② 热敷

③ 按摩

④ 清洁

⑤ 雾化

图 11 - 4　棉棒法睑板腺按摩流程

平、血脂水平，高血压、糖尿病（diabetes mellitus，DM），性激素类药物、抗组胺药物，高糖高脂饮食，视频终端等均证实与本病有关，可以导致本病发生、加重或复发，如本例患者总是在熬夜、出差、劳累后病情反复。因此，在进行眼部对症治疗的同时，通过积极的健康宣教规范患者饮食起居，使患者建立良好的生活习惯、积极治疗全身疾病，从而提高治疗的依从性对治疗 MGD 也具有重要作用。

笔记

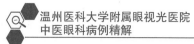

病例 12　中西医结合治疗眼科术后 MGD

病历摘要

【基本信息】

患者，女，68 岁。以"双眼干涩伴异物感 2 年余"为主诉于 2015 年 12 月 23 日至我科就诊。

现病史：患者 2 年前先后在外院行双眼白内障手术、左眼视网膜脱离手术治疗（具体不详），术后出现双眼干涩伴异物感、刺痛、睁眼困难等症状，曾在我院门诊就诊，使用氟米龙滴眼液、玻璃酸钠滴眼液，治疗后症状无明显改善，特来我科就诊。发病以来，神志清，精神可，纳眠差，二便无特殊，无明显体重下降。刻下症：双眼干涩、刺痛、睁眼困难，舌红苔薄白，脉细。

既往史：体健，否认食物、药物过敏史。

【专科检查】

视力：OD 0.05，OS CF/50 cm（无法矫正）；眼压：OD 12.7 mmHg，OS 11 mmHg。右眼上眼倒睫，双眼睑缘血管扩张伴新生血管，睑板腺开口部分阻塞伴脂帽，泪河窄，结膜轻度充血，角膜透明，前房清，右眼瞳孔欠圆，左眼瞳孔圆，直径约 3 mm，人工晶状体位正。眼底检查不配合。BUT：OD 3 s，OS 2 s。

【辅助检查】

眼前节照相见图 12-1。

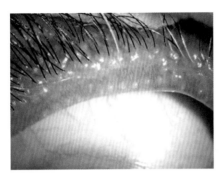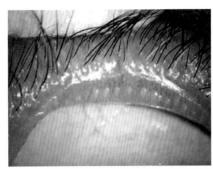

图 12 - 1   眼前节照相

【诊断】

双眼干眼（白涩症之肝肾阴虚证）；双眼睑板腺功能障碍（萎缩型）；双眼人工晶状体（intraocular lens，IOL）眼；左眼视网膜脱离术后。

【治疗经过】

患者眼部予聚乙二醇滴眼液及妥布霉素地塞米松眼膏对症治疗，口服阿奇霉素抗感染治疗；配合热敷＋睑板腺按摩＋中药雾化等物理治疗。最初患者治疗后数日即症状复发（大多数患者治疗 1 次能维持 2 周左右），遂给予每周 1 次睑板腺按摩治疗，连续治疗 3 次后病情稍缓解，改为 2 周或 4 周 1 次睑板腺按摩治疗。连续睑板腺按摩治疗 16 次，至 2016 年 11 月 16 日患者自诉双眼异物感明显减轻，偶有干涩等不适。嘱患者继续人工泪液及抗感染药物点眼的同时，坚持热敷、清淡饮食、保证睡眠，有不适时随诊。

【预后及随访】

患者 3 个月后症状复发，继续原方案治疗后病情缓解。如此，患者每隔数月症状复发，但总体来讲，间隔时间逐渐延长（表 12 - 1），坚持睑板腺按摩＋中药雾化治疗，病情稳定，定期随访。

2020 年 8 月，症状再次复发加重，建议行 OPT 治疗，在我院干眼门诊连续治疗 3 次，症状仍然无明显缓解，继续予中药雾化熏眼、睑板腺按摩、中药熏蒸、热敷以维持疗效。

表 12 - 1   患者睑板腺按摩治疗次数及复发时间间隔

发病时间	治疗周期（月）	治疗次数（次）	复发间隔时间（月）
2015 年 12 月 23 日	11.0	16	
2017 年 2 月 4 日	1.0	2	3
2017 年 6 月 19 日	0.5	1	3
2018 年 1 月 4 日	1.5	2	6
2018 年 10 月 8 日	4.0	4	8
2019 年 4 月 10 日	1.0	3	3
2019 年 12 月 31 日	1.0	1	8

病例分析

近年来的临床研究发现，MGD 在人群中的发病率较高，是导致干眼的主要原因；同时由于睑缘与结膜、角膜有密切的毗邻关系，MGD 常引起眼表的异常，严重者引起角膜病变，使视力下降。但由于 MGD 症状缺乏特异性，甚至一些患者是无症状的，或医师忽略对睑缘的检查而容易漏诊或误诊，应引起重视。MGD 症状包括眼干、眼痒、异物感、烧灼感、畏光流泪、眼红、视力波动等，以晨起异物感更为多见。MGD 的典型体征可分为三大类：①睑缘形态变化，如睑缘肥厚、顿圆，新生血管，后睑缘扭曲，睑板腺口

笔记

狭窄隆起，腺口消失等；②睑板腺分泌异常，包括质和量两方面的改变，如睑酯变混浊浓稠颗粒样，脂帽脂栓形成，条状、牙膏状分泌物；③睑板腺缺失，腺体萎缩。这些体征表明睑板腺的功能发生了异常。本例患者在白内障、视网膜手术之前并未出现任何临床症状，术后出现明显的眼部刺激症状，专科查体可见睑缘大量新生血管、脂帽形成、腺体萎缩、睑板腺分泌减少，睑板腺红外线成像提示睑板腺近乎完全萎缩（图 12 - 2），属于瘢痕性 MGD，可见即使是体征属于重症 MGD 的患者也可以无症状或症状轻微。

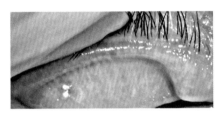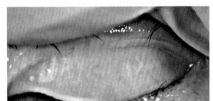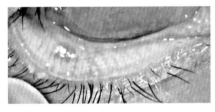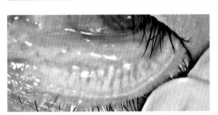

图 12 - 2　患者睑板腺红外线成像提示睑板腺近乎完全萎缩
（2019 年 7 月 11 日）

在上一例患者中，我们讨论了睑板腺分泌睑酯异常是阻塞性 MGD 的使动因素，也是非瘢痕性 MGD 发病的核心机制，这一过程可有或无炎症的参与。随着病情的持续进展，炎症反应和睑缘细菌的增加在 MGD 中发挥关键作用，并最终形成瘢痕性 MGD。主要病理变化包括：①睑板腺分泌物成分发生改变，为细菌的生长提供了适合的生存环境，促使结膜囊内正常的细菌群落迁移定植于睑缘及睑板腺内，而细菌量的增长，可生成大量的脂肪分解酶，进而分解睑酯，形成大量的游离脂肪酸等毒性介质。②游离脂肪酸具有较强的刺激性，可增加金黄色葡萄球菌和表皮葡萄球菌的繁殖，引起睑缘炎，又使 MGD 的病情加重。游离脂肪酸还可破坏泪膜的稳定性，增高睑酯黏稠度或促进腺管上皮角化，加重睑板腺阻塞。③毒性介质诱发炎症反应及炎性细胞因子如 IL-1 和金属蛋白酶的释放，产生的毒性和炎性介质促进腺体内腺泡进一步萎缩，加重睑缘腺体周围的眼表炎症。④眼表炎症可引起上皮损伤，进一步破坏泪膜的稳定性，既可以直接产生或加重干眼症状，又可以加重睑板腺阻塞及腺泡萎缩，睑酯分泌减少，形成恶性循环。⑤随着炎症持续加重，黏膜下结膜瘢痕随后会牵拉位于后睑缘和睑板上的睑板腺开口、终末导管和皮肤黏膜交界处，使那些地方移位的管道不能再有效地向泪膜脂肪层中分泌睑酯。低水平的睑酯分泌和睑酯成分的变化进一步加重泪膜的不稳定性，泪液蒸发增强。因此，睑板腺分泌睑酯异常是阻塞性 MGD 的始动因素，而睑缘的细菌增加和炎症反应则是瘢痕性 MGD 的关键问题。三者相互作用并互为因果导致 MGD 的恶化。

瘢痕性 MGD 虽然少见，但是所有 MGD 中症状最重、病情最复杂、治疗最困难的一种，一些患者即使行强脉冲光（OPT）、LipiFlow 治疗依然疗效不佳。瘢痕性 MGD 患者按我们的睑板腺按摩综合方案治疗后症状能缓解，但维持时间短，一些患者治疗 3 天后即可再次复发，因此前期需要维持每周 1 次的治疗频率，待症状缓解后逐渐增长治疗间隔时间。部分症状严重患者即使增高治疗频率，仍然效果不理想。我国 MGD 诊疗专家共识认为此类患者睑板腺萎缩严重，睑板腺按摩治疗无效，不建议行睑板腺按摩治疗。但由于 MGD 成因复杂，各种类型 MGD 之间并非泾渭分明，因此我们都是在连续治疗 3 次无效、睑板腺凋亡的情况下放弃治疗。对比病例 10、病

笔记

例 11、病例 12 的 3 例患者睑板腺按摩治疗情况，可以发现高分泌型、非瘢痕性阻塞性 MGD 对睑板腺按摩治疗反应良好，疗效稳定，治疗间隙明显较长。需要注意的是，大量新生血管形成的 MGD 患者由于炎症往往较重，治疗过程中疼痛明显，部分患者难以耐受。因此，我们建议初次就诊、睑缘充血明显伴有睑板腺开口闭塞的患者，先用妥布霉素地塞米松眼膏治疗 1 周，待炎症部分缓解后再行睑板腺按摩治疗。

近年来，我们还开发了针对 MGD 患者的中药熏眼包，让患者自行带回家熏眼，延伸中药的治疗空间，可以部分延长患者的治疗周期（注：中药熏眼包为近 1 年开始配制，本例患者未使用）。文献报道，多西环素、阿奇霉素对本病有效。阿奇霉素可以刺激体外培养的睑板腺上皮细胞分化，增加脂质的分泌量，还可修复睑酯的类胡萝卜素成分。阿奇霉素还可以持续促进吞噬细胞对金黄色葡萄球菌的吞噬，从而起到两者的协同抗菌作用。但我们发现阿奇霉素临床疗效不佳，由于其为口服药物，可能跟患者依从性差有一定关系。本例患者也口服了阿奇霉素，总体对病情缓解作用不大。

专家点评

近年来，最常见的准分子激光术后、白内障术后干眼已经越来越多，成为干眼发病的主要类型。由于老年患者泪膜分泌功能降低，且眼表稳定性与抗感染能力较差，手术更容易引起泪液异常，加之绝经后妇女性激素水平的变化及紊乱，使得老年女性患者更容易出现术后干眼。内眼术后干眼的原因还包括：①手术切口位于角巩膜缘，机械性损伤可能会导致结膜杯状细胞密度降低，角膜上皮结膜化，导致泪膜的稳定性下降；②术后炎症充血释放淋巴细胞，淋巴细胞损害泪腺致泪液分泌减少，形成干眼；③术后频繁长期应用含防腐剂及激素的滴眼液，可减少蛋白对眼表皮的黏附，导致泪膜不稳定。本例患者既是老年患者，又是已绝经妇女，同时还伴有瘢痕性 MGD，具有干眼的多重高危因素，加之 2 次眼内手术刺激，术后出现了较为严重的干眼症状。

临床上，我们发现术后干眼越来越多，且大多与 MGD 有关，这类 MGD 患者在术前往往是无症状的。越来越多的研究表明，MGD 在多种结膜角膜疾病和眼部手术后的眼表异常中起着诱导作用，因此临床医师在进行任何眼部疾病的检查时都应常规在裂隙灯下检查睑缘的状态和睑板腺开口及分泌物的情况，明确睑板腺的功能状态，对 MGD 及时进行诊断和治疗，尤其在角膜屈光手术及内眼手术前更应重视 MGD 的筛查和处理，即使是无症状 MGD 患者也要在术前与患者及其家属进行良好的沟通使其知情同意，以免引起术后严重的眼表并发症，有效规避医疗风险。这类患者常常因为术后主观感觉较术前更为难受，常常抱怨甚至投诉手术医师，值得引起重视。本例患者虽体征属于典型的瘢痕性 MGD，但在手术之前患者并未出现明显的眼部不适症状，医师也未足够重视并与患者有效沟通，术后出现明显的干眼症状。加之患者 MGD 病情重，治疗困难，疗效相对较差，以及不菲的医疗成本，更容易引起患者的不满情绪。所幸本例患者比较温和，没有导致医疗投诉，但从患者复诊时常常情绪低落可看出，干眼确实给患者的生活质量带来一定的影响。

病例 13　针刺为主治疗干眼

病历摘要

【基本信息】

患者，男，38 岁。以"双眼干涩不适反复发作 4 年余"为主诉于 2015 年 9 月 8 日至我科就诊。

现病史：患者 4 年前无明显诱因出现双眼干涩，曾在我院就诊，使用人工泪液等治疗后好转。2 年前复发，双眼干涩并伴畏光、灼热感，看手机 5 分钟即觉眼部刺痛不适。在我院诊断为干眼、睑板腺功能障碍，给予人工泪液及睑板腺按摩等持续治疗 2 年，不能缓解症状，特来我科寻求中医治疗。发病以来，神志清，精神可，纳眠可，二便无特殊，无明显体重下降。刻下症：双眼干涩，伴畏光、灼热感、刺痛等，舌红苔薄白，脉细。

既往史：体健，否认食物、药物过敏史。

【专科检查】

视力：OD 1.0，OS 0.8；眼压：OD 12.5 mmHg，OS 12 mmHg。双眼睑板腺开口部分堵塞，泪河窄，结膜轻度充血，角膜散在点状上皮缺损，以下方为主，前房清，周边前房深度 > 1/2 CT，瞳孔圆，直径约 3 mm，对光反射灵敏，MG（－），晶状体透明，眼底视网膜平伏。OSDI 评分：57 分；BUT：4 s；Shimmer Ⅰ：5 mm；FL（＋），评分：6 分。

笔记

【诊断】

双眼干眼（神水将枯之阴虚夹湿证）。

【治疗经过】

患者眼部给予人工泪液及抗感染药物治疗；同时行睑板腺按摩和针刺治疗。睑板腺按摩治疗 2 次未见明显分泌物排除，遂停止。其后以针刺治疗为主，选穴以局部为主，如睛明、攒竹、丝竹空、四白、球后、太阳、下关、风池、合谷（双侧取穴）、百会等，其中睛明、球后或承泣交替针刺，刺法以透穴为主，如丝竹空透鱼腰，太阳透瞳子髎等。一个半月内患者共针刺 15 次，治疗后患者眼干、灼热感、畏光明显缓解，看电视时间可持续 30～60 分，仅偶尔需人工泪液点眼。查体见双眼睑板腺分泌物清亮，泪河窄，角膜上皮缺损基本恢复。OSDI 评分：18 分；BUT：4 s；Shimmer Ⅰ：6 mm；FL（＋），评分：2 分。嘱患者有症状时继续针刺治疗并随访。

【预后及随访】

至 2016 年 5 月 11 日，即半年后患者复诊，间断在我科针刺治疗 15 次，自述眼干完全缓解，看电视可持续 2 小时以上。之后在随访至今的 3 年多时间里，患者间断性针刺治疗共 8 次，自述近年来均无眼干等不适，看电视手机完全恢复正常。

🔬 病例分析

干眼是眼科常见的眼表疾病，指任何原因引起的泪液质或量异常，或动力学异常导致的泪膜稳定性下降，并伴有眼部不适和（或）眼表组织病变特征的多种疾病的总称。2017 年，DEWS Ⅱ将干眼定义为以泪膜稳态失衡为主要特征并伴有眼部不适症状的多因素眼表疾病，泪膜不稳定、泪液渗透压升高、眼表炎性反应和损伤以及神经异常是其主要病理机制。2020年，我国干眼专家共识将干眼定义为多因素引起的慢性眼表疾病，是由泪液的质、量及动力学异常导致的泪膜不稳定或眼表微环境失衡，可伴有眼表炎性反应、组织损伤及神经异常，造成眼部多种不适症状和（或）视功能障碍。根据现有的流行病学调查显示，全球患干眼症状为基础疾病的概率为6.5%～39.2%，我国为21%～30%。近年来随着手机、电脑等视频终端的普及，本病发病率呈逐年上升趋势，并向低龄化发展。相关的危险因素还包括年龄、性别、种族、MGD、结缔组织病、干燥综合征（Sjogren's syndrome，SS）、雄激素缺乏、隐形眼镜配戴、雌激素替代疗法、造血干细胞移植、环境条件和药物等。干眼患者临床表现复杂多样，常表现为干涩感、异物感、烧灼感、眼痛/眼痒、畏光、眼红、视力波动、视疲劳等，严重者可影响工作和生活。除了眼干外，不同原因引起的患者症状也有所差异，如MGD患者更多出现晨起异物感，而很多由视频终端所致的干眼患者更容易出现畏光、刺痛、灼热感等不适，本例患者即是其中的典型。干眼的治疗原则为改善患者眼部不适症状与保护患者视功能，通过补充或恢复泪液正常成分，恢复表面的正常解剖结构，抑制表面的炎症，最终达到恢复眼表及泪膜的正常解剖及生理功能。包括去除病因，治疗原发病，物理疗法如泪小点栓塞、湿房镜及药物治疗等，根据患者干眼的类型、病情严重程度及患者的实际状况选择合适的治疗手段。临床最常用的治疗药物主要是人工泪液和抗感染药物。人工泪液替代自身泪液通常是临床医师治疗干眼的首要选择，可以起到提高泪膜稳定性、延缓眼表水分的蒸发、润滑眼球及减缓眼睑摩擦等，能够有效改善患者的眼部不适症状。医师需针对患者的具体病情，个性化地选择不同成分、不同浓度的人工泪液，长期使用者需注意其中的防腐剂成分可能加重眼表损伤。同时，由于炎症反应在干眼发病过程中起着十分重要的作用，对于中、重度的干眼患者，常需同步增加抗感染治疗。目前，临床中较常用的药物主要是非甾体抗感染药和糖皮质激素滴眼液。同样，长期应用糖皮质激素滴眼液也可能引起上皮损伤的加重，并对患者的眼压造成影响，故在使用时需严格控制疗程及用量，并且做到密切随访。中医药特别是针刺疗法显示出良好的疗效，且不会造成眼表损害，得到广大患者的认可。

中医学认为干眼属"神水将枯""白涩症"范畴。越来越多的研究显示，针刺治疗干眼可以促进泪液分泌、提高泪膜稳定性、减轻患者临床症状，且不会引起长期应用各类滴眼液出现的眼表损害，显示出一定的优势。本例患者在我科接受针刺治疗前，已经有干眼病史4年余，先后应用过不同类型的人工泪液及抗感染药物治疗，效果均不理想，经其他患者推荐来我科并要求针刺治疗。就诊时患者自诉双眼干涩、异物感、灼热感，看电视或手机5分钟即不能持续，出现明显的刺痛灼热流泪，检查无明显MGD体征，属于典型的蒸发过强型干眼，且患者症状较重。我们采用了局部针刺为主配合头面部及远端取穴的方法，选攒竹、上睛明、丝竹空、鱼腰、四白、承泣、太阳、百会、风池、合谷（内关）等，连续治疗1周后患者症状即明显缓解，自诉能看半小时电视，之后隔日1次共计15次治疗后，患者症状基本完全缓解，能看电视达2小时，恢复较为正常的生活状态。此后患者症状复发时在我科间断性接受治疗，总体保持良好，近3年随访中患者生活状态完全正常，均未出现任何不适，体现了针刺疗法的良好疗效和持续性。

专家点评

  除了针刺治疗的疗效外，患者依从性好、生活规律、能进行有效的健康管理也是获得良好疗效的重要条件。患者在我科接受针刺治疗后，由于针刺过程中与患者交流机会多，医师可以更有针对性地进行健康宣教，患者也可以更为深刻地认识到干眼健康管理的重要性。在我们的帮助下，首先患者减少了视频终端使用时间，即使治疗好转后也尽可能减少看电视、手机时间；其次饮食起居更为规律，推掉了不必要的应酬，恢复了正常的睡眠时间，停止饮酒；另外患者坚持体育运动。我们告诉患者坚持慢跑并达到微微出汗目的的重要性，患者也自诉在每次跑完后干眼症状可以明显缓解。近年来，我们发现如慢跑、游泳等能出汗的运动项目对于干眼的治疗很有益处，不仅可以促进泪液分泌，还可以舒缓精神压力。实际上，中医药治疗疾病的根本原则是恢复机体的阴阳协调平衡状态，武术、导引术、八段锦甚至现代体育运动都是可用的恢复机体阴阳平衡的治疗方法和手段，只要能达到治病延年的目的，均为我中医所用，并非中药、针灸、按摩等才能视作中医治疗方法。由于干眼是长期慢性疾病，"三分治、七分养"的中医学防治思想在本病更能深刻体现，所以患者做好健康管理、更加注重日常饮食起居，才能维持持久疗效。

  另外还有一点需要说明的是，随着对干眼慢病管理概念的推广，除了医师逐渐认识到干眼慢性发病的特点和治疗的长期性、必要性，很多患者最为担心的问题也是"我的干眼能不能治好"，并由此引发不同程度的心理障碍。本例患者很好地回答了这一问题。实际上，在发生干眼的初期，症状发作是间歇性的，机体通过代偿

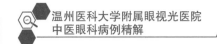

性机制，即眨眼来弥补干眼对眼表的影响，通过增加泪液分泌量来缓解眼表的干燥并延缓疾病的进程。但是，随着病情的加重，角膜敏感性的下降和缺失会使代偿机制丧失，导致眼表损伤而形成无法自我修复的慢性疾病，最终进入到恶性循环的过程中。同样，在干眼的早期，即使通过眨眼和增加泪液分泌不能缓解眼干症状，但通过治疗同样可以达到这一目的，即使是病程长、病情重的患者，只要机体的代偿性机制尚未完全破坏，依然可以通过治疗使其完全恢复正常。本例患者接受针刺治疗前，已有 4 年多病史，但依然能通过治疗达到完全康复的目的。所以，在认识到干眼发病具有长期性的同时，我们也要看到即使是重症患者也是有可能治愈的。

病例 14 蝶腭神经节针刺法联合眼周穴位针刺治疗干眼

📋 病历摘要

【基本信息】

患者，女，26 岁，IT 工作者。以"双眼眼干、眼痛半年余"为主诉于 2014 年 12 月 27 日至我科就诊。

现病史：患者半年前无明显诱因出现双眼干涩，伴眼痛，无视物模糊、畏光等不适，自行使用人工泪液未见好转，特来我科寻求针刺治疗。发病以来，神志清，精神可，纳眠一般，二便无特殊，无明显体重下降。刻下症：双眼眼干、眼痛，无视物模糊、畏光等症状，舌红苔薄黄，脉弦细。

既往史：体健，否认食物、药物过敏史。

【专科检查】

视力：OD 1.0，OS 0.8；眼压：OD 14.5 mmHg，OS 13 mmHg。双眼结膜轻度充血，泪河窄，角膜散在上皮缺损，前房清，周边前房深度 >1/2 CT，瞳孔圆，直径约 3 mm，对光反射灵敏，MG（－），晶状体透明，眼底视网膜平伏。BUT：3 s；Shimmer Ⅰ：4 mm；CFS评分：3 分。

【诊断】

双眼干眼（神水将枯之肝郁化火证）。

【治疗经过】

患者眼部予羟丙甲纤维素滴眼液点眼；同时结合针刺治疗。针刺方法为眼周局部针刺联合蝶腭神经节针刺法。眼周局部针刺为每周 2 次，局部取穴及针刺方法同病例 12，蝶腭神经节针刺每周 1 次，针刺方法见本病病例分析。3 周后复诊，这期间患者共针刺 6 次，蝶腭神经节针刺治疗 2 次，患者自觉眼干、眼痛明显缓解。继续针刺治疗 6 次，每周 2 次，方法同前，之后症状基本消失。

【预后及随访】

患者在治疗一个半月，共 12 次治疗后眼干、眼痛等症状完全消失。至 2017 年 6 月的 3 年多时间里，患者间断性在我科针刺治疗，均自述不长时间使用电脑就不会出现明显不适。1 年后复发，按之前的针刺方案治疗 3 周后完全缓解。2 年后患者再次因眼干在我科针刺，针刺上睛明后眶内出血，告知其热敷后好转。

病例分析

干眼的发病机制复杂，泪膜不稳定、泪液渗透压升高、眼表炎性反应与损伤及神经异常是其主要病理生理学机制。泪液渗透性的变化不是干眼的起点，而是干眼发病机制的核心环节，其可引发一系列连锁反应。泪液的高渗透压始于泪液分泌量的减少和泪膜变薄，加重泪膜破裂时间缩短。任何干眼的原因均可能是引起泪液渗透压升高的切入点，如眼部过敏性疾病而致的眼表炎性反应、局部长期应用含防腐剂的滴眼液导致的眼表毒性反应、结膜杯状细胞丢失而致的黏蛋白异常等。高渗透压泪液中含有一些炎性反应介质，如藻类的化合物，包括各种前列腺素、细胞因子和神经激酶。这些成分可促进角膜细胞、结膜上皮细胞和杯状细胞凋亡，使泪液分泌量、黏液分泌量进一步减少，糖蛋白降解增加，进而加重泪膜不稳定性，使干眼进入恶性循环状态，即高渗透压诱发炎性反应、引起症状、导致组织损伤，而炎性反应的发生和组织的损伤反过来又可加重眼表的高渗透压状态，形成恶性循环。

泪液高渗透压还是导致眼部症状的主要原因，可加重对眼表的刺激，使眨眼的频率增加。同时，由于干眼患者眼表界面无充足的润滑剂，因此在眨眼和眼球运动时，眼睑和眼球之间会产生摩擦，引起眼部不适和各种异常感觉，导致角膜上皮损伤。干眼症状最初是可代偿的，即通过眨眼、增加泪液分泌可缓解眼表的不适。随着病情的加重，角膜的敏感性下降和代偿机制丧失，形成无法自我修复的慢性疾病。通常情况下，神经系统可通过调节泪腺、睑板腺和杯状细胞分泌以维持眼表状态和泪膜稳态，其对平衡泪膜稳态、形成眼表光滑界面、维持眼表健康状态和避免外界环境刺激均具有重

笔记

要意义。其中任何一部分损伤均会使泪膜丧失稳态，引发一系列病理生理变化，导致干眼。因此，理想的方法应该是调节和促进泪液的主动分泌，以恢复眼表的代偿性机制，重新恢复泪液的稳态。但目前现代医学的治疗方法仍然以改善临床症状的对症治疗为主，以替代性人工泪液和减少泪液蒸发或排泄为主要治疗手段。中医药的优势是更注重机体的整体机能平衡，通过调节机体的脏腑经络功能达到恢复眼部泪液生成与代谢平衡的目的，是更为理想的治疗手段。

中医认为，六淫侵袭、七情内伤、饮食失调及劳倦、外伤等引起脏腑功能失调，导致的津液生成不足或输布失常，均可造成目失濡养，干涩不舒，发为本病。治疗当从调理脏腑功能入手，以眼为标，脏腑为本，恢复津液正常输布功能。针刺疗法是目前应用最广泛的中医药替代疗法之一。蝶腭神经节为泪腺提供分泌纤维，其节后纤维经上颌神经、颧神经、颧颞神经及其交通支至泪腺神经，到达泪腺，为泪腺的副交感神经纤维，调节泪液分泌。近年来，我们基于蝶腭神经节调节泪液分泌的解剖学基础，应用蝶腭神经节针刺法联合眼周穴位针刺治疗干眼获得了较好的疗效。本例患者即是我们应用蝶腭神经节针刺法治疗的典型病例之一。

患者为女性白领，外贸公司职员，典型的 IT 工作者，每天平均使用电脑和手机时间在 10 小时及以上，在我科就诊前发病时间约半年余。与病例 13 患者不同，此患者就诊前已通过其他途径了解针刺治疗干眼的疗效，直接要求针刺治疗。患者由于工作原因，不能接受每天针刺治疗，我们采用了每周治疗 2 次的方法为其治疗。其中蝶腭神经节针刺为每周 1 次，双侧交替进行；眼周穴位针刺选穴及针刺方法与病例 13 基本相同，治疗 6 次即 3 周后症状明显缓解，再次治疗 3 周患者症状基本消退。为巩固疗效，之后患者

笔记

仍间隔 1～2 周来我科针刺治疗 1 次，持续约 3 个月症状完全消失。
1 年后再次出现干眼不适，按原治疗方案治疗 3 周后即完全缓解。
2 年后患者再次因眼干在我科针刺，针刺上睛明后眶内出血，告知
其热敷后好转，患者自认为是护士拔针操作不当所致，之后失访。
实际上，针刺睛明或上睛明出现眶内出血，是针刺较为常见的并发
症，只要采用合适的应对措施，一般不会出现不良后果。

专家点评

多项临床研究结果显示，与人工泪液相比，针刺治疗能够更好
地改善患者的泪膜破裂时间、泪液分泌量及角膜荧光染色结果。对
于针刺治疗干眼的疗效持续时间，文献报道提示治疗结束后，OSDI
评分、Shimmer Ⅰ、VAS 评分疗效可持续 8 周，BUT 改善可持续
4 周。同时，对针刺治疗干眼的即刻效应分析也发现，针刺可以显
著增加泪液分泌，并在兔眼针刺试验中被证实。这充分说明针刺不
仅可以刺激泪液主动分泌、稳定泪膜，且治疗作用持续时间更久，
疗效更显著，显示出相对于人工泪液治疗的优越性。对于治疗结束
后的持续治疗，我们多采用降低针刺频率、按需治疗的方式以维持
疗效，直至症状完全消除后停止治疗，如本例患者治疗结束后我们
即逐渐降低针刺频率，由每日 1 次逐渐降低至每周 1 次甚至更长。
针刺治疗干眼的疗效机制可能与针刺直接促进泪液分泌、调节神经
免疫内分泌网络、针刺疼痛效应、安慰剂效应、抑制炎症反应等多
重作用的综合效应有关，但具体的机制仍待阐明。在临床中我们发
现，类似这样主动寻求中医药治疗，特别是针刺治疗的患者往往能
获得更好的疗效，说明医患信任、良好的沟通也可以帮助患者获得
更好的治疗结果。

目前，对于针刺治疗干眼的方法，常用的有眼周穴位针刺、眼周穴位针刺配合全身穴位针刺、蝶腭神经节针刺等不同针刺方法，但没有关于不同针刺法疗效比较的文献报道。总体上来讲，我们的体会是各有优势。局部针刺为主适当配合头面部取穴即可获得较好疗效，且可坐位可卧位，取穴方便；全身配合局部取穴患者需要卧位，稍有不便，但可配合电针治疗，且患者能得到更好的休息；蝶腭神经节针刺操作有一定的难度，但针感强，且1周只需治疗1次，适合不方便经常来医院的患者。临床我们常根据患者的具体情况选择不同的针刺方法。同时，我们根据多年的临床实践发现，针刺对视觉显示终端（video display terminal，VDT）相关干眼、产后干眼、准分子激光术后干眼、更年期女性及多种综合因素所致的干眼均有较好的疗效，对一些全身疾病所致的原发性泪液分泌减少、MGD属于阻塞型患者则疗效欠佳。

蝶腭神经节是人体最大的副交感神经节，深藏在翼腭窝内，靠近蝶腭孔，位于翼管与圆孔前方。蝶腭神经节由感觉神经纤维、副交感神经根和交感神经根组成，其节后纤维自蝶腭神经节发出后，加入上颌神经颧神经支，进入颧颞神经，其交通支加入眼神经的分支泪腺神经，为泪腺提供分泌纤维，主司泪腺的分泌。因此，针刺蝶腭神经节，可将刺激放射至眼周，促进泪腺主动分泌泪液，增加泪液分泌量，缓解眼部的不适症状。我科自2011年起即采用该方法治疗干眼，并取得了良好的效果。在解剖定位上，研究发现，颧髎、下关及"蝶腭"穴三穴进针均可有效刺激到蝶腭神经节，但以针刺"蝶腭"穴、颧髎进针较短，"蝶腭"穴具体定位于下颌骨冠突和颧骨颧突所形成的切迹处。针刺方法为先皮肤消毒并找到下颌骨与颧骨之间的弓形切迹，选用60 mm毫针沿此切迹下缘缓缓进针，针尖瞄准内上方蝶腭神经节所在的位置，进针约5 mm，直到面部有发麻或放电、放射等感觉即可（图14-1）。

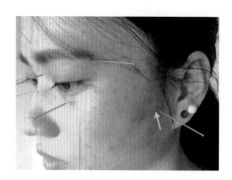

图14-1 蝶腭神经节针刺位置（黄色箭头）

病例 15 中西医结合治疗干眼合并眼睑痉挛

病历摘要

【基本信息】

患者，女，46岁。以"双眼频繁眨眼伴干涩3月余"为主诉于2016年1月9日就诊于我科。

现病史：患者3个多月前无明显诱因出现双眼眨眼频繁伴眼干涩、眼痛、畏光等不适，无眼痛、流泪等，曾自行使用人工泪液点眼，治疗后无明显效果，心情焦灼，纳眠差，特来我科就诊。发病以来，神志清，精神可，纳眠差，焦虑，二便无特殊，无明显体重下降。刻下症：双眼频繁眨眼，睁眼困难，眼干涩，眼痛，畏光，舌红苔薄黄，脉弦细。

既往史：体健，否认食物、药物过敏史。

【专科检查】

视力：OD 1.0，OS 1.0；眼压：OD 11.7 mmHg，OS 11.3 mmHg。双眼睑缘血管扩张，睑板腺开口部分堵塞，挤压见黄色浊液，泪河窄，结膜轻度充血，角膜透明，中下方散在点染，瞳孔（－），周边前房深度 ＞1/2 CT，孔圆，直径约 3 mm，对光反射灵敏，MG（－），晶状体混浊，小瞳下眼底无特殊。OSDI 评分：68 分；BUT：3 s；Shimmer Ⅰ：4 mm；CFS 评分：6 分。

【辅助检查】

双眼睑板腺红外线成像见图 15 - 1。

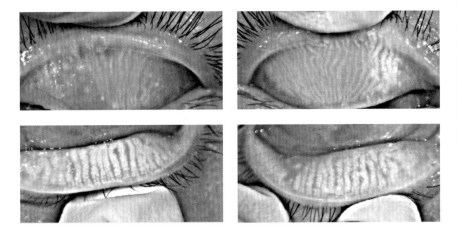

图 15 - 1　双眼睑板腺红外线成像，可见部分睑板腺萎缩

【诊断】

双眼干眼（神水将枯之肝郁化火证）；双眼良性特发性眼睑痉挛（benign essential blepharospasm，BEB）。

【治疗经过】

患者眼部予玻璃酸钠滴眼液、0.1% 氟米龙滴眼液、妥布霉素地塞米松眼膏抗感染及补充人工泪液治疗；并进行每周 1 次的热敷＋睑板腺按摩＋针刺等物理治疗；同时口服盐酸硫必利片、谷维素片、甲钴胺片以镇定解痉、营养神经等。1个月后患者复诊，诉经4次睑板腺按摩和针刺治疗后眼干涩减轻，眨眼次数略减少，仍睁眼困难，出门需戴墨镜，其他无变化。专科检查同前，继续在原治疗方案的基础上配合中药口服治疗。患者双眼干涩伴眨眼，睡眠欠佳，纳食不香，郁郁不欢，舌红苔薄黄，脉弦细。四诊合参，证属肝郁化火、火邪上扰，治以疏肝解郁、滋阴降火，方用丹栀逍遥散加减，组方如下：丹皮10 g、焦栀子10 g、柴胡9 g、炒枳壳9 g、赤芍10 g、白芍10 g、郁金10 g、白术20 g、法半夏6 g、陈皮6 g、远志10 g、当归5 g、知母10 g、生地10 g、麦冬10 g、炙甘草3 g。7剂，水煎服，每日1剂，分2次服用。

患者维持此方案治疗约22周，至2016年7月，共行睑板腺按摩20余次，间断针刺治疗20余次，患者眼干明显好转，戴墨镜情况下能睁眼自由出行，但仍有畏光及眨眼、睁眼困难。专科检查同前，OSDI评分：18分；BUT：5 s；Shimmer Ⅰ：6 mm；FL(－)。

2016年10月29日复诊，患者再次诉近期眨眼加重，睁眼困难，继续睑板腺按摩物理治疗，并行肉毒毒素注射眼周治疗1次，同时口服中药。患者热象不显，原方去炒枳壳、生地、知母、麦冬，加黄芪、茯苓、僵蚕、蝉蜕。7剂，水煎服，每日1剂，嘱随访。2周后自觉症状明显缓解，但自觉表情不自然。之后数年，间断行睑板腺按摩、中药、针刺等治疗，病情平稳。

【预后及随访】

截至2020年5月9日，患者一直在进行间断物理治疗，采用针刺或中药治疗巩固疗效，针刺以眼周穴位为主，中药以丹栀逍遥散为底方加减，治疗后诸症减轻。2016年11月19日至2020年5月9日期间，患者共进行睑板腺按摩37次，治疗间隔时间逐渐加长，从每月 1 次到每 2 个月 1 次，近期每 4 个月 1 次。共进行针刺 51 次，于 2017 年 10 月 21 日起停止针刺，并于 2017 年 12 月 23 日再次注射肉毒毒素 1 次。从 2018 年 7 月 9 日开始加用中药雾化治疗，共 16 次。目前患者病情平稳，约半年复诊 1 次。

🔬 病例分析

　　BEB 合并干眼是临床常见现象，一些文献报道在眼科就诊的中重度 BEB 患者都伴有不同程度的干眼。BEB 合并干眼的早期症状主要为偶发的双眼频繁眨动，或出现睁眼困难，伴有干涩、视疲劳、刺痛、视物模糊等干眼症状，后期可出现眼睑痉挛频率增高，双目紧闭直至不能睁眼等。由于缺乏客观诊断指标，本病容易误诊、漏诊。轻度 BEB 患者仅仅表现为双眼频繁眨动，或仅仅出现睁眼困难，这与早期干眼患者的代偿性眨眼增多类似，因此难以确诊或被误诊。中重度 BEB 患者眨眼频率增高，常出现双目紧闭或睁眼困难，不能自主。如果症状典型，不难确诊，但往往因症状缺乏特异性、患者描述时不够准确，一些患者容易被漏诊。实际上，即使在早期，我们只要注意到 BEB 合并干眼的一些临床特征，就可以提高本病的诊断率。首先，这类患者女性多于男性，多发生在 40 岁以上的中老年人。其次，BEB 合并干眼患者早期多自述频繁眨眼、睁眼困难或畏光，在阳光下尤为明显，眼科体检时往往能发现患者持续性眨眼，伴有皱眉现象，日常呈眯眼状态。因此，对有任何描述眨眼和畏光的患者进行眨眼状态的评估极其重要，干眼代偿性眨眼仅仅表现为眨眼频率增高，而且可以自我控制，而 BEB 合并干眼患者的眨眼以眼睑痉挛为特征，伴有用力闭眼及皱眉动作，且不能自制。最后，BEB 合并干眼患者出现焦虑抑郁等精神异常的概率远远高于单纯干眼或眼睑痉挛。因此，详细采集病史，仔细观察眨眼状态，并通过干眼相关检查确认是否伴有干眼，可以大大提高眼睑痉挛合并干眼的诊断率，以便能更好地治疗。本例患者就诊时即出现双眼干涩、异物感并伴有双眼频繁眨动、畏光、睁眼困难等症状，结合干眼检查结果，符合 BEB 合并干眼的诊断。

BEB 合并干眼的治疗原则上是针对干眼和 BEB 分别对症处理。眼睑痉挛的主要治疗方法有口服抗精神病药物、局部注射肉毒毒素及手术治疗等。手术治疗主要包括单纯面神经分支切除、眶周和眼轮匝肌切除等。由于手术治疗对医师的技术要求较高，临床使用受到限制，手术风险也较大，不易被大多数患者所接受，因此患者多选择非手术治疗。单纯口服药物的治疗效果较差，且长期服用药物如卡马西平和氯硝西泮等的不良反应大、依赖性强。局部注射肉毒毒素的治疗方法在目前应用较为广泛，但使用不当可引起上睑下垂、复视及暴露性角膜炎等并发症。干眼的治疗在应用人工泪液、抗感染药物的同时，还需注意患者睑板腺功能情况并给予对症治疗。但总体上治疗困难，尤其是不愿意接受肉毒毒素局部注射及手术治疗的患者，在处理了干眼及相关问题后，病情会稍有缓解，但很快症状复发，给患者生活带来极大困扰。针刺和（或）中药治疗能有效缓解症状，显示出一定的疗效优势。本例患者在我科就诊之前，采取过多种治疗方法，均无太大效果，到我科就诊后加上针刺、中药等方法，症状显著改善。

对于BEB 合并干眼的中医认识，目前没有相关的文献记载。根据其临床表现，当属于中医学"目劄""筋惕肉瞤""瞤瘲""瞤疭"范畴。《素问·至真要大论》曰"少阳之复，大热将至……惊瘲咳衄……目乃瞤瘲"，谓发生"惊掣"和"目部跳掣"也。《张氏医通·瘲疭》曰："瞤者，筋脉拘急也；疭者，筋脉弛纵也，俗谓之抽。"而对于本病的病机,《素问·至真要大论》曰:"诸风掉眩,皆属于肝。"《金匮要略·五藏风寒积聚》曰:"肝中风者,头目膶……风性动摇,致头目膶动也。"因此本病发作与肝关系密切,肝风内动是主要病理变化,治疗重在平肝熄风,缓急止痉。同时,肝化液为泪,《银海精微》明确指出:"泪为肝之液。"泪液的生成和排泄与肝的功能有关,泪液运行有序而不外溢,正是肝气的制约作用使然。正因为如此,BEB 合并干眼当从肝论治,肝郁化火伤阴或肝血不足,导致肝风内动的同时,同样导致精血虚少,目窍失润,双目干涩。本例患者双眼干涩久治不愈,心情抑郁,日久化火,火邪灼伤阴液,神水将枯,不能上润于目而致干涩不舒,对证选用疏肝解郁、养血滋阴、清热息风方药,效如桴鼓。

专家点评

近年来,随着手机、计算机等电子产品的普及,眼睑痉挛合并干眼的发病率呈逐年上升的趋势,且发病年龄趋于年轻化,但是对眼睑痉挛与干眼之间的关系尚不完全清楚。同时,是干眼引起 BEB 还是 BEB 导致干眼也往往难以确定。瞬目反射是一种保护性反射,可以使角膜始终保持湿润,确保泪膜的稳定性,并且防止异物进入眼内,但瞬目频率的增高可使泪膜破裂时间减少,且长期的肌肉痉挛和睑缘张力增高,不仅可使眼表泪膜的稳定性被破坏,还可压迫睑缘的睑板腺开口,久而久之出现睑板腺开口阻塞,从而增加干眼的风险或加重干眼病情。与此同时,研究发现眼干、畏光等症状与眼睑痉挛密切相关,首先,眼干等眼表症状出现时眼表通过代偿性机制增加泪液分泌和提高眨眼频率来维持泪膜的稳定性,缓解眼干症状;其次,眼干等眼表刺激症状可提高三叉神经的敏感性,从而对眼睑痉挛的发生起到一定的促进作用。因此，干眼与 BEB 可以互为因果，相互影响并形成恶性循环，使 BEB 和干眼症状持续加重。

对于本病，采用综合疗法对导致疾病的各个方面进行针对性治疗可以获得较好疗效。针对干眼，我们建立了中药热敷按摩、睑板腺按摩、中药雾化熏蒸、中药内服、针刺等多种方法为一体的中医药治疗方案；对于眼睑痉挛，我们也建立了中药内服、针刺、药物、肉毒毒素局部注射为一体的阶梯式治疗体系。因此，对于轻症患者或病程不久的中重症患者，我们多采用针刺、中药为主，配合中药雾化、睑板腺按摩的综合治疗方案；而对于症状较重、中药针刺不能较好地缓解眼睑痉挛症状的患者，我们多采用中药雾化、睑板腺按摩联合肉毒毒素局部注射相结合的治疗方法。同时，本病容易在疲劳、紧张、激动或摄入咖啡因类食物等情况下加重，因此还需患者注意缓解压力、情绪及保证充足睡眠。总体上来讲，通过我们的综合治疗，绝大多数患者能获得不错疗效。我们也发现，先有干眼而后出现眼睑痉挛的患者疗效更优，这可能与这类患者更多是眼部因素所致有关，而先有 BEB 的患者多为全身因素所致，且更容易合并焦虑抑郁状态。本例患者即是先有眼部不适，再出现睁眼困难及眨眼现象，且睑板腺阻塞较为严重。因此，即使患者一度有精神情绪障碍，但在我们多管齐下的治疗下，病情也是逐渐好转并恢复正常。

需要说明的是中药雾化熏眼已经是我们治疗各类干眼的常规方法，也是非常有效的一种治疗方法。超声雾化是利用振荡器产生电磁振荡，使电磁能转换为机械能产生超声波，破坏水表面张力而产生雾状微小颗粒。首先，超声雾化将液体药物转化成微小颗粒，使药物更容易透过血－房水屏障，有利于药物吸收；药物持续在眼周环绕，促进局部血管扩张，加速药物吸收并作用持久，同时清洁了睑缘。其次，药物雾化可以改善角结膜炎性反应和黏蛋白分泌，维持泪膜稳定性的同时避免频繁点眼不断冲刷和稀释泪液，保证泪膜蛋白对眼表上皮的黏附功能和泪膜稳定性。再次，雾化避免了频繁应用抗感染药物对角结膜上皮的毒性作用，也避免药物的肝脏首过消除，具有较高的安全性。最后，我们可以根据患者的具体病情，选配不同功效的中药治疗不同的疾病，真正做到个体化治疗。对本例患者我们采用睑板腺按摩＋中药雾化＋针刺治疗，很好地缓解了眼干涩的症状。

病例 16　中药为主治疗干燥综合征

病历摘要

【基本信息】

患者，女，60 岁。以"双眼干涩、刺痛、异物感伴口干 2 年余"为主诉于 2018 年 5 月 25 日至我科就诊。

现病史：患者 2 年前无明显诱因出现双眼干涩伴灼热感、刺痛、异物感，偶有口干，无视物模糊等，在外院诊断为干燥综合征，具体不详。近 2 年来，先后使用聚二乙醇滴眼液、左氧氟沙星滴眼液、普拉洛芬滴眼液、氧氟沙星眼膏、维生素 A、硒酵母片等治疗，症状未见明显缓解，现有口干、小便短少等症状，特来我科寻求中医治疗。发病以来，神志清，精神可，纳眠差，大便干，

2~3日一行，无明显体重下降。刻下症：双眼干涩，伴灼热感、刺痛、异物感等症状，舌质红无苔，脉弦细数。

既往史：有类风湿性关节炎病史10余年，干燥综合征病史2年，口服免疫抑制剂和中药治疗，具体不详。

【专科检查】

视力：OD 0.4，OS 0.6；眼压：OD 21 mmHg，OS 21.3 mmHg。双睑缘轻度肥厚，睑板腺开口轻微堵塞，挤压见黄色液状分泌物，睑板腺饱满，无萎缩，结膜轻度充血，泪河窄，角膜散在点状上皮着染，FL（+），评分：4~5分，BUT：3 s，Shimmer I：1 mm，前房中深，瞳孔圆，直径约3 mm，对光反射灵敏，MG（-），晶状体透明，眼底视网膜平伏。

【诊断】

干燥综合征（燥证之阴虚内热证）；类风湿性关节炎；睑板腺功能障碍；青光眼待排。

【治疗经过】

患者眼部给予0.1%氟米龙滴眼液、玻璃酸钠滴眼液、卡波姆眼用凝胶或加替沙星眼用凝胶抗感染、补充泪液等对症治疗；行热敷＋睑板腺按摩＋中药雾化熏眼等物理治疗，每2周1次；同时给予中药口服治疗，根据患者眼部及全身表现，治以滋阴清热兼疏肝解郁，方用丹栀逍遥散加减，组方如下：柴胡12 g、黄芩10 g、当归5 g、川芎10 g、丹皮10 g、栀子10 g、菊花10 g、决明子10 g、麦冬12 g、知母10 g、生地10 g、茯苓20 g、白术20 g、陈皮6 g、炙甘草5 g。7剂，水煎服，每日1剂，分2次服用。

患者2周后即病情缓解，自述多年来一直大便不畅，中药治疗后大便隔日1次，成形且易于排便，睡眠也有所改善，但时有腹满欲呕，守原方加党参，改为小柴胡汤为主方，之后随症加减治疗，并配合半个月 1 次睑板腺按摩治疗，约 2 个月后自觉眼干、异物感、灼热感持续好转，无特殊不适。专科检查：角膜 FL（＋），评分 2 分，BUT：4 s，ShimmerⅠ：2 mm。予以停用口服中药，继续中药外敷，病情持续稳定。

【预后及随访】

患者治疗后眼干、眼痒等症状减轻，因此定期复诊，调整药方，以丹栀逍遥散为底方加减，并配合睑板腺按摩及中药雾化治疗，截至 2019 年 10 月 9 日，共进行睑板腺治疗 13 次，中药雾化 16 次，服用中药 128 剂，眼干、眼痛、异物感等症状均减轻，且长期困扰患者的失眠、便秘等问题均得到改善。

病例分析

SS 是一种主要累及外分泌腺腺体的慢性炎症性自身免疫病，以口、眼或其他黏膜干燥为主，并伴有类风湿性关节炎或其他自身免疫性疾病。研究显示，SS 眼干、口干发生率超过 95%，当 SS 进一步造成其他内脏器官受累时，也可能导致多器官功能损害症状的出现，如咽、喉和阴道表面黏膜干燥。SS 在我国人群的患病率为 0.3%～0.7%，发病年龄在 40～50 岁，在老年人群中患病率为 3%～4%，女性多见。SS 的病因尚未完全明确，可能与遗传、环境、免疫功能紊乱及病毒感染等因素相关，炎症因子如 IFN-γ、多种白介素家族成员均与本病有密切关系。干眼是 SS 的主要表现之一，且大多数患者以眼干为首发症状，随着年龄的增长，腺体分泌功能会出现自然衰退的现象，出现干眼相关症状的风险会更高。同时有研究表明，超过 10% 的干眼患者均患有 SS。SS 相关干眼的发病机制是激活 T 细胞的攻击导致泪腺细胞的凋亡，可引起泪液分泌的减少，最终导致泪液生成不足。也有研究表明，SS 可引起 MGD，进而导致泪液蒸发过强。因此，SS 相关干眼大多为混合型干眼，泪液分泌减少还可导致干燥性角结膜炎，主要表现为持续难以愈合的弥漫性浅层点状角膜炎及丝状角膜炎。

对 SS 所致干眼的治疗与其他原因所致干眼一样，以补充人工泪液、抗感染为主。由于患者往年病情较重，常需选择更高浓度的糖皮质激素甚至免疫抑制剂类滴眼液，但长期使用容易加重角膜上皮的损伤。同时随着病情的发展，泪液分泌逐渐减少，加之炎症因子的持续增多更容易破坏泪膜的稳定性和造成角膜上皮损伤，引起持续难以愈合的弥漫性浅层点状角膜炎及丝状角膜炎，这时需要对症处理，通常可更换人工泪液为自体血清滴眼液，仍不能缓解者可考虑亲水型角膜接触镜。伴有 MGD 者，同样要针对性采用热敷、睑板腺按摩等对症治疗措施。中西医结合治疗 SS 相关干眼有一定优势，有报道认为可以标本兼顾、全面调理，充分改善干眼患者的临床症状，且便于推广。

干燥综合征属于中医学"燥证""燥痹"范畴。中医理论认为，SS 基本病机不外是外感、内伤两方面的共同作用。外感多为外燥侵袭或外感风寒湿邪，燥邪外感，肺失宣降，水津不布，或燥邪伤肺，白睛失润，则双目干涩。风寒湿邪乘虚而入，经络痹阻，关节经络不通，故出现肢体关节疼痛、畏寒、晨僵等。内伤则为素体阴虚导致津液亏少，或肺、脾、肾三脏功能失调导致津液生化不足、输布不畅。脾为气血生化之源，"脾主为胃行其津液者也"，水液入胃，通过脾的运化得以化为津液，赖脾之转输和散精功能得以濡养四肢百骸、脏腑经络。因此，本病发病与脾关系密切，多因脾虚运化无权、清阳不升，故患者常常伴有倦怠乏力、头晕目眩，或便溏不爽、腹胀纳差等症状。《素问·宣明五气》曰："五脏化液……脾为涎，肾为唾。"故口干舌燥多与脾肾有关。同时，肾者主水，调节人体津液的输布、运行和排泄。故 SS 发病与肺、脾、肾三脏功能失调，导致津液生成不足或输布失常有关。治疗在益气养阴、清热润燥的同时，需注重调理脾肾功能；而外感风寒湿邪，流注肢体关节、肌肉经络者，则需注意宣痹通络。

专家点评

　　总体来讲，干燥综合征因病因复杂、临床表现多样，病情常反复加重，治疗困难，且长期服用激素和免疫抑制剂也会带来严重全身不良反应，给患者生活质量带来严重影响。在我们的综合治疗下，患者眼部及全身症状均减轻，疗效尚可，患者也较满意，是我们接诊的 SS 患者中为数不多获得较好疗效的患者之一。总结本例患者疗效较好的原因，可能跟以下因素有关：①患者属于 SS 中眼部症状相对较轻者，初诊时虽符合干眼诊断，但角膜上皮尚未出现弥漫性缺损，眼表也未见大量污浊碎屑，睑板腺虽然有阻塞，但没有萎缩，属于经过治疗能好转的阻塞性 MGD。②多种综合处理方案从多角度解决患者各种不适，通过睑板腺按摩、热敷联合中药雾化改善了 MGD；通过人工泪液及抗感染滴眼液缓解了干眼症状；通过中药口服调理了患者全身症状。如此，患者无论是眼部症状，还是 SS 导致的全身不适均可得到不同程度缓解。③患者性情急躁，加上年过六旬，天癸已绝，地道不通，更易于阴血亏虚，郁热伤津化燥，正适合用丹栀逍遥散养血调肝，兼清郁热，加用养血滋阴清热之品，使诸脏腑得血以荣、得津以润，则燥热自退、诸症自消。④中医对于燥证治疗多宗"燥者濡之"之旨，如本例患者，通过辨证，治以滋阴清热润燥，兼疏肝解郁，而后加党参助益脾气，既补充津液生化之源，又助津液输布，不仅能缓解患者燥证的诸多表现，也改善了长期困扰患者的便秘、失眠等不适，提高了患者的满意度，增强了其继续治疗的信心。

同时，本例患者也提示我们临证中结合全身情况辨证论治的重要性。在眼病的诊疗过程中，一些患者往往全身症状不多，常需结合五轮辨证或辨病论治或专病专方的诊疗思路处方用药，但常能奏效，有时甚至还能达到意想不到的效果，如在治疗女性更年期或抑郁症，特别是产后抑郁所致干眼过程中，我们应用丹栀逍遥散往往能获得很好的疗效；睑板腺功能障碍患者给予三仁汤或甘露饮也常能奏效；而对于眼底出血类疾病，按分期论治的原则临证处方，获效者也十之六七；至于睑腺炎发作期，常敷以三黄散药粉，肿退脓消者十之八九。如按此思路，根据我们分析的 SS 病机特点和治疗原则，理当从调理肺脾肾入手。本例患者有类风湿性关节炎多年，则应以清热润燥、宣痹通络为主。再者根据 MGD 多为湿热内蕴的病机特点，也似乎可以清热利湿立法，用三仁汤或甘露饮治之。但综合分析患者的证候特点，其主要病机当为阴血亏虚，肝郁化热，故当以逍遥散主之，并获得了不错的治疗效果。因此，在有明确症状可辨证的情况下，我们仍需从整体观念出发，四诊合参，详查病机，不离乎五轮，亦不拘泥于五轮，才能获得正确的辨证结果。

另外，对于润燥之法，《黄帝内经》主张"辛以润之"。《素问·藏气法时论》曰："苦燥，急食辛以润之，开腠理，致津液，通气也。"《素问·至真要大论》言："寒淫于内，治以甘热，佐以苦辛，以咸泻之，以辛润之，以苦坚之。"所谓"辛以润之"即辛润法，是临床上运用辛味药物治疗因津液运行不畅而出现燥证的一种方法。《医门法律》提出："凡治燥病，不深达治燥之旨，但用润剂润燥，虽不重伤，亦误时日，只名粗工，所当戒也。"我们在临证中也常常在养阴清热生津之方中少佐防风、细辛等辛散之品，除取辛润法之思路外，防风、细辛等辛散之品还有升阳发散之功，能鼓动气机，推动气之升腾，以助阴液之输布；再者，辛散之品能开通玄府以解郁，玄府是津液运行的细微通道，玄府闭塞则三焦不通，津液运行失常，用辛散药物使玄府通利，则三焦水道运行如常，津液正常输布。另外辛散之品性多轻清，药效易达头面，少量配伍还具有引经报使之妙。

病例 17　干燥综合征配戴隐形眼镜并发感染

病历摘要

【基本信息】

患者，女，38 岁。以"双眼干涩、异物感 3 年，加重伴发红 1 周"为主诉于 2019 年 9 月 26 日至我科就诊。

现病史：患者 3 年前出现眼干、眼痛、异物感、灼热感等不适，持续在当地医院予滴眼液点眼疗效不佳，后在武汉某医院确诊为干燥综合征，并予口服药物治疗（具体不详）。3 年来，患者眼部以滴眼液为主（具体不详），但眼干、眼痛等不适持续性加重。1 周前无明显诱因先后出现双眼红，伴眼痛、畏光等不适，经亲属介绍，特来我科就诊。发病以来，神志清，精神可，纳眠可，大便干，无明显体重下降。刻下症：双眼红、痛、畏光、异物感、灼热感。

既往史：干燥综合征病史 5 年。

【专科检查】

视力：OD 0.3，OS 0.05；眼压 OD：16.1 mmHg，OS 14 mmHg。双眼结膜充血，眼表污浊，见大量碎屑样分泌物，角膜弥漫性点状上皮缺失，见散在丝状物附着，FL（＋），前房深清，瞳孔圆，直径约 3 mm，对光反射灵敏，MG（－），晶状体透明，眼底视网膜平伏。

【辅助检查】

1. 实验室检查：RF 350 IU/mL。
2. 双眼前节照相见图 17 - 1。

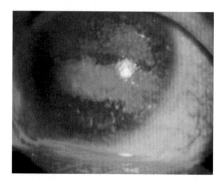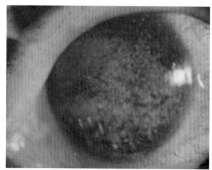

图 17 - 1　双眼前节照相，可见角膜散在丝状物附着

【诊断】

双眼干燥性角结膜炎（白涩症之阴虚燥热证）；丝状角膜炎；干燥综合征（燥证）。

【治疗经过】

患者眼部予结膜囊冲洗；小牛血去蛋白提取物眼用凝胶促进角

膜修复；左氧氟沙星滴眼液、0.1% 氟米龙滴眼液抗感染、预防感染；配戴软性角膜接触镜（soft contact lens，SCL）促进角膜修复及中药雾化熏眼等对症治疗。时值国庆假期，嘱患者节后复诊。10 月 9 日复诊，患者自诉双眼红痛不适明显减轻。专科检查见 SCL 在位，角膜上皮部分修复，仍有大量上皮着染，继续予配戴角膜接触镜，局部用药如前的情况下，加用自体血清疗法；并建议患者至风湿免疫科就诊进一步控制全身炎症反应。2019 年 10 月 15 日复诊，患者双眼红较前有好转，偶有干涩。专科检查显示角膜上皮持续修复，复查 RF：233 IU/mL。患者要求回家，维持现有方案治疗，嘱配戴角膜接触镜有感染风险，若有不适及时复查。

2019 年 11 月 26 日复诊，患者诉治疗后症状持续好转，但 1 周前感冒后出现左眼发红伴眼痛，特来复诊。专科检查：视力：OD 0.7，OS 0.2；眼压：OD 15.1 mmHg，OS 12.5 mmHg。双眼结膜充血，右眼 SCL 在位，角膜上皮基本修复，左眼角膜弥漫性上皮缺损伴浅层基质不规则浸润及水肿，SCL 在位，余无特殊。考虑病毒感染，诊断为左眼单纯疱疹病毒性角膜炎（herpes simplex keratitis，HSK）。由于角膜上皮损伤较严重，局部未予抗病毒药物，仅口服盐酸伐昔洛韦片抗病毒治疗，眼部予立即停戴 SCL 的同时，左氧氟沙星滴眼液及 0.02% 氟米龙滴眼液抗感染、预防感染，自体血清及人工泪液频繁点眼以促进角膜修复，冲刷眼部炎症，中药雾化熏眼以减轻炎症，促进角膜修复。3 天后复诊诉左眼红痛较前好转，角膜上皮缺损及角膜浅层基质不规则浸润较前减轻，水肿基本消退（图 17 - 2，图 17 - 3）。同样因患者人在外地，详细告知治疗方案及注意事项后让患者带药回家继续治疗，嘱不适随诊。

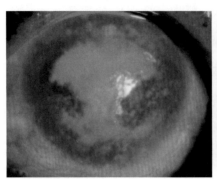 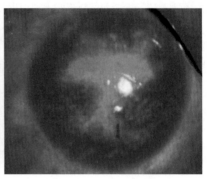

图 17 - 2　眼前节照相　　　　图 17 - 3　眼前节照相
（11 月 26 日）　　　　（11 月 29 日较前好转）

【预后及随访】

患者未再随访，电话随访患者诉仍眼干、刺痛。

病例分析

本例患者在我科就诊前，已确诊为原发性干燥综合征 2 年余，间断性口服免疫抑制剂治疗，病情持续进展。半年前眼干症状加重，并出现畏光、刺痛、异物感等不适，在黄石、武汉等多家医院眼科治疗病情无任何缓解，经介绍来我院就诊。初诊时患者不能睁眼，需戴墨镜并在别人帮助下才能行走并完成相关检查。眼科检查见睑板腺功能尚可，结膜充血，角膜弥漫性上皮缺失伴下方角膜丝状物，角结膜表面见大量碎屑状分泌物，Shimmer I = 0 mm/5 min。此类患者病情较为严重，且刚好就诊时正值国庆假期，当即给予冲洗结膜囊并中药雾化熏眼，配戴角膜接触镜及眼部对症治疗后患者症状稍有减轻，并能睁眼自由行走；2 周后复查患者自觉症状减轻，无眼红、眼痛，角膜上皮病变较前部分修复，加用自体血清滴眼液治疗 1 周后病情稳定，且角膜上皮持续好转，遂继续维持原方案治疗，之后患者持续配戴角膜接触镜。回顾患者前一阶段的治疗，甚为成功，通过配戴角膜接触镜、应用自体血清滴眼液及合理地局部用药帮助患者成功控制住症状。

自体血清富含维持角膜上皮细胞健康的必需成分，其生物力学和生物化学特性与正常泪液相似，在自体血清中有许多泪液中存在的活性因子，包括角膜上皮生长因子、转化生长因子、纤维连接蛋白、维生素 A、成纤维细胞生长因子、胰岛素样生长因子、神经生长因子等；还含有大量氨基酸、肽类、核酸关联物质、糖等，可以改善组织营养，刺激细胞再生，加速组织修复。它可向眼表提供上皮修复所需的基本营养物质，且包含许多抗菌因子，如 IgG、溶菌酶和补体，有抑制细菌的作用。自体血清既可以用于治疗角膜炎，又可以治疗严重的干眼，且不良反应小，可保证稳定性和安全性。因此，对于干眼或 SS 并发的持续难愈的角膜上皮病变，可有效促进上皮愈合，疗效优于普通人工泪液甚至小牛血去蛋白提取物眼用制剂，本例患者在先应用小牛血去蛋白提取物眼用凝胶效果不理想的情况下，改用自体血清滴眼液获得疗效即是证明。但对于自体血清在 SS 中的应用，尤其是处于 SS 活动期的患者，血清中本身含有大量的促炎因子，会不会进一步加重病情仍然存在一些争议，因此我们建议抗核抗体等免疫指标正常的患者可推荐使用，而相关免疫学检测提示有炎症活动的患者需要谨慎。

角膜接触镜在眼科有广泛的用途，对于 SS 伴发的持久难愈的丝状角膜炎及弥漫性点、片状角膜上皮病变也是有效治疗方法之一。丝状角膜炎为角膜上出现胶冻样、卷曲丝状物，一端附着于角膜上皮层，一端游离，可被推动，长度数毫米不等，牢固附着于角膜，常伴有疼痛、畏光、明显的异物感、流泪等角膜强刺激症状，瞬目时异物感、眼痛加重，给患者生活质量带来极大困扰。首先，角膜通过上皮细胞移行、分裂增殖覆盖创面来促进角膜上皮修复，配戴角膜接触镜可以较少眨眼对角膜上皮的摩擦，为角膜上皮的修复提供稳定的增殖面，有利于角膜上皮的修复。其次，治疗性角膜接触镜还可以减少眨眼等对角膜的机械压力，从而减少角膜上皮的坏死和脱落，起到加速角膜上皮愈合的作用。再次，角膜接触镜对眼表还有湿润作用。角膜接触镜的硅水凝胶材质具有较好的吸水性，能够在更大程度上保持眼表湿润状态，对于泪液蒸发过强型的干眼患者来说，角膜接触镜能够有效保持泪膜的稳定性，进而改善眼部清晰度及舒适度。最后，吸水、锁水功能镜片会在泪膜表面形成一层脂质层，减少干眼患者泪液蒸发，从而有利缓解临床症状。另外必须注意的一点是，由于角膜接触镜阻断了角膜表面神经三叉神经末梢的暴露，可以迅速缓解患者眼痛、畏光、流泪等不适。本例患者首次配戴后即能自行活动，刺激症状缓解，尽管不像急性上皮损伤那样立竿见影。临床上，我们常常利用角膜接触镜可以迅速止痛的这一优点治疗角膜上皮剥脱、复发性角膜上皮糜烂等急性角膜上皮损伤性病变。

专家点评

本例患者在我们的综合治疗下病情缓解，角膜上皮持续好转。嘱患者回家后继续配戴角膜接触镜，并将更换时间及注意事项告知患者。但患者因家庭事务耽误了复查时间，远远超出了角膜接触镜的安全期限（有效期3周，患者配戴了6周），恰逢此期间患者不慎感冒，诱发了左眼单纯疱疹病毒性角膜炎。尽管迅速采取了有效治疗措施，但患者左眼仍留下了不规则角膜白斑，给视力造成一定的影响，从某种程度上来说也是一起医源性损伤事件。正是由于我

笔记

们在前期治疗中效果显著，积攒了良好的口碑，所以患者不仅没有投诉我们，还依然心怀感激之情，但仍然是一次值得引起重视的教训。

角膜接触镜虽然对重症干眼及 SS 所致的持续性角膜上皮病变有较好的疗效，但仍然是一把双刃剑。对于随访不方便、认知水平有限的患者来说还是需要谨慎选择，必要时可以签订风险告知书，毕竟任何一位配戴角膜接触镜的患者都有感染的风险。在此之前，我们虽然在口头有告知患者可能的感染风险，让患者做好眼部护理，但不同的患者理解和重视程度不一样，难免会有一些患者不足够重视。记得约 10 年前曾接诊过一位角膜接触镜配戴了 3 年的患者，该患者甚至连自己都忘了曾经戴过角膜接触镜。还有一些患者则风险意识不够，将不能过夜配戴的角膜接触镜戴着过夜睡觉，常常继发感染出现剧烈眼红、眼痛而就诊。同时，由于配戴角膜接触镜减轻了疼痛畏光等刺激症状，即使感染也不容易引起患者重视，如本例患者就是因视物模糊复诊，而不是感染引起的畏光、眼痛、流泪等。患者复查时已经感冒并伴眼红近 1 周时间，幸好是病毒感染，病情发展相对较慢，如果是细菌感染，后果将更为严重。除了做好风险告知，对不方便随访的患者也要建立更为通畅的咨询渠道。

这类患者使用角膜接触镜常常需要数月的时间，才能使角膜上皮完全修复，严重干燥的患者如 SS 相关干眼、器官移植后移植物抗宿主病，甚至要常年配戴，且常常会因为眼表过于干燥而脱离。尽管如此，由于角膜接触镜能很好地缓解患者各种眼部不适，甚至使患者达到完全正常的状态，深受已经接受角膜接触镜治疗过的患者青睐。从患者最后一次复查时双眼角膜上皮病变的严重程度即可以看出其实际疗效。除此之外，角膜接触镜还可用于各类眼表手术

笔记

后止痛，防治睑球粘连，缓解化学烧伤、大疱性角膜病变等所致的激烈疼痛，但严禁用于感染性眼病所致的疼痛。另外，随着巩膜镜临床应用的推广，因其更好的锁水效果，更适宜于此类严重 SS 相关干眼患者。

另外，对于角膜上皮愈合不良的干眼患者，若出现继发病毒感染，治疗要以口服抗病毒药为首选，局部慎用抗病毒药物，因为抗病毒眼用制剂药物本身及其防腐剂成分均可以不同程度加重其对角膜的损伤，使本就不健康的角膜上皮更难以修复。同样，糖皮质激素滴眼液在患者伴有上皮性 HSK 时也需要慎重使用，尽管在 SS 相关干眼治疗中必不可少。本例患者眼部未用任何抗病毒药物，同时将原 0.1% 氟米龙滴眼液调整为 0.02% 氟米龙滴眼液，在口服抗病毒药物治疗 3 天后，症状开始减轻，眼部浸润灶缩小并逐渐好转。

病例 18　继发性 Stevens-Jonson 综合征

📋 病历摘要

【基本信息】

患儿，女，14 岁。以"双眼干涩伴睁眼困难 2 月余"为主诉于 2019 年 12 月 13 日至我科就诊。

现病史：患儿于 2019 年 10 月初，因受凉出现咳嗽，并有一过性意识昏蒙，伴间断发热，体温最高 39 ℃，遂就诊于当地诊室，予以感冒药间断口服，并怀疑为癫痫，给予拉莫三嗪口服，服药后患儿症状无明显好转，4天后家长发现患儿口腔溃疡，于10月9日至某医院就诊，考虑病毒感染，门诊输液治疗1天（具体药物不详）。10月10日患儿前胸出现密集分布红色皮疹，无明显瘙痒，遂至某医院儿科住院治疗，住院期间患儿皮疹逐渐蔓延至后背、颜面及会阴部，且逐渐融合成片，后出现水疱，伴破溃、疼痛、瘙痒，双眼红，眼睑水肿，分泌物增多，且双眼睁眼受限，诊断为药物过敏性皮疹，予头孢硫脒、阿奇霉素、头孢他啶、甲硝唑和氢化可的松等药物静脉滴注，7天后发热、咳嗽等症状缓解，但眼部症状和皮疹无好转，遂于10月16日转入另一医院住院治疗，诊断为中毒性表皮坏死松解型药疹，予甲强龙抗感染、丙种球蛋白输注抑制免疫反应、阿奇霉素抗感染、奥美拉唑保护消化道及盐酸西替利嗪抗过敏等治疗措施，治疗后病情好转，全身皮肤干燥、脱屑，可见较多散在色素沉着斑，口唇结痂脱落（图18-1，图18-2），于11月3日出院。出院后继续口服醋酸泼尼松龙、盐酸西替利嗪等药物，眼部使用妥布霉素地塞米松滴眼液、红霉素眼膏等治疗，患儿双眼症状无明显好转，遂于12月13日至我院中医眼科门诊就诊。发病以来，神志清，精神可，纳眠可，二便无特殊，无明显体重下降。刻下症：全身皮肤潮红，皮疹结痂、刺痒，双眼睑水肿、双眼干涩，伴睁眼困难。

【专科检查】

视力：OD 0.8，OS 0.6；眼压：OD 19.4 mmHg，OS 18.7 mmHg。双眼上睑下垂，上睑下缘在瞳孔上方，上睑倒睫，双眼睑缘血管扩张、凹凸不平，伪膜覆盖睑板腺开口，并见脂样分泌物。双眼泪小点闭锁，结膜充血（＋＋）、水肿，可见散在出血点，角膜大片上皮点染，瞳孔圆，直径约3 mm，对光反射灵敏，MG（－），晶状体透明，眼底视网膜平伏。OSDI评分：62分；BUT：2 s；Shimmer I：

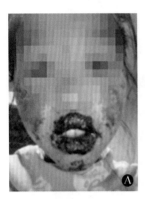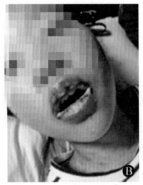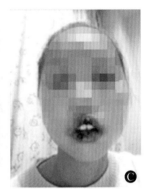

A. 治疗前；B. 治疗中；C. 治疗后。

图 18 - 1　患儿口服拉莫三嗪后出现嘴唇水疱及治疗情况

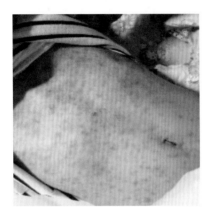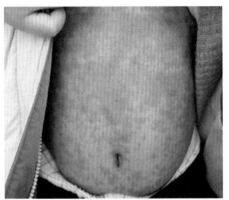

图 18 - 2　患儿口服拉莫三嗪后出现皮疹及治疗后情况

1 mm；FL（＋），评分：12 分。全身皮肤潮红，可见大片结痂，嘴
唇水疱，舌红少苔，脉弦细。

【辅助检查】

面部照片、双眼前节照相、双眼睑板腺红外线成像及泪小点照
相见图 18 - 3 至图 18 - 6。

【诊断】

继发性 Stevens-Johnson 综合征（Stevens-Johnson syndrome，SJS）；
中毒性表皮坏死松解症（toxic epidermal necrolysis，TEN）；拉莫三
嗪中毒反应。

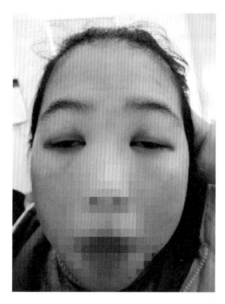

图 18 - 3　面部照片，可见颜面及眼睑皮疹伴双眼上睑下垂

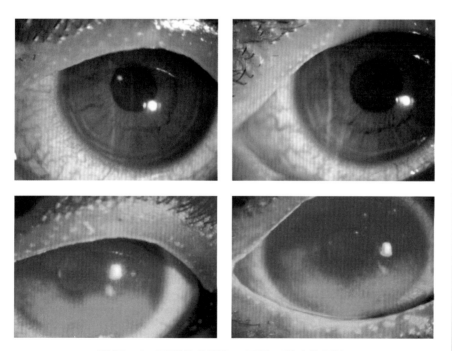

图 18 - 4　双眼前节照相，可见双眼睑缘粗糙，
睑板腺开口阻塞，角膜弥漫性点染

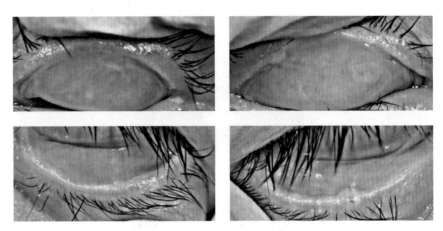

图 18 –5　双眼睑板红外线成像，可见双眼睑板腺腺体完全萎缩

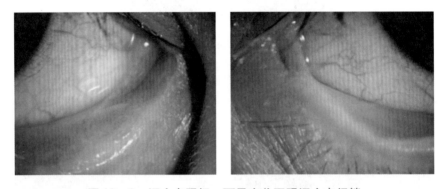

图 18 –6　泪小点照相，可见患儿双眼泪小点闭锁

【治疗经过】

根据患儿病情，眼部予 0.1% 氟米龙抗感染、人工泪液及小牛血去蛋白眼用凝胶缓解眼干、促进角膜修复；并给予睑板腺按摩 + 中药雾化治疗。联合中药口服，方用泻青丸加减，组方如下：龙胆 5 g、栀子 10 g、羌活 10 g、防风 10 g、当归 15 g、川芎 10 g、大黄 6 g、黄芩 10 g、柴胡 10 g、木通 6 g、泽泻 20 g、车前子 20 g、地肤子 20 g、蝉蜕 6 g、忍冬藤 20 g、夏枯草 20 g、天葵子 20 g、青葙子 20 g、密蒙花 20 g、千里光 15 g。7 剂，水煎服，每日 1 剂，分 2 次服用。

笔记

　　1 周后复查患儿眼睑水肿、眼干涩稍有好转，异物感明显减轻，但仍觉睁眼困难，嘴唇水疱较前好转。专科检查：双眼睑板腺口堵塞，伴脂样分泌物，结膜充血，角膜上皮点染减轻（图 18 - 7），泪河窄。继续予眼药水对症治疗，睑板腺按摩 + 中药雾化治疗；中药继续予泻青丸加减，原方去柴胡、黄芩、泽泻、车前子、地肤子，加菊花 15 g、桑叶 20 g、密蒙花 20 g、黄柏 10 g、生地 10 g、炙甘草 10 g。

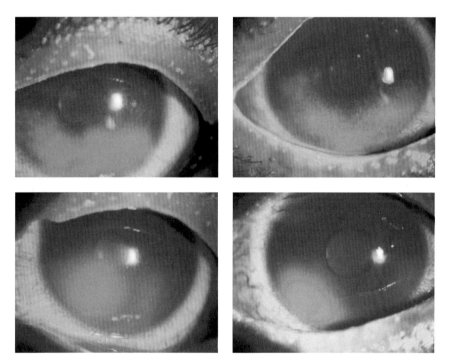

图 18 - 7　治疗后患儿双眼角膜上皮点染减轻

　　直到 2020 年 4 月 3 日方才复诊，患儿诉眼干、眼痒、晨起睁眼困难，伴口苦，二便无特殊。专科检查见双眼睑缘肥厚，睑板腺口堵塞伴脂样分泌物，但较治疗前明显减轻，结膜轻度充血，泪河窄，右眼角膜散在点染，左眼角膜中央偏下方见 3 mm × 3 mm 溃疡灶，伴周边角膜水肿。眼部予左氧氟沙星滴眼液抗感染，人工泪液及小牛血去蛋白提取物眼用凝胶促进角膜修复；继续睑板腺按摩 + 中

笔记

药雾化治疗，中药方用益气聪明汤加减，组方如下：黄芪30 g、党参20 g、升麻12 g、葛根15 g、蔓荆子15 g、白芍10 g、黄柏10 g、黄芩10 g、续断20 g、杜仲12 g、菊花15 g、桑叶20 g、青葙子20 g、密蒙花20 g、蒺藜15 g、钩藤15 g、地肤子20 g、炙甘草5 g。14剂，水煎服，每日1剂。

2周后复诊，患儿诸症减轻，专科检查：双眼上睑下垂基本恢复（图18 - 8），双眼睑缘不平，睑板腺口堵塞伴少量脂样分泌物（图18 - 9），结膜轻度充血，右眼角膜散在点染，左眼角膜溃疡愈合（图18 - 10），浅层云翳形成。继续对症治疗；中药方用原泻青丸加减，在1月20日用方基础上，去蝉蜕、天葵子、黄柏、生地，加黄芩10 g、地肤子15 g、蒺藜15 g、钩藤15 g、夏枯草改为10 g。7剂，水煎服，每日1剂。

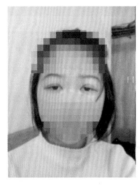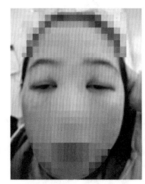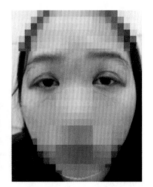

图18 - 8 患儿治疗后上睑下垂恢复正常

【预后及随访】

随访中患儿病情稳定，皮肤嘴唇、眼干、睁眼困难等不适均好转。至2020年12月再次出现左眼角膜继发感染，原病灶处溃疡加深，予上述方法治疗效果欠佳，转角膜病中心行左眼眼睑缝合治疗，3个月后角膜溃疡瘢痕化修复，目前仍在门诊随访治疗，病情稳定。

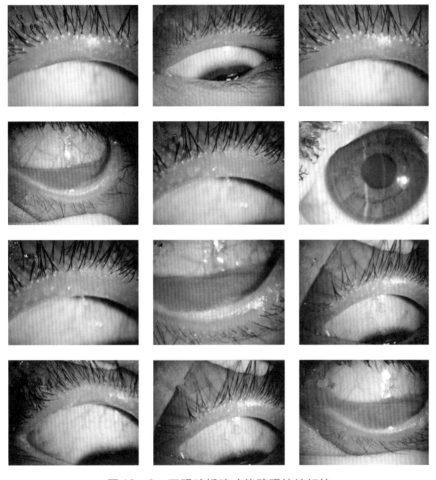

图 18 -9　双眼睑板腺功能障碍持续好转

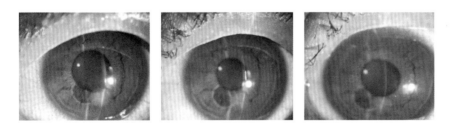

图 18 -10　左眼角膜中央偏下方见溃疡灶，经治疗痊愈

病例分析

中毒性表皮坏死松解症和 Stevens-Johnson 综合征是皮肤药物不良反应中的两个临床实体。它们是罕见的急性水疱性疾病，影响皮肤和黏膜。SJS 的定义是脱皮的皮肤表面积小于体表面积（body surface area，BSA）的 10%，叠加型 SJS/TEN 是指脱皮涉及 10%～30% 的 BSA，而 TEN 是指超过 30% 的体表面积被剥脱。受累严重的病例可对眼球表面和眼睑造成广泛、永久性的损害。这些患者可能会出现严重的眼痛、畏光和视力障碍。本病通常由特定的药物引发，已被证明可引发这些不良反应的药物包括抗癫痫药（AEDs）、非甾体消炎药（NSAIDs）和某些抗生素。AEDs 诱发 SJS/TEN 的报告比值比（ROR）为 8.7（95% $CI = 7.5 \sim 10.2$），约 1/3 的 AEDs（唑尼沙胺、卢非酰胺、硝苯地平、拉莫三嗪、苯妥英、卡马西平、丙戊酸、艾司利卡西平、奥卡西平、氯硝西泮和左旋乙拉西坦）与 SJS/TEN 的风险显著增加有关，其中拉莫三嗪的 ROR 为 53.0（95% $CI = 43.2 \sim 64.9$）。本例患者 IU 口服拉莫三嗪导致皮肤药物不良反应，其眼部及全身出现大面积的皮肤损害（图 18 - 1，图 18 - 2）。

SJS 是一种极为罕见的免疫介导的皮肤和黏膜疾病，每年每百万人中有 0.4～7.0 例，SJS 及其更严重的形式，即 TEN，最初表现为发热性疾病，随后出现不同程度的皮肤和黏膜坏死、脱落。SJS/TEN 在年幼儿童比成人更常见，每年 35.5 例/百万人，而成人为 4.6 例/百万人。SJS 的死亡率约为 5%，而 TEN 的死亡率约为 30%。存活下来的 SJS/TEN 患者有可能发生涉及皮肤、眼睛或黏膜、呼吸系统、肾脏和（或）肝脏的长期并发症。儿童眼球受累的发生率在急性 SJS 中为 6%～93%，急性 TEN 中为 71%～93%。在 SJS/TEN 急性期的眼病患儿中，12%～40% 的患儿可进展为长期的眼病并发症。SJS/TEN 的慢性视力病变主要是由角膜病变引起的，从轻度的干燥性角膜病变到最严重的终末期角膜病变和眼表真皮化，而角膜病变主要是由睑缘和泪腺结膜的角质化导致的。

患有急性 SJS/TEN 的患者通常需要加强内科治疗，很少会去看眼科医师，其中 15%～75% 的患者会出现双侧结膜炎。大多数患者在急性期恢复得快，出院后才到眼科门诊就诊。他们通常主诉红眼病逐渐加重，在这一阶段，全身性疾病得到缓解，皮损基本解决，可能会出现烟熏式的慢性结膜炎，并伴有眼睑皮炎和（或）不规则的睑缘炎，这是 SJS 的亚急性阶段。眼球表面的持续炎症和溃疡，再加上眼睑的卡他性并发症，是多达 35% SJS/TEN 患者的慢性眼病后遗症。慢性期的特点是眼表炎症和溃疡持续时间较长，特别是以睑缘炎为特点，除睑缘炎外，还可引起睑缘和睑板腺的广泛破坏，睑板腺和结膜的挛缩会导致角膜内陷和毛囊炎。这些变化，再加上泪腺功能丧失导致的慢性干眼，造成后期的角膜损伤。长期以来，角膜缘干细胞的破坏是这些患者视力下降的最常见原因，本病终末期的特点是眼球表面干燥、角质化，限制了角膜移植或角膜缘干细胞移植。

SJS/TEN 的管理目标取决于眼病的阶段。急性期的护理主要是围绕着保护被破坏的眼球表面，预防虹膜炎的形成，减少眼球表面的炎症。亚急性期和慢性期的护理以限制持续的炎症、纠正眼睑畸形和视力康复为目的。在亚急性期和慢性期，对管理决策有影响的各种因素有：眼表相对湿润度、中央角膜基质和睑缘的状态、双侧对称程度等。对于终末期眼表真皮化的患者，治疗的目标是使视觉康复。本例患儿通过目前的治疗，泪液分泌功能虽不能恢复，但在中西医结合综合干预下，眼表炎症及睑缘炎、睑板腺功能障碍、角膜上皮持续损伤及感染均已很大程度修复。由于炎症持续减轻，延缓了病情持续进展的同时，也大大改善了患儿的生活质量，体现了中西医结合治疗的优势。

急性 SJS/TEN 患者有严重的双侧结膜炎并伴有眼睑炎，因此，眼睑和眼表卫生是最重要的。治疗方法包括外用和全身性药物及羊膜移植。在亚急性和慢性阶段，眼球表面的干燥程度对治疗有很大的影响。重度干眼的发生是由于泪膜成分异常和眼表广泛性瘢痕（图 18-9），导致泪膜不稳定、角膜干细胞缺失、角膜上皮复发或持久性缺损等。睑板后缘角化，再加上每次眨眼对角膜的反复微创，导致角膜受损、血管化和炎症。慢性结膜角化导致睑缘变形，引起角膜内陷、毛细血管扩张和角膜炎，进一步加剧了对角膜的损害。慢性期 SJS/TEN 的治疗策略是围绕着预防持续的眼表损伤、管理 SJS/TEN 后遗症和使视力康复来进行。

专家点评

本例患儿早期全身出现脱皮坏死，诊断为 TEN，此时以全身治疗为主，眼科方面容易忽略，及至我科就诊，已是 SJS 的慢性期，以上睑下垂、睑缘炎及睑板腺功能障碍、眼表炎症及持续性角膜上皮病变、继发睑球粘连及泪小点闭锁为主要特征。根据患儿既往症状及眼部体征，我们进行了针对性的治疗，总体上获得不错效果。在控制眼表和睑缘炎症及防治继发感染的同时，积极应用人工泪液、治疗性角膜接触镜、自体血清及促进角膜上皮修复药物改善眼表损害，应用物理治法防治睑球粘连，积极应用中药雾化熏蒸及睑板腺按摩，在早期消除患儿眼睑水肿、眼干、畏光等症状方面起到了立竿见影的效果，改善了患儿的生活质量。在此基础上，通过辨证论治施以中药口服帮助改善全身症状和机体免疫反应。纵观整个治疗，仍是从肝论治为主，以泻青丸为底方进行加减。在治疗期间，根据患儿的具体情况辨证施治，充分体现了中医辨证论治的思想和思路。这也提示我们，在面对复杂的疾病时，摒弃干扰因素，按照中医思维进行辨证论治，再配合西医治疗，可以取得事半功倍的效果。

抗癫痫药导致的 SJS 甚至 TEN，临床极为罕见，症状也极为严重，好在患儿通过中西医结合方法，及时保护了眼表的相对健康。在中医治疗方面，我们采用了辨病与辨证相结合的方法，即病程早期，考虑药物引起机体强烈的免疫反应和毒素释放，属于外感热毒，治疗以清热解毒、利湿化浊为主，以五味消毒饮合龙胆泻肝汤为主；随着全身病情逐渐稳定，患儿眼部以睑板腺萎缩和大量炎性渗出为主，在上述治疗的基础上，加重清热利湿药物的应用，以龙胆泻肝汤合甘露消毒丹为主。在眼部应用大量人工泪液保持眼表湿润的同时，应用环孢素滴眼液和糖皮质激素滴眼液抑制局部炎症反应，并结合睑板腺按摩和中药雾化熏蒸及时排泄眼部分泌物，可以理解为中医泄浊之法。即使如此，患儿还是出现了眼表继发感染，在对症治疗无效的情况下，采用眼睑缝合手术治疗，最终患儿角膜溃疡愈合，虽然留下些许角膜斑翳，视力有所下降，但至少保持了大部分角膜的透明性，未出现文献报道的角膜结膜化等严重后果。目前患儿眼表相对健康，除了定期拔倒睫和睑板腺清洁，人工泪液局部点眼即可使患儿维持相对舒适的生活，是中西医结合诊治本病获得良好疗效的典型案例。

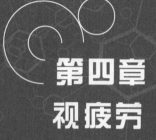

第四章
视疲劳

病例 19   双眼视功能异常伴发视疲劳

病历摘要

【基本信息】

患者，男，23 岁。以"双眼视疲劳，视物模糊伴视近物困难 2 年"为主诉于 2019 年 3 月 11 日首诊于我院。

现病史：患者 2017 年起自觉双眼易疲劳，视近物时显著，无畏光，无溢泪，无视力下降。曾于多地医院就诊，予多种滴眼液治疗，症状未见明显好转。由于患者在部队从事文字工作，持续看近物困难严重影响工作效率，通过网络得知视疲劳为我科特色诊疗项目，遂从青海格尔木地区至我院就诊。发病以来，神志清，精神欠佳，生命体征平稳，二便无特殊。刻下症：双眼易疲劳，视物模糊，视近物时症状显著，同时伴眼痛、眼干等不适，舌淡苔薄白，脉弦数。

既往史：体健，否认食物、药物过敏史。

【专科检查】

视力：OD 0.7，OS 0.5；眼压：OD 17.2 mmHg，OS 15.2 mmHg。双眼睑缘血管扩张，睑板腺开口部分堵塞，伴牙膏样分泌物，泪河窄，结膜充血（－），角膜（－），前房清，周边前房深度 >1/2 CT，瞳孔圆，直径约 3 mm，对光反射灵敏，MG（－），晶状体点状混浊。眼底未见明显异常。BUT：OD 6 s，OS 7 s。

【辅助检查】

主觉验光：OD：+ 5.50/－ 0.50 × 99 = 0.90，OS：+ 3.50/－ 0.50 × 14 = 0.90；PD = 67.5 mm。

主觉验光（散瞳后）：OD：+ 5.50/－ 0.75 × 107 = 0.80，OS：+ 3.75/－ 0.75 × 4 = 0.80。

睑板腺红外线成像见图 19－1。

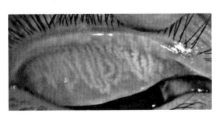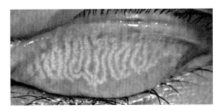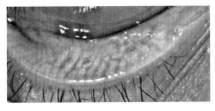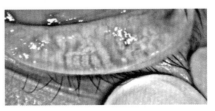

图 19－1 睑板腺红外线成像

【诊断】

双眼视疲劳（肝劳之肝郁气滞证）；双眼视功能异常（辐辏不足伴垂直斜视）；双眼干眼；双眼屈光不正。

【治疗经过】

①双眼予七叶洋地黄双苷滴眼液、玻璃酸钠滴眼液滴眼，配合睑板腺按摩、中药超声雾化熏眼对症治疗；②针刺治疗，选穴以眼周及头面部为主，如睛明、球后、攒竹、四白、太阳、丝竹空、上关、风池、合谷（均为双侧针刺）及百会，其中睛明、球后交替针刺；③检查双眼视功能并按要求进行双眼视功能训练（欧普特集合卡锻炼）；④注意合理用眼、均衡饮食、充足睡眠，保持积极心态，平时可进行眼保健操等穴位按摩。患者按上述方法综合治疗后，眼干、眼痛症状明显好转，但视久仍有疲劳。治疗 1 周后验光结果：OD $+3.25/-0.75\times106=0.80$，OS $+3.75/-0.75\times3=0.80$（右眼视力较一周前下降 2.0 D）。建议继续原方案治疗。患者在持续 10 次针刺、8 次视觉功能训练后，视疲劳症状明显好转。再次主觉验光：OD $+3.00/-0.75\times106=0.90$，OS $+3.25/-0.75\times3=0.90$。遂按此验光数据结合垂直斜视分离结果予重新验配棱镜眼镜。

【预后及随访】

经我科综合治疗后，患者视疲劳症状明显改善。患者配戴棱镜眼镜及相关的视觉训练设备后回原单位上班。1 年来多次电话随访患者，告知近距离用眼时间过长后仍有部分眼疲劳症状，但能坚持日常工作。

病例分析

双眼视功能异常是导致视疲劳的重要原因之一，主要包括以下几个方面：①调节功能异常，主要包括调节不足和调节痉挛，当持续近距离工作或阅读时，很容易引起视疲劳症状。②辐辏功能异常，主要包括辐辏不足或过强、AC/A过高、调节与辐辏联动分离等。特别是集合储备不足且长时间用眼后就会出现眼胀、眼痛或眼部不适等一系列视疲劳症状。③眼位或眼肌异常，如内隐斜、外隐斜，尤其是外隐斜患者在看近时更容易出现视疲劳症状。④屈光不正，如未矫正或未准确矫正，尤其是高度远视或散光患者，为看清楚物体，过度或不当使用其调节和辐辏，容易出现视疲劳症状。⑤高度屈光参差，由于这些患者的双眼视网膜成像倍率不等，其双眼融像功能受到影响，因此容易产生视疲劳症状。

本例患者视疲劳症状主要是辐辏不足伴双眼垂直斜视所致。患者就诊时自诉近2年来，视近物模糊越来越严重，并伴有双眼视物重影现象。由于工作中要经常处理一些文字工作，近来即使看5分钟电脑亦不能坚持工作，给患者的工作生活带来极大的困扰，加之患者在西北边境部队工作，医疗条件差，特慕名来我院就诊。在对患者进行一般的医学验光及眼位等检测后，发现其验光验配并未有明显误差，故高度怀疑患者双眼视功能异常，遂嘱患者预约双眼视门诊进一步检查，发现患者确有双眼视功能异常。因此，我们一定要掌握导致视疲劳的常见原因，并尽可能发现导致患者视疲劳的具体原因，这对疾病治疗具有重要指导意义。

双眼视功能异常患者除了进行针对性的双眼视功能训练外，对症治疗也是快速缓解视疲劳的重要方法。对症治疗最主要的方法有改善虹膜睫状体调节功能的七叶洋地黄双苷滴眼液、缓解眼干眼痛等不适症状的各种人工泪液点眼，以及多种中医药外治法，如中药外敷、穴位按摩、中药雾化、针刺及艾灸等。针刺和穴位按摩是治疗视疲劳的常用方法，大量文献报道针刺对集合不足、调节痉挛、更年期综合征、视屏终端综合征等多种视疲劳均有较好的疗效。选穴以眼周及头面部穴位为主，如睛明、攒竹、鱼腰、丝竹空、瞳子髎、承泣、四白、太阳、风池、百会等，以达到疏风通络镇痉、行气活血止痛的功效。中药穴位敷贴与中药雾化也是治疗视疲劳的有效方法。一般而言，以灼热刺痛为主的患者可给予冷敷眼贴以清热解毒、利水消肿，而以眼干眼痛为主的患者可给予热敷眼贴以通经活血、行气止痛。中药雾化也可以根据患者的不同症状，选择不同中药配方治疗，真正达到个性化治疗的目的。我们之前的研究表明，中药敷贴联合穴位按摩可以缓解儿童、青少年持续近距离用眼视疲劳患者的症状，改善调节功能，特别是调节灵活度和调节滞后，初步证实了中药敷贴与穴位按摩的疗效及机制。此外，还可以应用雷火灸、核桃灸等方法缓解视疲劳。

本例患者主要采用了针刺联合中药雾化熏蒸的对症治疗方法，并获得了较好的疗效。文献报道，针刺治疗伴有外隐斜视的集合不足性视疲劳有较好疗效，可以近移集合近点，扩大融合辐辏范围，改善视物疲劳、视物模糊等眼部症状。而中药雾化可以将药物雾化为小分子，使药物更容易透过血-房水屏障，起到改善角结膜炎性反应、维持泪膜稳定性作用，同时药物持续在眼周环绕，促进局部血管扩张，加速药物吸收。患者在首次针刺并配合中药雾化治疗后自觉症状减轻，持续治疗1周后眼睛疲劳明显缓解，能用电脑处理文字工作半小时，但仍会出现双眼视物重影现象。除了中医治疗，患者同时也按要求进行双眼视功能训练。在连续针刺、中药雾化及

笔记

双眼视功能训练治疗 2 周后患者症状基本消退，考虑后续就诊困难，予配戴棱镜眼镜及相关的视觉训练设备后，患者回原单位上班，1 年来电话随访患者虽有部分眼疲劳症状，但能坚持工作。

专家点评

　　由眼外肌功能异常造成的视疲劳称为肌性视疲劳，具体包括隐斜性视疲劳、集合功能不足性视疲劳、间歇斜视性视疲劳和眼球震颤性视疲劳等。临床上以隐斜性视疲劳和集合功能不足性视疲劳最常见，大多数肌性视疲劳患者隐斜、集合功能不足常常兼而有之。人眼的肌肉与躯体的肌肉相似，长时间收缩会产生疲劳、麻木、酸胀、紧张等不适。轻度的肌性视疲劳主要可以通过药物或功能训练治疗，对比较严重而顽固的病例则采用配戴棱镜眼镜治疗，但棱镜眼镜配戴适应性差，虽然可以缓解视疲劳症状，但也可能出现融合性更差、看远复视的情况，故青壮年外隐斜患者不宜采用。因此，对于顽固的视疲劳，尤其是隐斜、集合功能不足同时存在的视疲劳，尚无特效治疗方法。本例患者由于不能在本地长期接受视功能训练治疗，故我们采用双眼视功能训练联合配戴棱镜眼镜看近的治疗方法，让患者看近物时配戴棱镜眼镜，看远物则继续配戴原来的眼镜，相对完美地解决了患者最为困扰的复视问题。

　　但同时我们也要看到，仅配戴棱镜眼镜配合双眼视功能训练的手段，并不能帮助患者迅速缓解临床症状，于是一些中医外治法的优势就体现出来。根据我们的经验，大部分患者在中药雾化或中药敷贴联合针刺或穴位按摩治疗后，临床症状可以很快缓解。在初步缓解患者临床症状的情况下，可以根据患者的实际情况，灵活制定合理的治疗方案。总之，在视疲劳防治方面，中医外治法具有操作

129

简单、学习曲线短、易于掌握、疗效及时等诸多优点，较内治法有更为广泛的应用前景。除了这些对症或针对病因的治疗措施外，健康宣教及一些日常保健方法同样必不可少，如合理饮食、充足睡眠、保持积极心态、做眼保健操等，特别是健康的用眼环境对于视疲劳防治尤为重要。正如《素问·上古天真论》所言："知其道者……饮食有节，起居有常，不妄作劳……志闲而少欲，心安而不惧，形劳而不倦，气从以顺。"只有这样，才能真正达到"精神内守，病安从来"。

本例患者是我科与双眼视门诊合作诊治的较为典型的双眼视功能异常导致视疲劳病例。大部分视疲劳并不能简单归属于某一种病因，往往是多种原因综合作用的结果。如本例患者既有高度远视伴散光，又被经常需要使用电子屏幕终端的工作环境因素影响，还有垂直斜视、集合不足等双眼视功能问题。因此，对本病进行治疗自然需要全面解除相关的诱因，如准确验光与配镜、合理的双眼视功能训练等都需要经验丰富的视光学专科医师来处理并指导。正是由于视疲劳病因的复杂性，在临床处理中，一定要各科室相互协作，才能更好地解决患者的实际问题，更好地服务患者。

病例 20　紧迫性神经疼痛伴视疲劳

病历摘要

【基本信息】

患者，女，54岁。以"双眼痛伴头痛半年，加重半个月"为主诉于 2019 年 10 月 24 日就诊于我科。

现病史：2019 年 4 月患者因左眼视网膜裂孔行左眼激光光凝术（具体不详），术后不久配戴眼镜时即出现视物模糊，双眼易疲劳，眼痛伴头皮发紧、沉重感，头痛，头晕。不戴眼镜时症状减轻，视近物症状较重，专注看某一物体或手机 2 分钟即自觉视物模糊，继而出现眼痛、头痛头晕、头皮发紧、沉重感等症状，无法工作。患者曾多次在当地医院就诊，予滴眼液、针刺等治疗，针刺治疗后上述症状虽然能缓解一段时间，但发作频率逐渐增高，程度逐渐加重。近半个月以来，视物模糊、眼痛伴头痛症状持续加重，经亲戚介绍来我科就诊。发病以来，神志清，精神可，睡眠不佳，情绪低落，二便无特殊。刻下症：双眼视物模糊，视物数分钟即引起眼痛头痛，戴老视矫正眼镜时视近物模糊稍有好转，前额胀痛、头痛伴头皮紧张感无好转，自述像戴一顶帽子捆压住一样，双侧太阳穴周围疼痛，舌红苔薄黄，脉弦细。

既往史：体健，否认食物、药物过敏史。

【专科检查】

视力：OU 0.1，OD $-7.75/-1.00 \times 80 = 4.90$，OS $-7.75/-1.00 \times 130 = 5.00$；ADD：$+1.50$。眼压：OD 12.1 mmHg，OS 10.0 mmHg。双眼眶缘及太阳穴处压痛（+），结膜无充血，角膜透明，前房深清，瞳孔圆，直径约 3 mm，对光反射存在，晶状体轻度混浊。双眼底轻度豹纹状改变，视盘界清、色淡红，黄斑中心凹反光未见；左眼颞上方周边部视网膜可见大量陈旧性激光斑，裂孔闭合。

【辅助检查】

眼底照相、黄斑区 OCT 均未见明显异常，头颅 MRI 未见异常。

【诊断】

双眼视疲劳（肝劳之肝郁气滞、脉络瘀阻证）；双眼病理性近视；双眼干眼；左眼视网膜裂孔激光光凝术后。

【治疗经过】

患者至我科就诊时主要表现为双眼注视困难，予验光、老视矫正及双眼视功能检查，结果提示调节功能低于同龄正常值，建议重新配镜。配镜后患者自觉注视困难症状稍缓解，但仍然伴有上述眼痛头痛不适。眼部予七叶洋地黄双苷滴眼液抗疲劳的同时，予针刺眼周睛明、攒竹、丝竹空、鱼腰、太阳、四白、头维、百会等穴位，结合中药雾化治疗，患者自觉症状明显缓解。同时建议患者调畅情志，注意饮食，正常作息，若症状反复及时复查。1周后患者复诊自诉症状明显缓解，门诊继续予中药雾化配合针刺治疗巩固疗效。

【预后及随访】

半年后患者复查，自诉在我科治疗后症状缓解，但2个月后眼痛头痛不适症状再次复发，因人在外地至我院就诊不便，继续在当地医院针灸科针刺治疗，配合艾灸治疗，但症状持续加重，受疫情影响，遂于2020年3月2日网络复诊，自述所有症状均较之前进一步加重，每天睡眠仅1小时，由于视近物眼痛头痛，连吃饭看着碗也疼痛难忍，只能闭眼吃饭，严重影响生活，情绪亦逐渐变差，面容憔悴，甚至仅短短数月未见已经满头白发（图20-1）。遂建议至神经内科进一步检查，眼部维持原治疗方案，同时予中药益气升阳、疏肝理气、活血通络，方用益气聪明汤合补阳还五汤加减，组方如下：生黄芪30 g、党参20 g、白芍20 g、黄柏9 g、升麻12 g、葛根15 g、生甘草3 g、川芎10 g、赤芍15 g、当归尾6 g、地龙6 g、桃仁 10 g、红花 10 g、柴胡 12 g、防风 6 g、白芷 6 g、细辛 3 g、枳壳 10 g。7 剂，水煎服，每日 1 剂，分 2 次服用。

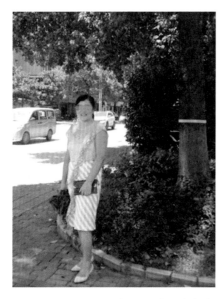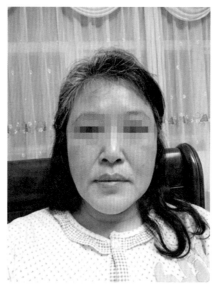

图 20 - 1　患者发病前后半年变化，可见头发明显变白，面容憔悴

　　2 周后患者反馈在当地医院神经内科住院 1 周，进行相关检查均未见明显异常，考虑紧迫性神经疼痛。当地医师建议停用原先所有药物，后予营养神经、扩血管等药物治疗，症状无明显缓解。出院后患者服用我们的中药处方 1 周，自觉睡眠有所改善，仍头痛，以头顶紧迫感和太阳穴下方疼痛为主，但症状减轻 70%，看近物能持续 10 多分钟。继续维持原方治疗 1 周，患者反馈症状间断性发作，间隔 2 天就复发，复发后症状持续 1 天，未发作时无任何症状，发作时仍自觉头顶压迫感，如有石头压住头顶，眼部麻木感、眼痛明显，但睡眠明显改善，继续维持原方治疗 2 周，并嘱其揿针放血，以百会穴为主。1 个月后患者再次复诊，诉头痛基本消失，仍有眼痛，但较前明显减轻，予原方合丹栀逍遥散加减治疗，症状基本消退。

病例分析

　　视疲劳是由于各种病因使得人眼视物时超过其视觉功能所能承载的负荷，导致用眼后出现视觉障碍、眼部不适或伴有全身症状等以致不能正常进行视作业的一组综合征。视疲劳并非独立的眼病，而是以患者主观症状为主，眼或全身因素与精神心理因素相互交织形成的一组综合征，属于心身医学范畴。流行病学研究结果显示，在我国约23%的学龄儿童、64%~90%的电脑使用者及71.3%的干眼患者均有不同程度的视疲劳症状，大学生视疲劳的患病率是57%。在美国，90%人群每天使用VDT时间>2小时，65%人群伴有不同程度的VDT视疲劳，30岁以下女性伴有肩颈部症状者达41%。因此视疲劳是眼科门诊极其常见的临床综合征。视疲劳的临床表现主要包括视觉障碍、眼部不适及全身症状三大部分。视觉障碍主要有视近模糊、不耐久视、视物重影和看书跳行等；眼部不适包括眼胀、眼痛、眼干、流泪、眼异物感及眼眶疼痛；全身症状更为复杂，主要表现为易疲劳、头痛、头晕和记忆力减退，严重时甚至恶心、呕吐，并出现焦虑、烦躁及其他神经官能症的症状。本例患者眼部及全身症状均较为突出，符合视疲劳的诊断。同时，患者在我院就诊前，已经有数月病史及针对性治疗，但仍然不能缓解症状，严重影响患者的生活质量。临床上，我们也常遇见一些重症视疲劳患者无法工作的情况，故视疲劳亦应引起重视。

　　确定视疲劳的原因对于视疲劳的治疗极为重要，目前认为视疲劳的主要原因包括眼部因素、环境因素、精神心理和全身因素。眼部因素主要包括高度屈光不正及屈光参差、调节功能异常、双眼视功能异常、老视、屈光术后、验配不当，以及一些眼部疾病如干眼、上睑下垂等；环境因素是导致视疲劳的主要原因，最典型的就是视频终端综合征，其他还有照明不足、对比度下降、照明过强致眩光和光辐射、姿势不端正等；而精神压力大、神经衰弱或有神经官能症及强迫症、抑郁症等精神心理类疾病都可以出现视疲劳；另外，月经期、更年期等特殊时期也可能出现视疲劳。需要注意的是，视疲劳往往是多种因素共同作用的结果，因此详细地询问病史，特别是与环境和全身疾病、精神心理有关的病史采集，行常规眼科检查如裂隙灯显微镜、眼压、医学验光及原镜度数、干眼、双眼视功能、眼位与眼肌检查等专项检查必不可少，必要时需行头颅影像学检查以排除一些器质性病变。

　　本例患者为中年女性，有高度近视并出现老视症状，但在配戴老视眼镜后出现明显眼部不适，虽不戴眼镜症状可以缓解，但看近物不能持久。除了这些典型的视觉症状外，患者还出现了头皮（额部）发紧、头痛头晕等全身症状，早期是在看近物后出现，后期在不看近物的情况下同样出现，因为上述不适睡眠质量极差，头发迅速变白，已经属于视疲劳重症患者。患者经医学验光，双眼视功能，眼位、眼肌检查及原镜片的检测均未发现明显异常。且患者极为健谈，追问病史可以排除一些精神心理类疾病。因此，考虑本例患者随着年龄增长，调节功能逐渐下降，看远、看近难以协调，故而出现相应的临床症状。虽然神经血管相关的影像学检查均未见明显异常，但中药、针刺可以明显缓解眼部症状，说明全身血管神经性疾病是病情加重的最主要原因。不过，针刺眶上神经痛等疾病导致的视疲劳主要以眼周穴位为主，尤其是睛明穴需要针刺入眶内，非眼科针灸医师对眼部解剖不熟悉，一般不会应用，故患者在当地医院针刺难以获得较好疗效。

　　视疲劳属于中医学"肝劳"范畴，唐朝孙思邈之《备急千金

笔记

要方》载："读书、博弈过度而伤目者，谓肝劳"，是关于本病的最早记载。《医学入门·杂病分类·眼》谓："读书针刺过度而（目）痛者，名曰肝劳。"均说明过用目力是视疲劳的重要原因。《审视瑶函·内外二障论》曰："盖心藏乎神，运光于目……凡此皆以目不转睛而视，又必留心内营……心火一动，则眼珠隐隐作痛。"说明过用目力，暗耗心血，目络失养而致不耐久视，或血虚失养，不荣则痛，而见目眶疼痛，甚则头痛头晕。因此，久视伤血、目络失养是本病的重要病理机制。此外，劳瞻竭视，肝肾精血亏耗，精血不足，筋失所养，调节失司，不能近距离久视，发为本病也是重要的病理机制。大量文献报道，中医药疗法对本病有很好的疗效，尤其是针刺疗法、中药雾化或敷贴可以获得较好的疗效。另外，揿针因其便利性成为近年来值得关注的新微针刺疗法。本例患者在通过我们中医药综合治疗后症状明显缓解，不得不说中医药在缓解视疲劳症状方面具有独特优势。

专家点评

近年来，我科运用中医药疗法治疗视疲劳逐渐成为科室的特色诊疗项目。除积极寻找病因并进行针对性治疗外，我们应用多种中医疗法帮助患者缓解症状，取得了很好的疗效。目前我们常用的外治法有中药雾化熏眼、中药敷贴、针刺、耳穴、揿针、核桃灸等。但正确开展并综合应用这些方法则需要考虑患者的病情、适应性甚至地域环境采用针对性治疗手段。本例患者一方面有较强烈的针刺治疗要求，但又是外地患者，显然不适合用常规方法按针刺疗程治疗；另一方面患者已经在当地医院针刺治疗了很长时间，是在没有明显效果的情况下转到我科治疗。为此，我们分析患者前期针刺疗效不佳的原因，可能跟当地主治医师是非眼科专科医师，对眼周穴位不熟悉而主要采用了全身穴位针刺，或者眼周穴位虽然有针刺，但针刺未能"得气"从而达不到针刺效果有关。基于此，我们采用了针刺联合揿针治疗的综合针刺疗法，即在针刺1次的基础上再行揿针治疗。这种方法的好处是针刺相对揿针有更好的刺激强度，而揿针虽然刺激强度弱，但患者可以带回不定时按压，从而能够持续性刺激穴位，达到退而求其次的效果，特别适合外地患者。同时结合我科特色，用自行配制的中药雾化方，将雾化与针刺相结合，患者治疗后即自觉症状明显好转，巩固治疗1周后，患者症状完全消失。

本例患者除了眼调节功能下降，无法注视而出现上述症状之外，全身因素也不可忽略。患者先是眼部症状诱发全身不适，继而长期存在的全身症状导致患者眼部症状进一步加重并形成恶性循环，尤其是睡眠质量严重下降，进一步加重眼疲劳，严重影响患者生活质量。患者症状持续加重的原因除了睡眠质量差以外，神经、血管因素也具有重要作用。常见的神经内科疾病如本例之紧迫性神经疼痛，其他如神经血管性头痛、三叉神经痛、偏头痛等疾病都可以导致严重的视疲劳症状。这些疾病或通过神经系统与眼部疾病相关联，如三叉神经痛可以眶上神经痛为主要表现，或通过血管系统与眼部疾病相关联，如神经血管性头痛、偏头痛导致的眼痛，无疑这些疾病都与视疲劳相关联。因此，视疲劳病因复杂，诊疗过程中需要仔细分析能导致视疲劳的各类因素，必要时请相关科室会诊，协同诊治。对于治疗方法，中医药在处理此类功能性眼病方面具有独到优势。

患者首诊之所以能够获得快速疗效，是因为除针刺、中药雾化本身的治疗效果外，患者的心理暗示效应也不可忽视。由于视疲劳是一种身心疾病，心理暗示疗法本身就是重要的治疗手段，合理应用往往能达到事半功倍的效果，这在视疲劳的治疗，尤其是伴有精神心理类疾病的视疲劳治疗中尤为重要。由于患者本身是慕名而来，在来治疗前，原来的主治医师已经将我们的经验和特色告知一番，患者自然是抱着较高的期望值来就诊。在初次治疗即见到疗效后，患者必然更加信服我们的治疗方法和经验，也更加配合我们的治疗。我们也常常体会到：同样的疾病，同样的治疗药物，经验更为丰富的"老中医"往往能获得更好的疗效，仔细分析其中缘由，这与经验丰富的"老中医"更加注重与患者的交流、互动，给予患者更多的情感关怀不无关系。这也是对中医学"情志致病"学术思想和"以情胜情"疗法的最好诠释。这也能解释患者为何在症状明显缓解的情况下，依然出现病情复发。因此，临床上，我们针对特定患者应用心理暗示疗法往往获得事半功倍的效果。

病例 21　激光周边虹膜切除术后视疲劳（神经性眼痛）

🗒 病历摘要

【基本信息】

患者，女，62 岁。以"要求双眼健康体检"为主诉于 2014 年 8 月 6 日至我科就诊。

现病史：患者于 2014 年 7 月在我院眼科常规体检，UBM 显示浅前房，诊断为双眼浅前房、双眼白内障，于 2014 年 7 月 24 日行双眼激光周边虹膜切除术（laser peripheral iridotomy，LPI）治疗，术后常规处理，眼压无升高。术后 4 天患者出现双眼不适，尤其以双眼畏光、睁眼困难为主。患者抱怨不能看电视、打麻将，生活质量下降明显，并认定是激光损伤导致。首诊医师对症予人工泪液治疗，患者自觉症状无改善，甚至出现固定眼周痛，因医师建议行针灸、中药治疗，于 8 月 6 日转入我科。发病以来，神志清，精神欠佳，生命体征平稳，二便无特殊。刻下症：双眼畏光刺痛，眼胀，眼周痛伴头闷痛，情绪焦虑急躁，舌红苔薄黄，脉弦细。

既往史：体健，否认食物、药物过敏史。

【专科检查】

视力：OD 1.0，OS 1.0；主觉验光：OD ＋0.75 ＝ 1.00，OS ＋0.75／ －0.75 × 10 ＝ 1.00；ADD：＋1.75。眼压：OD 13.1 mmHg，OS 11.6 mmHg。双眼结膜无充血，角膜透明，双眼周边虹膜上方可见周切口，前房浅，瞳孔圆，直径约 3 mm，对光反射存在，晶状体轻度混浊。眼底未见明显异常。BUT：OD 8 s，OS 6 s。

【辅助检查】

UBM 提示双眼周边浅前房；眼底照相、OCT 等均无异常。

【诊断】

双眼神经性眼痛；双眼视疲劳（肝劳之肝郁气滞证）。

【治疗经过】

患者至我科初诊时情绪较为激动，我们在继续向患者解释激光一般不会导致眼部不适的同时予人工泪液、中药眼贴敷对症治疗，1 周后患者自觉症状明显缓解并对此表示感激。但 8 月 22 日（初诊后半个月）患者复诊抱怨再次出现双眼眼痛畏光并加重，看电视数分钟即眼部不适、睁眼困难，并投诉医师激光治疗导致其出现眼部

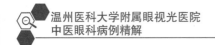

不适，生活质量下降，甚至有生不如死的挫败感，情绪更为急躁，在按照上述治疗方法对症处理的同时，在征得患者同意的情况下针刺治疗1次，同时建议家属带患者至精神科就诊。4天后患者复查，精神科会诊考虑焦虑症，予口服药物及心理治疗，患者自觉针刺治疗后眼痛畏光症状减轻，并要求继续针刺治疗。我科继续予中药贴敷、针刺、人工泪液局部滴眼的综合疗法治疗2周，至9月中旬，患者病情有所好转，但仍诉不能看电视、打麻将，持续投诉首诊医师。之后患者外出旅游1个月，我们鼓励患者保持精神放松，适当开始棋牌等娱乐活动，眼睛不适时停止即可。10月21日复诊时患者病情已有所缓解，看电视能持续半小时，但仍不满意，治疗上继续中药眼贴敷眼、针刺治疗（由原每日1次改为1周3次）及口服药物和心理抗焦虑治疗，2个月后患者睁眼困难症状逐渐减轻，从打麻将半小时到2小时，但畏光症状仍较明显，不敢看手机、电视等电子产品。之后患者间断性治疗，2015年6月，患者复诊自诉双眼不适感明显减轻，每天能打麻将2个小时，间断性看电视剧1~2集。眼科检查无明显阳性体征，建议停用抗焦虑药物治疗。

【预后及随访】

随访2年，患者双眼畏光、睁眼困难、眼痛等症状持续好转，但仍然无法恢复到之前正常的生活状态，交谈中患者眼神中透出些许无奈和默认。

病例分析

LPI是预防和治疗早期原发性闭角型青光眼的一种有效方法，由于操作简单，对眼内组织损伤小，并发症少，目前应用广泛。LPI除了治疗过程中会引起前房积血、暂时性眼压升高之外，极少有文献报道其他并发症。但近几年我们发现，确有部分患者治疗之后会跟此患者一样抱怨有畏光现象。畏光是神经和眼科疾病中常见的症状，有学者使用术语"光源性眼痛"来描述正常情况下不应该引起疼痛的光源引起的眼睛疼痛或不适。头部和眼睛疼痛主要由三叉神经和体感皮层的通路介导。近年来，在视网膜中新发现了一种含黑色素的感光细胞，称为内在光敏感视网膜神经节细胞（ipRGCs）。与视锥、视杆细胞不同，ipRGCs以非成像方式感知光源，对光的亮度敏感，在畏光的病理机制中具有重要作用。这也可以帮助我们解释临床上很多难以解释的畏光现象。畏光原因复杂，除了眼科疾病如干眼、角膜炎、虹膜炎可引起畏光外，神经系统疾病如原发性头痛、眼睑痉挛，精神心理疾病如抑郁症、焦虑症、恐惧症也是畏光的常见原因。本例患者可能跟医师操作不当、治疗时间过长引起的光损伤或激光对焦不准直接造成角膜损伤有关；也可能是暂未被诊断的焦虑症所致，而激光治疗仅仅是诱因。但实际上这样的解释也难免牵强，很难用现有的理论体系来解释症状出现的具体原因，心理暗示可能是患者病情加重的一个重要原因，但患者在此之前，除了性格较为急躁之外，无任何精神心理类疾病，且生活无忧无虑，性情开朗，属于心直口快的一类人。

畏光在中医学又称"羞明"，见于傅仁宇所撰《审视瑶函》："此症谓目于明亮之处，而痛涩畏避不能开也。凡病目者，十之七八，皆有此患。"对于其病机又云："病原在心、肝、脾三经，总而言之，不过一火燥血热，病在阳分，是以见明亮而泪涩痛也，盖己之精光既弱，则阳光不能敌矣。是以阴黑之所则清爽。"并进一步指出："盖怕热乃有余之病，羞明乃不足之症。若目不赤痛而畏明者，乃血分不足，胆汁少而络弱。故不能运精华，以敌阳光也。"因此，怕日羞明症实则为外感风邪，营卫失调，卫阳被遏，或火热

141

内盛之证；虚则为阴血不足、目失所养之候，或为血虚风邪乘虚内浸之虚实夹杂证。我们认为，虚证之羞明难睁还与脾虚气弱，清阳之气不得升发于目有关。故治疗可选用疏风透邪之轻剂如桂枝汤、桑菊饮，或清肝泻火之龙胆泻肝汤；补血养血或兼清热之当归补血汤、丹栀逍遥散；用补气升阳之补中益气汤、益气聪明汤加减。诸法均可加祛风清肝明目药物，如菊花、决明子、青葙子、密蒙花等以增强疗效。

本例患者在治疗方面，除了局部使用缓解眼干、眼疲劳药物之外，重点是应用了中药敷贴和针刺疗法，同时以丹栀逍遥散养血调肝、兼清郁热为主方，或加用益气升阳之品，或配合祛风清肝之品，随症加减。针刺、中药敷贴治疗视疲劳的疗效已如前述。针刺主要取穴睛明、攒竹、丝竹空、承泣、四白、太阳、风池、百会等，以达到疏风通络镇痉、行气活血止痛的功效；中药敷贴全方由丹参、当归、决明子、菊花、冰片、薄荷、白芷等药物组成，具有清肝明目、活血止痛的功效。现代药理研究表明，冰片可增加药物眼内吸收，丹参、当归能改善局部循环，菊花、决明子为常用清肝明目药物，含有大量维生素及微量元素，可以有效缓解患者的视疲劳症状。在我们的帮助下，患者症状逐渐缓解，患者也一直感谢我们帮她解除了痛苦，尤其是首次应用中药眼敷贴之后效果良好，更增加了医患之间的信任。

通过治疗，患者的症状最终获得了缓解，但她在2年之后的随访发现患者虽然畏光症状明显缓解，但并没有完全恢复到之前的正常生活状态，而且患者的性情也经历了一个由开朗活泼到烦躁易怒再到郁郁寡欢的过程。一次激光治疗直接或间接给患者带来了极大的痛苦，给患者的生活质量造成了严重影响。不得不说，这对医者是一次深刻的教训。

专家点评

　　本例患者是因为我院声誉度好，慕名前来体检，在没有任何眼部不适的情况下，因为浅前房行预防性 LPI 后出现一系列并发症并导致医疗投诉，造成了较大的医疗资源和人力物力浪费。患者激光术后出现的主要症状是对光较为敏感，从而导致患者不能看电视、打麻将，二者恰恰是患者每天必不可少的娱乐活动，也可以说是患者的主要"工作"，患者甚至发出"一天不能打牌，又不能看电视，那活着还有什么意思，还不如死了算了"的言论，可见眼部不适症状确实给患者的生活带来了极大的困扰。也正因为如此，患者才对首诊医师进行无休止的投诉。这个病例提醒我们，在进行有创检查和治疗前，一定要跟患者及其家属进行有效沟通，让患者及其家属明白治疗的利与弊。这种情况在眼科也较为常见，如患者因飞蚊症就诊，但医师在未与患者良好沟通的情况下，给患者做了白内障手术，结果术后飞蚊症不能减轻甚至加重，必然招致患者的投诉。这一点一定要引起医师，尤其是年轻医师的重视，当我们的治疗针对的疾病与患者主诉的疾病不一致时，哪怕是相对更为重要、更需要治疗的疾病，也需要跟患者做好沟通，以避免不必要的医疗投诉。

　　对于本例患者的诊断也值得仔细辨析，之前此例患者主要诊断确定为视疲劳、干眼待查。①干眼、视疲劳都可以出现畏光、眼痛、异物感、灼热感等眼部不适，严重者甚至出现头晕头痛等全身症状。此患者的主要临床表现与干眼、视疲劳的诊断均符合。②后期患者出现明显的情绪异常，主要表现为烦躁易怒、惊悸不宁、坐卧不安

143

等，并在精神科进一步诊断为焦虑症。实际上，视疲劳和干眼患者均可以出现焦虑、抑郁等情绪异常。③虽然多次 BUT、Shimmer Ⅰ检测结果均达不到现有的干眼诊断标准，但干眼本身也存在症状与体征分离的现象，常有一些患者症状重而体征不显，另一些患者体征很重反而没什么自觉症状。④流行病学调查显示约 71.3% 的干眼患者伴有视疲劳，视疲劳患者常常抱怨有眼干表现。所以，在实际临床工作中，由于两者存在诸多共性，我们很难去确定患者的主要临床诊断。因此，基于患者与干眼相关的客观指标尚不满足干眼的诊断标准，故我们将本例患者诊断为视疲劳。但根据 2017 年国际泪膜与眼表协会发布的 DEWS Ⅱ相关指南及鉴别诊断，结合本例患者的临床症状、眼部体征及 BUT、Shimmer Ⅰ等检查结果，本例患者诊断为神经性眼痛更为适合。神经性眼痛主要是针对有干眼相关临床症状，但 BUT 及 Shimmer Ⅰ等检查结果又不符合干眼诊断标准的患者，其主要临床表现为持续性的自发疼痛或对正常刺激的不正常感觉，如光触痛、风吹痛等，也可为灼痛、刺痛或电击痛。这与本例患者的临床表现也是符合的。无论患者主要诊断是哪一个，患者数次检测均未发现明显的器质性病变，属于功能性眼病范畴无疑。

同时，我们在治疗过程中也不断与患者交流、沟通，给予更多的人文关怀，也有利于疾病的康复。尽管如此，从整体治疗过程来看，本例患者后期治疗效果并没有本组其他几例视疲劳患者效果显著，更多的是一个我们帮助患者自我康复的过程。这就是美国医师特鲁多所说的 "To cure sometimes, to relieve often, to comfort always"。实际上，更多的人文关怀可以有效促进患者康复，这就是中医学"治病的人"核心所在，也是中医学相对于现代医学的一个突出优势。正因为如此，评价临床疗效时也要客观公正、科学合理，要认识到同样疾病即使给予同样治疗，不同患者的康复情况也会存在差异，即疾病的治疗效果是药物、心理、体质、环境等多种因素综合作用的结果。不可一概在患者获得较好疗效的情况下即认为是某种药物或治疗的作用结果，需要综合分析和判断，本例患者即是如此，尚不能说明患者的康复是针刺或中药敷贴等治疗的直接效果。

病例 22　抑郁症伴发干眼、视疲劳

病历摘要

【基本信息】

患者，女，30 岁。以"双眼干涩伴畏光 1 年半"为主诉于 2015 年 6 月 24 日首诊于我科。

现病史：患者 2014 年出现双眼干涩，伴严重畏光、畏风、难睁开、强刺痛、溢泪、压迫感、沉重，用电子产品后上述症状更是加重，且伴灼热感。患者曾在我院多个专科就诊，多次予人工泪液、糖皮质激素滴眼液等滴眼治疗，但症状均未见明显好转，且自觉症状逐渐加重，不能睁眼甚至行走困难。后当时的接诊医师考虑患者可能存在癔症，遂介绍患者至我科就诊。发病以来，神志清，精神欠佳，生命体征平稳，二便无特殊。刻下症：双眼干涩、畏光、溢泪、刺痛、沉重感，睁眼困难，伴心情焦虑、抑郁，夜寐欠佳，舌红苔薄白，脉弦细。

既往史：有抑郁症病史，目前使用药物控制。否认食物、药物过敏史。

【专科检查】

视力：OD 0.8，OS 0.8；眼压：OD 11.0 mmHg，OS 10.3 mmHg。双眼睑缘血管扩张，睑板腺开口部分堵塞，挤压见黄色浊液，泪河窄，结膜充血（++），角膜（-），前房清，周边前房深度 >1/2 CT，瞳孔圆，直径约 3 mm，对光反射灵敏，MG（-），晶状体点状混浊。眼底未见明显异常。

【诊断】

双眼干眼（白涩症之肝郁脾虚证）；双眼视疲劳；抑郁症。

【治疗经过】

患者眼部予抗感染、人工泪液、睑板腺按摩等对症治疗的同时，予针刺配合中药治疗。针刺以眼周穴位为主，取睛明、攒竹、丝竹空、太阳、下关、四白、球后、风池、百会、合谷等，其中睛明与球后交替进针，间断予蝶腭神经节针刺。中药以疏肝解郁、健脾清热立法，方用丹栀逍遥散加减，组方如下：牡丹皮 10 g、焦栀子 10 g、当归 5 g、柴胡 10 g、麸炒枳壳 10 g、赤芍 10 g、麸炒白芍 10 g、茯苓 10 g、麸炒白术 10 g、陈皮 5 g、炙甘草 3 g、桑叶 10 g、菊花 10 g、决明子 10 g、菟丝子 10 g。7 剂，水煎服，每日 1 剂，分 2 次服。

服药 1 周后患者自述症状逐渐改善，因自觉服用中药不便，遂停用。针刺及其他治疗方案不变，患者症状持续好转。但约一个半月后，症状反复，再次加用中药治疗。坚持 3 个月后，患者症状好转，心情较前放松。

【预后及随访】

2016 年 3 月，患者再次出现双眼干涩、畏光、畏风等不适，至我科行针刺治疗，并在干眼门诊行双眼泪小点栓塞术，治疗后 2 个月症状逐渐缓解。2017 年 5 月，患者双眼疲劳加重、畏光再发，至我科复诊，行眼表分析，双眼睑板腺红外线成像如图 22 - 1 所示，在予抗感染、人工泪液、睑板腺按摩、中药雾化熏眼和针刺等对症治疗 1 个月后症状缓解。2019 年 8 月患者产后自觉症状再次发作并加重，出现畏光、眼痛、流泪和睁眼困难，白天不敢出门，工作无法进行，在自述病史时泣不成声。眼部检查较前无明显变化，但裂隙灯下难以睁眼。舌脉：舌淡苔薄黄，脉弦细。考虑患者本身有抑郁症病史，加之产后情绪波动明显导致病情加重。继续中药、针刺、睑板腺按摩、中药雾化熏眼及局部抗感染、人工泪液等治疗。针刺选穴仍以局部为主，每日 1 次；睑板腺按摩每周 1 次（通常我们是维持 2 周 1 次）并提高雾化熏眼频率为隔日 1 次；中药以丹栀逍遥散合当归补血汤为主。在连续治疗 1 个月后，患者病情明显改善，但仍无法坚持工作、接触手机等电子产品。此后逐渐降低睑板腺按摩（2 周 1 次）及针刺（隔日 1 次）治疗频率，中药根据舌脉表现，改以补中益气、清肝明目为主，方用补中益气汤加减，组方如下：黄芪 30 g、党参 20 g、麸炒白术 20 g、茯苓 30 g、升麻 12 g、柴胡 10 g、黄连 6 g、大黄 3 g、炒蒺藜 5 g、钩藤 20 g、青葙子 20 g、密蒙花 20 g、菊花 20 g、炒黄芩 10 g、焦栀子 10 g、炙甘草 5 g。7 剂，水煎服，每日 1 剂，分 2 次服。

持续治疗 1 月余后症状好转，目前患者症状缓解，偶有不适在我科门诊随诊。

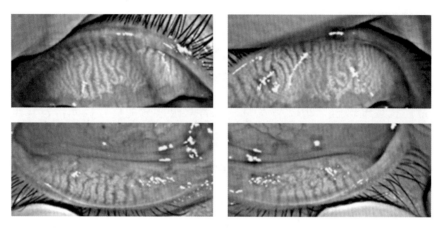

图 22 - 1　双眼睑板腺红外线成像

病例分析

　　干眼由于其患病的长期性、症状的多样性，给患者的生活质量带来严重影响，加之目前干眼的治疗尚无法完全缓解患者的不适，易导致患者对治疗失去信心，对工作和生活缺乏热情；而多数干眼患者自觉视觉质量明显下降，担心终有一天自己会因干眼而失明，容易产生悲观想法，对治疗效果焦虑不安。因此，干眼对患者精神心理方面的影响不可忽视，如果这些不适和担忧不被接诊的医师及患者周围的亲属朋友所理解，更易加重患者的心理负担。另外，求医次数、医疗费用等因素也可引起干眼患者焦虑抑郁。研究发现，干眼患者明显比普通人群更容易出现焦虑、抑郁情绪，干眼与焦虑、抑郁存在明显的相关性，有20%~40%的干眼患者合并有焦虑和（或）抑郁症状，干眼患者的焦虑、抑郁水平也与其主观症状相关。本例患者为税务系统工作人员，初次就诊时刚大学毕业。在诊治过程中，我们发现患者有明显抑郁倾向，治疗效果也欠佳，遂暗示患者多做心理疏导。之后多次与其家属沟通，患者家属告知我们，其大学时即有抑郁症病史，目前在口服药物治疗（注：隐瞒病史尤其是精神心理类疾病病史的现象在眼科门诊中极为常见，需要有经验的医师与患者及其家属多多沟通）。工作后患者因接触电脑增多，加之长期服用抗精神病药物的不良反应，出现较为明显的干眼症状，在与原单位沟通后，目前处于半工作半休假状态。即使如此，症状还是不能缓解。目前是完全休假在家，经过我们的积极治疗和心理干预，约3个月患者症状才基本恢复正常。

疲劳感是干眼患者另一种常见的心理障碍，表现为躯体疲劳（包括视疲劳）和心理疲劳。心理疲劳是指由神经系统紧张程度过高引起的精神疲劳，表现为注意力不集中、思维迟缓、自觉体力不支、情绪低落等。一项针对干燥综合征的调查研究发现，67%的患者有心理疲劳，其中抑郁和无助感这两大表现与心理疲劳有高度相关性。而躯体疲劳在此类患者中多为重症视疲劳的表现，即除了眼部易疲劳、眼干、眼胀、眼痛和畏光流泪等症状外，往往伴有全身乏力、头晕头痛、后项疼痛或颞侧头痛等不适。本例患者整体精神状态欠佳，思维迟缓，全身乏力，纳差，情绪低落，常伴有头目眩晕、后项疼痛或颞侧头痛等不适，尤其是产后复发的那次复诊，全身症状更为明显，表现出典型的气血亏虚、肝郁脾虚证候特征，出现躯体疲劳和心理疲劳同时存在的现象。即使我们在针刺过程中鼓励患者多睁眼，但大部分情况下患者都处于闭眼状态。如上所述，本例患者表现出明显的干眼伴发精神心理异常。

干眼伴发的精神心理异常属于中医学情志病范畴，与"郁证""惊悸""不寐""奔豚""脏躁"等病证相关。《黄帝内经》云："人有五脏化五气，以生喜怒悲忧恐""五脏安定，血脉和利，精神乃

149

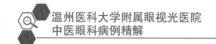

居"。因此，情志致病与五脏均有关系，但与肝的关系最为密切。《古今医统大全》曰："怒为肝木太过。"《王孟英医案》中述："肝主一身之气，七情之病必由肝起。"肝的疏泄功能失常可引起气机及气血运行的不畅，终致多种情志异常疾病的产生。《医学正传》："或因怒气伤肝，或因惊气入胆……神明不安而怔忡惊悸之证作矣。"指出肝、胆、心脏腑功能受损，则出现焦虑、惊恐。临床上常表现为烦躁易怒、善恐易惊、坐卧不安、胸闷喜太息，或情绪低落、沮丧自闭、悲观绝望、失眠健忘、记忆力减退、专注能力下降、五心烦热、食欲下降，并伴多种躯体不适，甚至出现幻觉妄想等诸多症状，对患者身心健康均造成严重的不利影响。本例患者以情绪抑郁为主要表现，脾虚肝郁，生化无源，气血不足，心神失养是其主要病机；情志不遂，肝气郁结，郁久化热，热扰心神是其阶段性表现。针对患者的证候特点，我们在不同阶段给予了甘麦大枣汤合归脾汤、丹栀逍遥散等方剂加减治疗，患者病程虽久远，但仍能基本康复，体现出中医药的优势。

专家点评

本例患者在我科治疗先后长达 7 年之久，但主要集中在 3 个不同的时间段，即有 3 次病情复发，应该与患者抑郁症病情反复密切相关，尤其是最近 1 次产后复发。除了干眼患者容易出现抑郁、焦虑、疲劳等精神障碍外，抑郁症伴发干眼、视疲劳也是临床常见现象。抑郁症伴发干眼的发病机制可能主要跟抑郁症患者情绪波动导致中枢神经系统炎症因子的高表达及轻度慢性炎性反应和细胞免疫反应有关，这些炎症因子在干眼患者中也呈高表达状态。焦虑与抑

笔记

郁诱发或加重患者眼部症状，患者主观症状又进而加重焦虑和抑郁状态，形成恶性循环。因此，对改善干眼患者的主观症状有可能改善其焦虑、抑郁水平。我们也发现随着干眼症状的缓解，患者的情绪也可以明显好转。此外，长期服用抗抑郁药物也可以抑制泪腺分泌，加重干眼症状。因此，非重度抑郁症患者我们建议减少抗精神病药物的使用，多应用心理干预如运动疗法、心理暗示、放松疗法、音乐疗法治疗伴有焦虑、抑郁的干眼患者。对此我们有深刻体会，此类患者尤其是长期在我科接受治疗的干眼患者，由于我们经常跟患者有交流互动，增加了医患之间的信任，患者会将内心的担忧和不悦在适当的时候告诉医师。我们在宽慰患者的同时，嘱咐患者每天坚持慢跑，直到全身微微出汗为止，发现能明显提高治疗效果。另外需要特别强调的是，针对此类精神心理类疾病，中药辨证治疗有独特的优势。中药治疗既可以缓解眼干症状，也可以减轻甚至治愈抑郁症，体现了中医学"异病同治"的特点，不失为理想选择。

值得注意的是，伴有精神心理异常的干眼患者容易出现明显的症状与体征分离现象。本例患者每次发作时，症状虽有所不同，但均极为痛苦，第一次是严重畏光，最近一次产后复发主要是怕风，对风极为敏感，户外活动只能依赖湿房镜，且出现严重的灼热感、异物感等不适，患者描述眼内有刀割样、辣椒刺眼的感觉，而揉眼则会有大量的热泪溢出。但眼科专科检查显示睑板腺分泌功能基本正常，眼表并无明显炎症和角膜上皮损伤，表现为明显的症状与体征分离现象。这可能跟这类患者情绪更为敏感，情绪波动变化加重眼部炎症因子的释放有关，但具体原因值得进一步研究。

151

病例 23　针刺为主治疗眶上神经痛

病历摘要

患者 A

【基本信息】

患者，女，38 岁。以"双眼眼红伴眼眶疼痛 1 年余"为主诉于 2019 年 9 月 24 日首诊于我院。

现病史：患者自 2018 年起无明显诱因出现双眼易发红，伴眼眶疼痛、易疲劳，曾多次在当地医院就诊治疗，但症状均未改善。1 年来，患者眼红及眼眶疼痛反复发作，疲劳后眼眶疼痛症状加重。经亲友介绍，得知我院中医眼科对眼部痛证的疗效确切而就诊我科。发病以来，神志清，精神可，生命体征平稳，二便无特殊。刻下症：双眼眼红、易疲劳伴眼眶疼痛，无视物变形、视物遮挡等不适症状，舌淡苔薄白，脉弦细。

既往史：体健，否认食物、药物过敏史。

【专科检查】

视力：OD 0.6，OS 0.7；眼压：OD 15.6 mmHg，OS 15 mmHg。双眼眶沿压痛（＋＋），眶上切迹处最为明显，结膜充血（＋），角膜透明，前房清，周边前房深度 > 1/2 CT，瞳孔圆，直径约 3 mm，对光反射灵敏，MG（－），晶状体点状混浊。眼底未见明显异常。

【诊断】

双眼眶上神经痛（眉棱骨痛之肝血亏虚证）；双眼干眼。

【治疗经过】

患者眼部予普拉洛芬滴眼液、羟糖甘滴眼液点眼，结合中药雾化及针刺治疗。因患者家住外地，不能连续针刺治疗，故在针刺治疗1次后，予眼部揿针穴位贴埋按压治疗。针刺以眶周穴位为主，同时针刺睛明及球后穴（图23-1）；穴位埋针选攒竹、睛明、太阳及四白穴。3天后复查，患者诉双眼眼眶疼痛明显缓解，仍偶有眼红、疲劳症状，为巩固疗效，继续针刺+穴位埋针治疗各1次，余治疗同前，嘱患者症状缓解后停药。

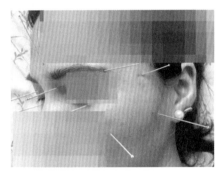

图23-1　患者A接受针刺治疗

【预后及随访】

患者1周后双眼眼眶疼痛、易疲劳症状完全缓解，随访半年眼眶疼痛未复发。

患者B

【基本信息】

患者，女，46岁。以"双眼眼干、眼眶疼痛5年，加重2个月"为主诉于2019年12月13日首诊于我院。

现病史：患者自 2014 年起无明显诱因出现双眼干涩，伴眼眶疼痛、两侧头痛，滴眼液治疗、注意休息后可好转，但 5 年来症状反复发作，且发作间隔逐渐缩短。近 2 个月来，患者双眼眼干、眼眶疼痛症状再次复发，自行点眼药水无缓解，症状逐渐加重，影响正常工作，甚至夜间痛醒，遂至我科就诊。发病以来，神志清，精神软，夜眠差，生命体征平稳，二便无特殊。刻下症：双眼眼眶疼痛，左侧头部外侧至后项部牵引作痛，伴双眼干涩，无眼红、眼痛、视物变形、视物遮挡等不适症状，舌红苔薄黄，脉弦涩。

既往史：体健，否认食物、药物过敏史。

【专科检查】

视力：OD 0.8，OS 0.8；眼压：OD 12.3 mmHg，OS 15.6 mmHg。双眼眶沿压痛（++），眶上切迹及太阳穴处均压痛明显，结膜充血（++），角膜（-），前房清，周边前房深度 > 1/2 CT，瞳孔圆，直径约 3 mm，对光反射灵敏，MG（-），晶状体点状混浊。眼底未见明显异常。

【诊断】

双眼眶上神经痛（眉棱骨痛之肝火上炎证）；双眼干眼。

【治疗经过】

由于患者症状较重，根据我们治疗眶上神经痛的经验，在局部用七叶洋地黄双苷滴眼液及聚乙二醇滴眼液缓解疲劳，予口服甲钴胺营养神经、龙胆泻肝胶囊清泻肝火，再配合针刺及中药雾化熏眼以缓解疼痛。由于患者疼痛为典型的循足太阳膀胱经疼痛，故在常规取穴的基础上，选膀胱经头部穴位循经针刺（图 23 - 2），并取膀胱经远端跗阳、足通谷、至阴为配穴。针刺治疗 6 次后，患者诉两侧头痛明显缓解，但仍有双眼酸胀感，继续原方案药物治疗。在中药雾化熏眼 2 次、针刺治疗 12 次后，双眼眼眶疼痛、头痛完全缓解，双眼干涩不适明显减轻，停针刺及口服药，继续予中药雾化及滴眼液对症治疗。

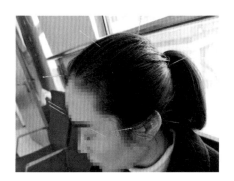

图 23 - 2　患者 B 接受针刺治疗

【预后及随访】

患者双眼眼眶痛及左头痛完全缓解，近 3 个月未见复发。

病例分析

眶上神经痛是指眶上神经分布范围内（前额部）持续性或阵发性疼痛，眶上切迹处有明显压痛，常伴有视疲劳、眼球胀痛（看近物时加重）的眼病。多见于成年人，是眼科的常见病。患者前额部或上眼眶部持续性或阵发性疼痛，难以忍受。检查见眶上切迹处压痛明显，可触及增粗的眶上神经，且触痛难忍，局部皮肤敏感。还可伴有两颞及巅顶疼痛，或伴头晕恶心、呕吐等症状，严重影响病人的生活质量。其病因较为复杂，可能与上呼吸道感染、鼻旁窦炎、神经衰弱、屈光不正或视疲劳等有关。眶上神经来自三叉神经眼支的额支，经眶上切迹出眼眶，分布在额上部和头部皮肤，直达枕部，也分布到上睑皮肤结膜及额窦的黏膜，支配前额部、上眼睑、鼻背部、鼻腔黏膜、眼球和眼附属器、额窦黏膜等处的各种感觉。所以眶上神经痛时眶上缘眶上切迹处压痛明显，定位明确，局部不红不肿。

本病属于中医"眉棱骨痛""眉头痛""眉骨痛""攒竹痛""头风"等范畴。《太平圣惠方·治眼眉骨及头疼痛诸方》中认为本病是"风邪毒气……攻头目"而致；《古今医统大全》则提出本病"多为肝火上炎……其谓风证，亦火所致，热积生风是也"，亦可兼有"风痰"。外感风寒湿，内夹痰浊，或情志不遂，气郁化火夹痰，内外病邪上犯巅顶前额，阻滞脉络，郁于空窍，不通则痛，而见诸症。按经络辨证，本病属于三阳经合病，但以太阳经为主。因足太阳膀胱之脉，起于目内眦的睛明穴，位于眉头凹陷处的攒竹穴，正好是眶上神经经过眶上切迹离开眼眶之处，主治头痛、眉棱骨痛、目赤痛、鼻塞流涕及三叉神经痛。足阳明胃之脉相交于鼻梁上端凹陷处；足少阳胆经中的阳白穴，也是眶上神经分支支配的地方。此外，手三阳经均在颜面部与相应足部经脉交汇，特别是手少阳三焦经的丝竹空，位于眉外端处凹陷中，也是眶上神经痛常波及的地方。因此，手足三阳经均与本病有不同程度的联系，但以足太阳经为主。

本病的治疗方法多种多样，如药物治疗、局部贴敷、理疗、局部封闭的神经阻滞、微血管减压术、针灸治疗等。中医药尤其是针刺疗法治疗本病有较好的疗效，可以发挥针刺在疼痛性疾病治疗中的一贯优势。针刺治疗可以畅通气血、通络止痛，自古以来一直是中医治疗本病的重要方法，古今文献均有较多记述。有学者对古今文献记载的治疗眶上神经痛的穴位进行分析后，提出治疗眶上神经痛的参考处方：①头面部穴位：攒竹、丝竹空、阳白、头维、头临泣、鱼腰、太阳、印堂、神庭；②背部膀胱经背俞穴肝俞；③四肢部穴位：合谷、太冲、外关、曲池、足三里、内庭、后溪等。临床主要以直刺为主，也可采用透穴法，如攒竹透睛明、丝竹空透鱼腰等，还可配合电针、耳穴、皮内针、穴位注射、热敷按摩等方法，以进一步提高疗效。

专家点评

眶上神经痛是眼科常见病，但因病情呈间断性发作，常伴有眼球胀痛及前额、眶内、两颞疼痛，时轻时重，可合并发生眩晕、恶心、呕吐，所以临床上需与视疲劳引起的眼痛、头痛，额窦炎引起的前额痛和慢性开角型青光眼引起的眼球胀痛、眉心痛相鉴别。本病多在劳累、休息欠佳、情绪波动或再次感冒时复发。大多数患者对针刺治疗反应良好，部分患者甚至针刺 1 次即可缓解疼痛，取得良好效果。在针刺取穴方面，往往以眼周取穴为主，一些合并偏头痛、三叉神经痛的病例则需据病情轻重缓急辨证取穴。常用的眼周穴位以攒竹、上睛明、上明、丝竹空、鱼腰、四白为主，颜面部及全身可选择太阳、上关、下关、头维、风池、百会、合谷、内关等，此外明显的压痛点也是重要的针刺部位，即阿是穴刺法。本部分两例患者各具特色，一例患者表现为明显的循膀胱经疼痛的特点，因此针刺时我们选取了膀胱经远端穴位束骨、至阴为配穴，结合眼周针刺连续 3 天患者症状即完全缓解。另外一例患者呈间歇性反复发作，但无明显的疼痛随月经周期而发的特点。由于患者居住在外地，我们采用针刺联合揿针治疗的方法，连续治疗 2 次即完全缓解患者的临床症状，既体现了揿针治疗本病亦有良好效果，又解决了外地患者无法连续到医院接受针刺的实际困难，不失为一种较好的替代治疗方法。

笔记

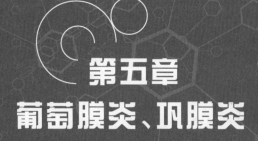

第五章
葡萄膜炎、巩膜炎

病例 24　HLA-B27 相关性前葡萄膜炎

📋 病历摘要

【基本信息】

患者，男，26岁。以"右眼红痛反复2年，再发伴视物模糊1天"为主诉于2017年10月24日首诊于我院。

现病史：患者于2015年无明显诱因出现右眼眼红，伴眼痛，无视物模糊，伴畏光、流泪增多、眼前黑影飘动，无眼前闪光感，曾就诊于当地医院，考虑右眼虹膜睫状体炎，予以抗感染、散瞳治

笔记

疗（具体不详），症状好转后未予重视。2017 年 10 月患者再发右眼红痛，伴畏光、溢泪、视物模糊，无视物变形、视物遮挡等不适症状。在当地医院予滴眼液治疗未见明显好转（具体不详），遂至我院就诊。发病以来，神志清，精神可，生命体征平稳，二便无特殊。刻下症：右眼视物模糊，偶伴眼红，无视物变形、视物遮挡等不适症状，舌红苔薄黄，脉弦数。

既往史：强直性脊柱炎病史 3 年，2 年前出现腰背部疼痛和右髋关节疼痛，服药不规律，现未服用药物，冬天髋关节疼痛明显。左膝关节因强直性脊柱炎行手术治疗。2 年来易耳鸣，现较前稍好转。否认易患口腔溃疡，否认易脱发，否认皮肤红斑、结节等皮肤病。否认食物、药物过敏史。

【专科检查】

视力：OD 0.3，OS 0.3；眼压：OD 5.3 mmHg，OS 9.7 mmHg。右眼眼睑（－），结膜混合充血，角膜后壁见大量尘状角膜后沉着物（keratic precipitates，KP）（＋＋），前房混浊，见大量纤维素渗出，虹膜后粘连，晶状体前有渗出物；左眼结膜无充血，角膜透明，前房清，周边前房深度＞1/2 CT，瞳孔圆，直径约 3 mm，对光反射灵敏，MG（－），晶状体透明。双眼玻璃体轻度混浊，视盘界清、色淡红，C/D 约 0.3，血管走行可，动静脉比约 2∶3，黄斑中心凹反光存在，后极部视网膜平伏。

【辅助检查】

实验室检查：HLA-B27 检测阳性。

特殊检查：右眼前节照相见图 24－1。

【诊断】

右眼 HLA-B27 相关性虹膜睫状体炎（瞳神紧小之肝火上炎证）。

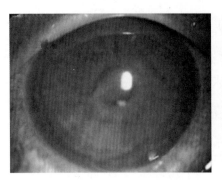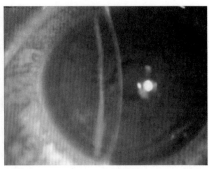

图 24 - 1　右眼前节照相

【治疗经过】

患者初期予散瞳合剂右眼结膜下注射防治虹膜后粘连，局部予1% 醋酸泼尼松龙滴眼液、硫酸阿托品眼用凝胶、普拉洛芬滴眼液点双眼，龙胆泻肝胶囊口服。第2天复查，眼红、眼痛较前缓解，继续用药治疗。5天后，症状再次发作，散瞳见左眼团块状混浊，在原治疗方案的基础上加中药治疗。治以燥湿泻火、清肝明目，方用龙胆泻肝汤加减，组方如下：牡丹皮10 g、焦栀子10 g、知母10 g、黄柏10 g、龙胆草5 g、炒黄芩10 g、柴胡10 g、当归10 g、赤芍10 g、白芍10 g、川芎10 g、决明子10 g、菊花10 g、麸炒枳壳10 g、陈皮10 g、炙甘草10 g。7剂，水煎服，每日1剂，分2次服用。

按此方服用2周，配合局部用药对症治疗，患者症状消退，前房炎症消失，停用口服中药，逐渐减少局部滴眼液使用频次，至2个月时停药。患者治疗后半小时、治疗后1天、治疗后5天及治疗后2个月眼前节照相见图24 - 2。

【预后及随访】

患者右眼红痛、视物模糊、溢泪等症状基本缓解，随诊半年未再复发。

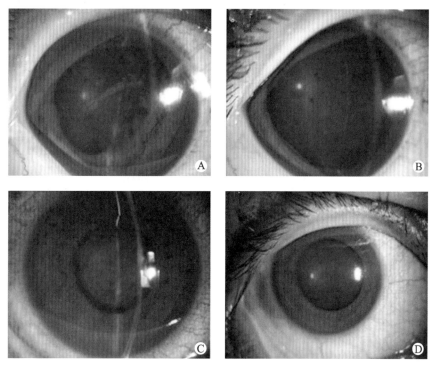

A. 治疗后半小时；B. 治疗后 1 天；C. 治疗后 5 天；D. 治疗后 2 个月。

图 24 −2　患者眼前节照相

病例分析

　　HLA-B27 相关性虹膜睫状体炎是虹膜睫状体炎中最常见的类型，约占虹膜睫状体炎的 40% ~ 70%，多见于男性，青壮年高发，单眼或双眼交替发病，起病急、症状重、易复发、易致盲。临床主要症状为眼红、眼痛、畏光流泪、视物模糊或视力急剧下降。裂隙灯显微镜检查可见结膜睫状充血或混合充血（多数为混合充血），前房有大量纤维素和细胞渗出，角膜后沉着物呈多个细小灰白状，虹膜后粘连甚至瞳孔闭锁，反复发作，治疗不当或治不及时可出现瞳孔膜闭、并发性白内障、继发性青光眼。本病眼后段受累者为

笔记

17%~25%，包括玻璃体混浊、黄斑病变、视盘水肿等，因此不能因为后段受累就诊断为全葡萄膜炎，患者眼底 OCT 检查提示视盘水肿，视网膜轻度增厚，但无黄斑水肿，符合本病特征。同时本病可合并强直性脊柱炎、Reiter 综合征或炎症性肠病等全身风湿免疫性疾病，本例患者即有强直性脊柱炎病史。目前研究表明，本病主要是一种自身免疫反应过程，发病主要与 Th1 和 Th2 调节紊乱及功能失调有关，Th17 在本病的发病中具有重要作用。

本病的治疗原则是散瞳、抗感染、镇痛及防治并发症。糖皮质激素为主要抗感染药，局部用药可有效控制炎症反应，滴眼频率视炎症程度而异。散瞳和睫状肌麻痹剂可减轻睫状肌痉挛，从而减轻疼痛，避免急性期大量纤维素渗出引起的后粘连，对于有大量纤维素渗出患者建议结膜下注射散瞳合剂（阿托品、肾上腺素、地塞米松联合利多卡因注射液），必要时连续注射并配合使用局部散瞳眼药水。本病患者绝大多数无须使用全身糖皮质激素治疗，但对于频繁复发并累及玻璃体，或视网膜血管渗漏的患者可予球旁、球周或全身使用 2~3 周。通过以上治疗绝大多数葡萄膜的急性炎症能得到有效控制，但部分患者若就诊不及时或散瞳不及时，继发虹膜后粘连或瞳孔闭锁，将导致并发性白内障或继发性青光眼的发生，严重损害视力。尤其是继发性青光眼，如果延误治疗，会损伤视神经，从而导致不可逆性视力损害甚至致盲。

本病属于中医学"瞳神紧小""瞳人锁紧""瞳神干缺"等范畴。《证治准绳·杂病·七窍门》中首次提出"瞳神紧小"的病名。《秘传眼科龙木论》中首次出现关于"瞳神干缺"的记载。《审视瑶函》记载："亦有头风热证攻走，蒸干精液而细小者。"《眼科心法要诀》曰："怒伤肝胆，令脑邪热冲入目中，致成此障，久则变为瞳神细小。"《张氏医通·七窍门》提到："相火强搏肾水，肝肾俱伤，元气衰弱，不能升运精汁……故瞳神亦日渐耗损"。《古今医统大全》记载"瞳神干缺"的病机："肾虚肝热，致令瞳人干缺，上下常长，斜偏不正，久而损目失明。"因此，本病病因病机主要包括：风热交攻，上扰黄仁，风热循经上壅于目，黄仁受灼，展而不缩；郁怒伤肝，肝胆郁热化火，上攻黄仁，火郁目窍；外感风湿热邪，或风湿郁而化热，湿热熏蒸黄仁，展缩不灵；肝肾阴亏，黄仁失养；或久病伤阴，虚火上炎，灼伤黄仁，展缩不灵而发为瞳神干缺。

大量研究证实，中医药治疗葡萄膜炎有较好疗效。急性期，新病突起，发病迅速，病势较剧，易于传变。该期邪气内侵，正气充盛，故治以祛邪为主。主要治法有祛风清热、清泄肝胆实火、清利肝胆湿热、凉血解毒祛湿。代表方有新制柴连汤、抑阳酒连散、龙胆泻肝汤、泻青丸、甘露消毒饮、芍药清肝散等。慢性期，病势缓和，病程较长，病机以本虚为主，虚实夹杂，治需扶正祛邪。主要治法有补益肝肾、滋阴降火，或益气活血、疏肝清热。代表方有知柏地黄丸、滋阴补肾丸、独活寄生汤等。一些研究发现，柴胡汤、龙胆泻肝汤、新制柴连汤、三黄二陈汤、四妙勇安汤，以及一些自拟清热祛湿、凉血解毒中药治疗急性虹膜睫状体炎均能获得较好疗效。我们曾研究发现，龙胆泻肝胶囊可以有效减轻 HLA-B27 相关性虹膜睫状体炎患者的临床症状。其作用机制可能与改善调节机体的免疫状态有关，可较早地抑制免疫炎症反应，并可能存在双向免疫调节功能。龙胆泻肝汤组方中含有多种具有免疫调节作用的中药，如柴胡可促进免疫功能，焦栀子能抑制体液免疫反应，泽泻可降低机体细胞免疫功能等。同时，一些文献报道，行有针对性的体质康复指导，可以有效预防本病的复发。我们之前的研究也证实，葡萄膜炎患者存在一定的体质差异性，总体以湿热型、痰湿型较为多见。临证实践中，我们也发现一些起居有常、饮食有节、生活习惯良好的患者总体上复发率更低或发作时症状较轻。

专家点评

　　中医药治疗葡萄膜炎的优势已获得广泛认同，这主要体现在：急性发病期，可以通过中西医结合治疗迅速改善患者症状，缩短病程，防止并发症；而对于需要全身应用糖皮质激素的患者，中药除起到上述作用外，还可以减少激素用量、避免或减轻激素所致的全身不良反应。病情缓解期，中医药调理治疗可以减少疾病的复发。中医药优势体现在既可以减少急性期发生不可逆虹膜后粘连的风险，又可以减少或防止复发，从而解决本病治疗的两大难点。由于本例患者是强直性脊柱炎伴发葡萄膜炎，故在考虑肝经实火上炎，熏灼黄仁瞳神的同时，还要考虑到强直性脊柱炎病属"骨痹"或"肾痹"的疾病特点，故病机主要是因虚致病，多虚多瘀为本，郁火热毒为标。治疗当急则治标，在清热泻火解毒的基础上，还需适当予祛风湿、补肝肾、强筋骨之品如防风、羌活、独活、牛膝、海风藤以缓解脊柱炎症状，而在疾病缓解期更需标本兼顾，以益气活血、祛风清热、滋补肝肾为要。

　　散瞳治疗是本病的重中之重，散瞳可以及时解除虹膜后粘连，防止虹膜后粘连所致的继发性青光眼等并发症，合理应用还能避免全身糖皮质激素的过度使用。散瞳药物除散瞳合剂外，尚可选择睫状肌麻痹剂（硫酸阿托品眼用凝胶）、散瞳和睫状肌麻痹合剂（复方托比卡胺滴眼液），视病情轻重和疾病不同阶段，灵活使用。如本例患者，由于炎症渗出较重，出现了较为广泛的虹膜后粘连，除散瞳合剂注射外，需配合应用复方托比卡胺滴眼液以活动瞳孔，防止继发性虹膜后粘连。本例患者在用强力散瞳合剂结膜下注射治疗后，仍有不同程度的虹膜后粘连，如不持续注射可能出现瞳孔闭锁等一系列并发症。因此，对于重症病例，一定要嘱患者及时复诊，若一次不能完全缓解，需连续散瞳合剂结膜下注射治疗，之后视病情发展情况调整治疗方案。而另外一些患者，看似前房炎症反应轻，在散瞳后能发现更为严重的前房炎症渗出，若处理不当，易导致瞳孔闭锁、继发性青光眼等严重并发症，必须引起接诊医师足够的重视（图24-3）。因此，散瞳是治疗急性虹膜睫状体炎的第一要务。

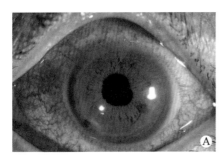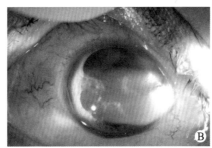

　　A. 散瞳前，患者结膜混合充血，前房炎症反应轻，虹膜轻度后粘连；B. 散瞳合剂结膜下注射散瞳后见广泛虹膜后粘连及晶状体表面渗出物。

图24-3　患者前房炎症渗出治疗

病例 25　银屑病相关前巩膜炎

🗒 **病历摘要**

【基本信息】

　　患者，男，49岁。以"发现皮肤银白色鳞屑伴双眼反复红痛

2 年，右眼再发 1 周"为主诉于 2016 年 3 月 3 日首诊于我科。

现病史：患者自 2014 年起四肢出现大小不一的红斑，表面银白色鳞屑覆盖，至当地医院确诊为银屑病，发病时伴发右眼红痛、畏光、溢泪，症状反复，在我院诊断为右眼巩膜炎，予相应局部治疗后眼部症状缓解。2 年间双眼红痛畏光反复发作，以右眼为主，无视物模糊，严重时需配戴墨镜就诊。初期予糖皮质激素配合非甾体消炎药治疗有效，但随着银屑病症状不能有效控制，单单用滴眼液不能改善上述症状，转至我科要求中药配合治疗。发病以来，神志清，精神软，胃纳一般，夜眠差，小便无特殊，常便秘，无明显体重下降。刻下症：右眼红痛，伴畏光、溢泪，手部皮肤见剥脱，气粗烦躁，口苦咽干，舌红苔薄黄，脉弦数。

既往史：银屑病病史 2 年。2006 年曾诊断为右眼虹膜睫状体炎，局部滴眼液治疗后缓解。平素易口苦，喜冷饮，大便易黏，性格易激动，偶饮酒。

【专科检查】

视力：OD 0.8，OS 拒测；眼压：OD 14.6 mmHg，OS 16.2 mmHg。右眼眼睑（－），结膜充血，颞下方巩膜血管扩张充血（＋＋），伴局部轻度隆起，压痛（＋＋），角膜透明，前房深清，晶状体透明，瞳孔约 3 mm，对光反射可。小瞳下视盘界清、色淡红，C/D 约 0.3，黄斑中心凹反光可见。

【辅助检查】

四肢皮损照片见图 25－1。

【诊断】

右眼银屑病相关前巩膜炎（火疳之火毒炽盛证）；银屑病。

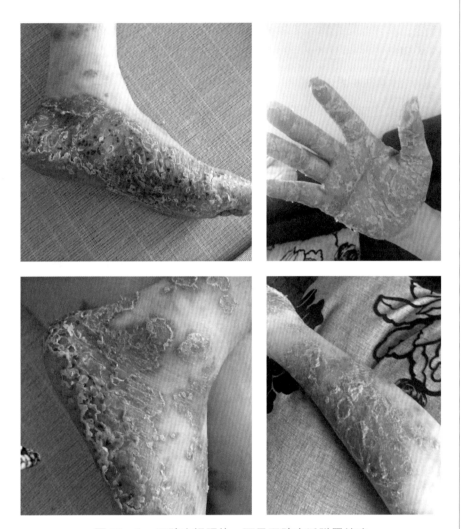

图 25 - 1　四肢皮损照片，可见四肢广泛脱屑结痂

【治疗经过】

根据中医对火疳的疾病认识，告知患者平时注意饮食，禁食辛辣刺激之品，禁酒，保持心情愉快，起居有常，另外要同时治疗银屑病。局部予 1% 溴芬酸钠水合物滴眼液、妥布霉素地塞米松滴眼液、0.1% 玻璃酸钠滴眼液抗感染及对症治疗。中药以清热疏肝、健脾养血立法，方用丹栀逍遥散加减，组方如下：牡丹皮 10 g、焦栀子 10 g、赤芍 10 g、白芍 10 g、当归 5 g、川芎 10 g、柴胡 10 g、

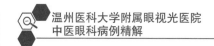

炒黄芩 10 g、生地黄 10 g、黄柏 10 g、知母 5 g、茯苓 10 g、麸炒白术 20 g、法半夏 5 g、陈皮 5 g、炙甘草 5 g。7 剂，水煎服，每日 1 剂，分 2 次服用。

患者连续治疗 2 周后复查，出现右眼眼压升高，停妥布霉素地塞米松滴眼液，予氯替泼诺混悬滴眼液滴眼。由于右眼红痛症状缓解，改中成药龙胆泻肝丸口服，配合局部滴眼液治疗，共治疗 2 周后，右眼红痛恢复正常。

【预后及随访】

2017 年 9 月 5 日患者右眼红痛复发，查体见右眼结膜混合充血，颞下方巩膜血管扩张及压痛为主。由于患者有银屑病症状发作，正在治疗过程中，自述不能使用糖皮质激素滴眼液，使用后即症状加重，故予普拉洛芬滴眼液点眼，龙胆泻肝胶囊口服治疗，2 周后未见好转。中药沿前方去黄柏、知母，加薏苡仁 20 g、泽泻 10 g、厚朴 10 g 以清肝利胆、燥湿健脾，间断口服中药 20 剂后右眼症状缓解。这期间患者经常因故不能按时就诊，导致症状反复，治疗时间拉长。此后分别于 2018 年 2 月 9 日、6 月 21 日、11 月 24 日右眼红痛复发，均以右眼弥漫性巩膜炎为主要表现，伴有剧烈疼痛，不能睁眼。在局部普拉洛芬滴眼液抗感染止痛治疗的同时，改用龙胆泻肝汤合犀角地黄汤为主方加减，每次服用中药 10～14 剂能缓解症状。

2019 年 3 月 13 日右眼红痛再次复发，但眼痛程度较前减轻。眼科检查见右眼充血红肿部位由颞下方变为颞上方，但巩膜血管扩张及压痛均较前明显减轻，同时患者银屑病在山西某家传中医师的治疗下，皮损已经完全恢复正常，病情持续稳定。眼部仍以普拉洛芬滴眼液点眼，继续中药口服治疗。予除风益损汤加白芷、羌活、当归、丹皮、栀子、黄芩、薏苡仁以清热祛风、凉血止痛。先后服

笔记

用 2 周患者病情完全缓解。2019 年 9 月 23 日右眼红痛再次复发，仍为颞上方红痛。追问患者病史，得知其每天在麻将室度日，空气不流通且喜抽烟，嘱患者改变生活方式，戒烟戒酒。用自拟清热利湿方对症治疗，连续治疗 2 周后右眼症状缓解。2019 年 12 月 4 日右眼红复发（图 25 - 2），已无眼痛，自述已未再打牌，仍抽烟。予中药益气升阳除湿方治疗，组方如下：党参 30 g、黄芪 20 g、白术 20 g、葛根 10 g、升麻 6 g、柴胡 10 g、当归 10 g、川芎 20 g、赤芍 20 g、白芷 12 g、麸炒苍术 6 g、桑白皮 10 g、炒黄芩 10 g、防风 10 g、前胡 10 g、薏苡仁 20 g、茯苓 20 g、炙甘草 5 g。7 剂，水煎服，每日 1 剂，分 2 次服用。

治疗 1 周后，患者病情明显缓解，改双氯芬酸钠滴眼液点眼治疗 2 周，眼红痛完全缓解，近 5 个月未见复发。

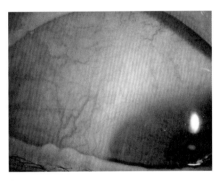

图 25 - 2　患者右眼颞上方结膜充血水肿，功能血管扩张，轻度压痛
（最初发作时患者以颞下方充血水肿为主，并伴有剧烈疼痛）

病例分析

巩膜炎病因尚不清楚，通常与感染、手术和系统性相关疾病相关。由于巩膜主要是由致密的胶原纤维和弹力纤维构成，属于高度分化的纤维结缔组织，因此巩膜炎患者常伴有系统性相关疾病。有

研究报道40%～50%的巩膜炎患者有系统性免疫介导的疾病，主要是结缔组织疾病，包括类风湿性关节炎、系统性血管炎、Wegener肉芽肿病及复发性多软骨炎等，有时甚至可以是风湿免疫病的首要表现，也是引发巩膜炎的最严重和极具破坏性的疾病。因此，对于眼科就诊的浅层巩膜炎及巩膜炎患者，医师要关注患者的全身及眼部临床表现，警惕巩膜病变背后的免疫相关疾病，应详细询问相关病史并进行必要的免疫学检查，以选择适宜的治疗方案。在风湿病相关巩膜病变的诊治过程中，要综合考虑局部及全身的因素，早期诊断，积极控制全身炎症，防止视力下降及眼球破坏的发生。本例患者以虹膜睫状体炎为首发症状，之后巩膜炎双眼交替发作，以右眼为主。5年前发现银屑病，结合相关文献及巩膜炎的发病机制，考虑本例患者巩膜炎由银屑病所致。

银屑病是一种慢性炎症性皮肤病，病程较长，有易复发倾向，典型表现为皮肤红色丘疹、斑丘疹、斑疹，其上覆有多层银白色鳞屑，皮损多发生于四肢伸侧、躯干、头皮、黏膜、指（趾）甲，多在冬季加重。该病发病以青壮年为主，有的病例几乎终生不愈，对患者的身体健康和精神状况影响较大。近年来，对银屑病发病机制的研究取得了较大进展。目前认为，银屑病是一种由多基因遗传决定的、多环境因素刺激诱导的免疫异常性、慢性炎症性、增生性皮肤病，其发生发展与免疫功能失调、血管损伤、信号转导通路紊乱及银屑病相关基因表达失衡密切相关。免疫细胞活化与角质形成细胞分化异常是银屑病发病的关键，遗传、感染、代谢障碍、内分泌异常及其他相关因素，包括外伤、精神、维生素D缺乏和吸烟等均可诱发银屑病易感者发病或使症状加重。

银屑病可侵犯眼部，引起眼部症状，包括眼部银屑病斑块形成，或产生银屑病相关自身免疫性反应。银屑病为上皮异常增生性疾病，因此眼睑及结膜皆是银屑病累及眼部的主要部位，主要表现为干眼、眼睑炎、结膜炎、睑球粘连、角膜炎及葡萄膜炎等。银屑病出现眼部症状的原因不明，银屑素可能是导致局部炎症细胞浸润的因素之一，也可能与银屑病患者角质形成细胞的过度增殖有关。银屑病眼部症状可轻可重，包括刺激、瘙痒、畏光、眼干及流泪等。银屑病眼部受累通常表现为双侧，多发生在银屑病进展期，常与关节病性银屑病并发。有时眼部损害可以是银屑病的首发临床表现，甚至可以是银屑病的唯一表现。银屑病进行期眼部受到刺激，特别是注射、手术等机械性刺激可加重眼部炎症反应。文献报道银屑病并发巩膜炎较少见，多为单眼，表现为弥漫性或结节性巩膜炎，每当全身银屑病皮损在进展期时巩膜炎即复发加重，至静止期则好转或消退。回顾本例患者的发病过程，与之病程、临床表现均符合。目前为止，尚未有任何一种药物能够治愈银屑病或控制复发，但本例患者在外院通过中药调理，2 年多来银屑病病情均稳定，未见复发。

银屑病伴发巩膜炎仍属于中医眼科"火疳"范畴，其发病与肝、肺关系最为密切，多为肝肺郁火不得宣泄，循经上犯熏灼白睛，热壅血瘀而致白睛红赤，眼痛难忍，治疗重在清热泻火、凉血解毒。但不同的是，本病由银屑病诱发，因此辨证论治过程中还需注意银屑病的病机特点，综合分析。中医称银屑病为"干癣""松皮癣""白壳疮"等。多为素体亏虚，复感六淫邪气，搏于肌肤，化热生毒，或情志内伤，气郁化火，外发肌肤而全身出现红色丘疹斑片；热极生风，风盛则燥，肌肤失养，则在红斑上出现多层的白色鳞屑；热盛迫血妄行，轻则皮损出现点状出血；风为阳邪，其性主升、主动，风盛走窜则皮损瘙痒。因此，银屑病病位在血分，血热、血瘀、血燥是贯穿银屑病始终的病机特点。银屑病血热、血瘀

笔记

的病理本质与巩膜炎热壅血瘀、火毒炽盛的病机特点在内涵上是一致的。因此，在治疗上参考巩膜炎之辨证的同时，酌加养血润燥之品即可达到异病同治之目的。

本例患者最初以虹膜睫状体炎起病，之后发展为双眼弥漫性巩膜炎交替发作，以左眼为甚，在表现出皮肤损害、确诊银屑病后的2~3年巩膜炎发作最为频繁，且症状最为严重，多表现为以颞下方为主的全巩膜弥漫性充血，疼痛难忍，畏光流泪，常需戴墨镜就诊。最初行局部糖皮质激素治疗有效，后多需结膜下或球旁注射甲泼尼龙琥珀酸钠联合中药辨证治疗才能控制症状，且往往病情迁延1~2个月。在患者确诊银屑病，并在中药调理下病情逐渐好转的同时，巩膜炎发作次数也逐渐减少，病情开始逐渐减轻，最近数次发作均为右眼，且以浅层巩膜炎为主要表现。在治疗方面，由于负责治疗银屑病的医师告知不能使用糖皮质激素，且患者也自觉用此类药物后病情迁延，因此，近2年患者的治疗均以局部用普拉洛芬滴眼液配合中药口服治疗。同时，患者在我们指导下更改了生活习惯之后，发作次数更少，且每次发作不出半个月病情即可完全消退，更体现了中医药的整体调理优势。

⊕ 专家点评

关于本病的诊断，经历了一个漫长复杂的过程，这也告诉我们一些以眼部为首发症状的全身性疾病尤其是免疫系统疾病，时常难以早期确诊。大多数情况下，一些非感染性葡萄膜炎患者我们都会致力于去寻找可能的、相关联的全身免疫性疾病，而巩膜炎则容易被忽略。患者从2006年虹膜睫状体炎初次发作到2014年表现出皮肤损害并确诊为银屑病有长达将近10年的时间，即使从首次诊断巩膜炎开始计算也有 7 年多的时间。这期间，我们也做过一些常见风湿免疫系统疾病的常规检测，均提示阴性结果。同时，患者也不伴有关节疼痛等银屑病性关节炎或其他银屑病并发症的表现，更加增加了诊断的难度。

对于本病的治疗，患者每次发作虽都能通过中西医结合方法控制住眼部症状，但实际上若能在早期诊断银屑病并发现糖皮质激素类药物可能给患者带来的不良反应，及时调整治疗方案，可能就会缩短患者每次复发的病程，减少患者不必要的痛苦。当然，分析后来患者疗程缩短、病情减轻的具体原因，其可能是多方面的：①患者的银屑病诊断已明确，并在中医的调理下，病情得到根本缓解，近 2 ~ 3 年均无复发；②我们调整了局部治疗方案，不再使用糖皮质激素类药物治疗；③在确诊银屑病之后，我们的中药治疗更有针对性，辨证过程中考虑银屑病对病情的影响，以前我们大多用龙胆泻肝汤和犀角地黄汤为主加减治疗，之后的治疗中我们开始注重养血活血化瘀药物的应用，常在上方基础上加四物汤之类方剂辅助治疗，同时注意顾护正气；④我们帮助患者调整生活方式也起到了重要作用。在与患者的沟通中我们了解到患者以前每天都以打麻将为职业，且常常在狭小又不通风的棋牌室抽烟，之后我们对患者进行宣教，嘱患者一定要戒牌戒烟、适量运动。后来患者接受了我们的建议，改打麻将为钓鱼，近来虽偶有发作，但病情明显减轻，服用中成药龙胆泻肝胶囊即可控制病情。

本例患者的银屑病由一位祖传民间中医治疗并完全控制住病情，虽我们暂不可断言患者银屑病已治愈，但至少近 2 年均未见复发，即使患者自述价格不菲，但细想也是值得。据患者讲述，其最初面诊时 1 年的花费在 30 多万，病情稳定后每年约花费 10 多万元。由此，我们不得不思考的问题是：民间中医的经验该如何继承、知

识产权如何保护、如何保证民间中医获得合理收入的同时又让大多
数患者能够看得起病，使这些疑难病例能得到更好的治疗。只有解
决了这些问题，那些世代相传的民间中医家传秘方才可能走上正确
继承和发扬的道路，否则将会逐渐消失，甚使人痛惜。

病例 26　结节性前巩膜炎

📋 病历摘要

【基本信息】

患者，男，57 岁。以"左眼发红伴眼白生肿物 2 个月"为主
诉于 2019 年 3 月 19 日首诊于我科。

现病史：患者于 2019 年 1 月起无明显诱因出现左眼下方发红，
伴眼白生肿物，疼痛，无视物模糊，无溢泪，无头痛恶心，在当地
医院就诊后，诊断为左眼巩膜炎，予妥布霉素地塞米松滴眼液、普
拉洛芬滴眼液及糖皮质激素口服治疗（具体不详），病情无好转，
后在当地医院予中药治疗自觉病情好转，后因工作关系转诊我院，
要求继续中药治疗。发病以来，神志清，精神可，胃纳一般，夜眠
差，二便无特殊，无明显体重下降。平素易口苦，喜冷饮，大便易
黏，性格容易激动，遇阴雨天自觉肢体困重。刻下症：左眼红痛，
眼白见一颗肿物，舌红苔黄腻，脉数。

既往史：有结核感染病病史，已治愈。

【专科检查】

视力：OD 0.8，OS 0.6；眼压：OD 13.4 mmHg，OS 10.4 mmHg。

左眼下方结膜充血（++），见大小约 5 mm 的肿物隆起，质地硬，伴中央肉芽肿改变，巩膜充血（++），压痛（++），鼻侧胬肉，角膜透明，前房清，晶状体表明见少许色素，小瞳下视盘界清色可，C/D 约 0.3，黄斑中心凹反光可见；右眼无明显异常。

【辅助检查】

左眼 B 超及 UBM 检查见图 26 - 1。

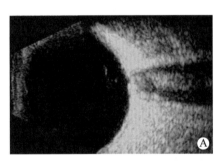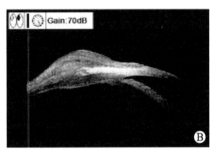

A. 显示左眼玻璃体混浊，后脱离；B. 提示颞下方巩膜局限性隆起，脓肿可能，睫状体水肿。

图 26 - 1　B 超和 UBM 检查

【诊断】

左眼结节性前巩膜炎（火疳之湿热火毒炽盛证）；双眼翼状胬肉。

【治疗经过】

根据中医对结节性前巩膜炎的疾病认识，告知患者平时注意饮食，禁食辛辣刺激之品，保持心情愉快，起居有常。眼部予妥布霉素地塞米松滴眼液、普拉洛芬滴眼液点眼；中药予患者在湖南时服用之中药原方，以清热利湿、行气止痛、化瘀散结为主，组方如下：党参 20 g、当归 10 g、枸杞子 15 g、川芎 15 g、赤芍 15 g、生地黄 15 g、桑白皮 10 g、苍术 15 g、滑石 20 g、黄芩 10 g、防风 10 g、前胡 10 g、白芷 10 g、茯苓 20 g、薏苡仁 20 g、炙甘草 5 g。7 剂，水煎服，每日1剂，分2次服用。

10天后复诊，患者诉治疗1周后病情缓解不明显，且使用滴眼液时出现眼部刺痛，予停局部用药，中药改以清泄肝胆实火，兼清热利湿止痛为主，方用龙胆泻肝汤加减，组方如下：焦栀子10 g、黄芩10 g、柴胡12 g、牡丹皮10 g、当归5 g、生地黄10 g、车前子10 g、泽泻15 g、茯苓20 g、通草10 g、桔梗10 g、白芷10 g、防风10 g、秦艽10 g、生枳壳10 g、广藿香10 g、薏苡仁20 g、炙甘草5 g。

连续服用14剂后患者病情缓解。4月12日复诊，左眼结节明显变小，去生地黄、防风后再口服14剂，左眼红痛缓解，肿物基本消退（图26-2）。

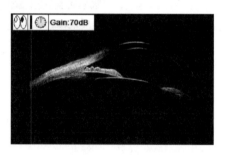

图26-2　患者治疗1个月复查巩膜结节已消退

【预后及随访】

2019年5月29日，患者再次出现左眼眼红不适，但结节已消退，查体见左眼角膜后壁细尘样KP，前房cell（++），瞳孔部分后粘连。舌红苔黄腻，脉弦。考虑左眼急性虹膜睫状体炎，予散瞳合剂球结膜下注射，局部予普拉洛芬滴眼液、1%醋酸泼尼松龙滴眼液及复方托比卡胺滴眼液抗感染、散瞳对症治疗的同时，中药原方治疗，2周后缓解，至今未见复发。

病例分析

　　巩膜炎是发生在巩膜深层组织的慢性炎症，以眼红、眼痛为主要症状，具有持续时间长、易复发、对眼球结构和功能有一定潜在破坏性和致盲性，且常伴有系统性疾病等特点。按照 Watson 的分类方法分为前巩膜炎和后巩膜炎，前巩膜炎又分为弥漫性、结节性、坏死性三种。临床以前巩膜炎常见，占所有巩膜炎患者的 80%~85%，前巩膜炎又以弥漫性巩膜炎最为常见，结节性巩膜炎次之，坏死性巩膜炎最为少见。本病可以发生于任何年龄，但大多数发生在青中年人，男女皆可发病，以女性患者多见，多单眼发病，亦有双眼同时发病或先后发病者。巩膜表层是一层疏松且纤细的纤维结缔组织，富含弹性纤维和较多的血管，并含有丰富的感觉神经纤维，因此巩膜炎发作时可伴有眼部剧烈的疼痛，尤其是坏死性巩膜炎，眼球的触痛、放射痛可波及前额、眉区、颚部、鼻窦；同时伴有表层巩膜及巩膜组织水肿，表层及深层巩膜血管充血。除此之外，巩膜炎还可以引起视力下降、角膜炎、眼压升高、虹膜睫状体炎、白内障及眼底的一些并发症，其中以视力下降最为常见。

　　巩膜炎的发病机制不甚明了，可能与内源性免疫复合物引起免疫反应有关，病理学检查也表明巩膜炎是一种局限性肉芽肿性血管炎症，是以细胞浸润、胶原破坏、血管重建为特征的巩膜基质层炎症。本病的治疗通常以局部使用糖皮质激素及非甾体消炎药滴眼液为主，病情严重者可予球周注射或全身使用糖皮质激素，但对于反复发作、症状顽固的患者仍然难以奏效，需要口服免疫抑制剂治疗。但本例患者曾先后予妥布霉素地塞米松滴眼液、普拉洛芬滴眼液及糖皮质激素口服治疗（具体不详），病情无好转，后在当地医

177

院予中药治疗自觉病情好转，但因工作关系转诊我院，要求继续中药治疗。

巩膜炎属于中医学"火疳"范畴，多为邪火乘肺，热毒火邪自内而发，上攻气轮郁结所致。《审视瑶函》曰："目为窍至高，火性向上，最易从窍出。"因此，眼易受火热毒邪侵袭而致病。本病初期病性以实证居多，恢复期及后遗症期以虚实夹杂为多。火疳之轻症可无后患，视力无损，其病位在白睛里层之表浅处；火疳之重症则危害较大，愈后常遗留白睛青蓝、白膜侵睛，也可波及黑睛和黄仁，变生他证，甚至可造成失明。本病或为肺热郁火不得宣泄，气滞血瘀，结而为疳，发于白睛，或素有痹症，风湿热邪郁于经络，循经上犯白睛；至于反复发作，多与肺热伤阴，虚火上炎，上攻白睛有关。还有学者基于《灵枢·九针论》"肝主筋"、《素问·痿论》"肝主身之筋膜"的理论，认为巩膜由致密而相互交错的胶原纤维组成，其性坚韧，和肌腱、韧带组织相似，类似筋，故应从肝论治，多为肝经实火上炎，熏蒸白睛或热壅血瘀，局部结节隆起，或为肝火偏盛，影响肺气清肃之证，即肝火犯肺之证。

本例患者在来我院就诊前已经发病数月，自述曾有结核感染病史，已治愈。患者就诊时仍眼红、眼痛，眼白下方局部隆起肿物，眼科检查左眼结膜充血，巩膜血管弥漫性充血伴颞下方结节样隆起，推之不动，压痛明显，角膜及眼前节无其他阳性体征，UBM提示颞下方眼球壁局部增厚隆起，回声不均，巩膜实质内回声减弱。B超及OCT均未见其他阳性体征，故考虑左眼结节性巩膜炎。需要注意的是，本病并非浅层巩膜炎之结节型，后者以巩膜浅层血管充血伴结节为主要表现，结节推之可动，一般无压痛，局部滴10%盐酸去氧肾上腺素滴眼液后巩膜血管充血可消退，有助于两者鉴别。患者眼红、眼痛、舌质红、苔黄腻，为湿邪郁久化火，火性炎上，壅遏肺气，攻冲上目，且热为阳邪，主升主散，热甚则迫血妄行，热极消耗津液，灼伤阴血，血郁而成瘀，气滞血瘀，故患眼疼痛、白睛充血，伴发结节，故治疗以清热除湿止痛、化瘀散结为要。遵原治疗方案服药1周，病情缓解不显，考虑肝火夹湿犯肺证，予龙胆泻肝汤为主方清泄肝胆实火，兼清热利湿止痛，之后患者病情缓解。2个月后再次出现左眼眼红不适，但结节已消退，查体见左眼角膜后壁细尘样KP，前房cell（＋＋），考虑左眼急性虹膜睫状体炎，中药守原方治疗2周，症状缓解，至今未见复发。

🗂 专家点评

结节性前巩膜炎临床以局限性、充血性结节样隆起为特征，病程短者一般症状持续数周到数月，长者可达数年，浸润吸收后巩膜会变薄，呈现暗紫色或瓷白色，也有形成巩膜局部膨隆或葡萄肿的患者。多数的患者可多次复发，长期在同一部位反复发作可使局部巩膜变薄。本病在前巩膜炎中发病率及症状严重程度均居中位，因此临床并不多见，但往往病情迁延，症状较重。本例患者发病症状较重，病情迁延长达数月，在好转后又伴发急性虹膜睫状体炎，且发作症状较重。由于巩膜炎与虹膜睫状体炎均为免疫性炎症，在结构上相互连属，理论上均可出现相互影响的情况。实际上患者首次UBM检测时已提示睫状体水肿，只是未出现相关葡萄膜炎体征。文献报道巩膜炎可伴发虹膜睫状体炎，但多与全身疾病导致的免疫功能异常有关，且40%的结节性巩膜炎患者可伴有全身性疾病，但本例患者既往并无全身免疫系统疾病病史。文献报道巩膜炎患者可合并有结核感染，但本例患者虽有结核感染病史，其巩膜炎及虹膜睫状体炎的发病是否跟结核有关尚不确定。

　　本例患者在前期使用糖皮质激素及非甾体消炎药类滴眼液疗效不佳，病情反复，后寻求中药治疗症状缓解，在我科以纯中药治疗下结节完全消退，进一步证实中医药治疗本病有一定的优势。一般来讲，中医学认为结节为湿痰聚结的表现，湿邪困阻脾阳，聚津为痰，或脾失健运，水湿不化，停聚为痰，痰气交阻，气滞血瘀，聚为结节。加之肺热郁火或肝火犯肺，上攻白睛，热邪壅滞于结节，发为本病。因此，治疗重在清泄肝胆实火或肺经郁热，兼以除湿止痛，化瘀散结。多用泻肺汤、还阴救苦汤、散风除湿活血汤、养阴清肺汤、丹栀逍遥散、三仁汤等对症治疗。明代傅仁宇在《审视瑶函》中也强调："清凉调治无疑惑，免致终身目不明。"反复发作者，当注意扶正与祛邪兼顾。患者后期出现虹膜睫状体炎，说明本病之病位首要在肝，治疗当更加注重清泻肝胆实火，故以龙胆泻肝汤为主方治疗更为恰当，疗效也更满意。因此，临证时当根据四诊资料详加审查，审证求因，病证结合，才能谨守病机，相得益彰。

病例 27　中间葡萄膜炎

病历摘要

【基本信息】

　　患者，女，13 岁。以"双眼视物模糊 1 周"为主诉于 2014 年 5 月 2 日首诊于我院。

现病史：患者自 2014 年 4 月出现双眼红伴视物模糊，在当地医院诊断为虹膜炎，治疗后眼红、视物模糊好转（具体不详）。2014 年 5 月，患者再次出现双眼眼红、视物模糊，伴畏光、眼球转动痛，偶有酸胀，无流泪及分泌物增多等，自行点眼药水无缓解（具体不详），且症状逐渐加重，遂转至我院葡萄膜炎专科就诊，诊断为中间葡萄膜炎，予口服泼尼松片 40 mg/d，眼部氯替泼诺混悬滴眼液、普拉洛芬滴眼液及复方托吡卡胺滴眼液以抗感染、散瞳等对症治疗，但患者逐渐出现胃脘不适、反酸、夜间出汗、手心发热、入睡困难等激素不良反应，建议中药治疗，转至我科就诊。发病以来，神志清，精神可，生命体征平稳，二便无特殊。刻下症：双眼视物模糊，伴眼红、眼痛、畏光，无视物变形、视物遮挡等不适症状，舌红，苔微黄腻，脉弦数。

既往史：体健，否认食物、药物过敏史。

【专科检查】

视力：OD 0.8，OS 0.5；眼压：OD 11.9 mmHg，OS 11.9 mmHg。双眼结膜睫状充血（++），角膜后见细尘样 KP（++），cell（+），前房清，周边前房深度 >1/2 CT，瞳孔圆，直径约 3 mm，对光反射迟钝，晶状体透明，散瞳后玻璃体见团块状混浊，视盘界清、色淡红，C/D 约 0.3，血管走行可，动静脉比约 2∶3，黄斑中心凹反光存在，后极部视网膜平伏。

【辅助检查】

实验室检查：CRP、ESR、ASO、RF 均正常，ANA 系列（－），HIV（－），RPR（－），HLA-B27（－）。TROCH 全套提示 HSV-I/HSV-II-IgM（+），CMV-IgM（+）。

特殊检查：双眼黄斑 OCT 未见明显异常（图 27 - 1），双眼 FFA 见图 27 - 2，双眼 UBM 见图 27 - 3。

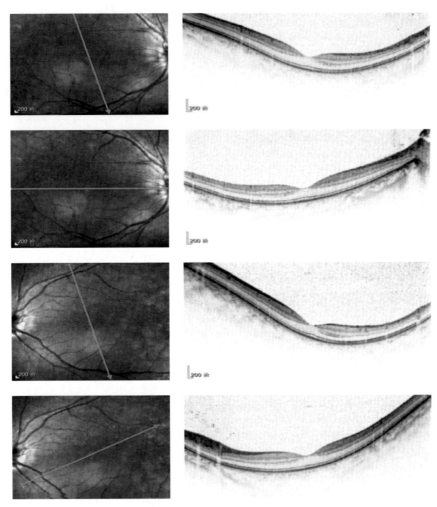

图 27 - 1　双眼黄斑 OCT，可见双眼视网膜前细小颗粒，
黄斑区视网膜形态尚可

【诊断】

双眼中间葡萄膜炎（云雾移睛之肝火上炎证）。

【治疗经过】

结合患者症状、体征，在继续原治疗方案的同时，患者遵葡

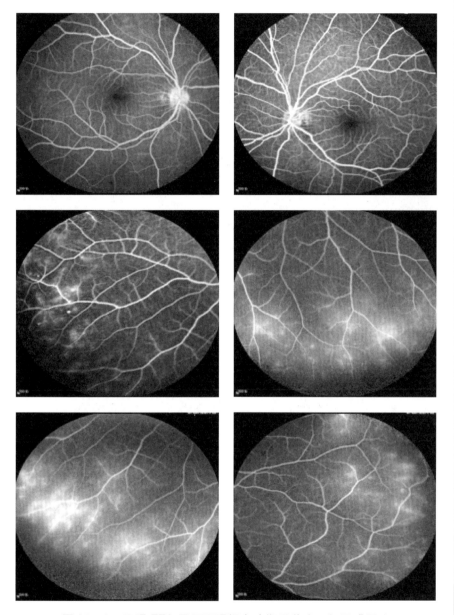

图 27 -2　双眼 FFA 显示双眼视盘晚期强荧光，视网膜周边
毛细血管扩张渗漏，提示双眼葡萄膜炎

萄膜炎专科建议行双眼周边视网膜激光光凝术，中药予知柏地黄

汤合柴苓汤加减治疗，以滋阴清热、疏肝利水立法，组方如下：

知母 10 g、黄柏 10 g、牡丹皮 10 g、当归 10 g、焦栀子 10 g、柴胡

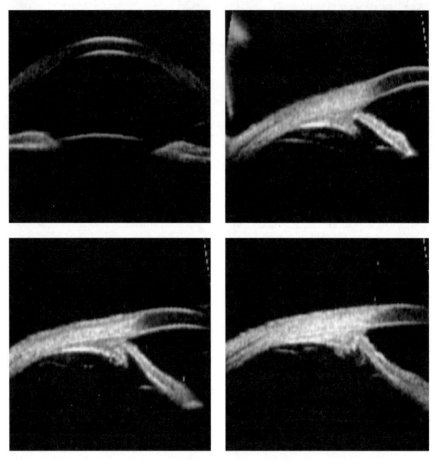

　　检查显示右眼前房内探及散在点状回声，双眼基底部玻璃体腔内探及少量
点、条状回声（右眼较多），右眼睫状体回声较左眼增厚。

图 27 -3　双眼 UBM 检查

10 g、茯苓 20 g、麸炒白术 20 g、陈皮 6 g、赤芍 10 g、白芍 10 g、
泽泻 20 g、炒车前子 20 g、川麦冬 10 g、天冬 10 g、炙甘草 5 g。
7 剂，水煎服，每日 1 剂，分 2 次服用。

　　以此方为基础，加减治疗 1 个月后，患者胃脘不适、夜间出汗
及入睡困难逐渐好转，但出现乏力头晕、满月脸、体重增加，遂予
益气升阳除湿、疏肝理气治疗，方用补中益气汤合柴胡疏肝散

加减，组方如下：黄芪30 g、党参20 g、陈皮6 g、茯苓30 g、白术20 g、升麻9 g、柴胡9 g、枳壳6 g、白芍12 g、泽泻20 g、车前子20 g、知母10 g、黄柏10 g、地黄10 g、甘草3 g。7剂，水煎服，每日1剂，分2次服用。

治疗2周后，患者病情渐趋稳定，后逐渐出现面部粉刺增多，先后以知柏地黄汤合五味消毒饮、丹栀逍遥散、柴苓汤等为主方加减治疗。至2015年3月行FFA（图27-4），提示仅颞下周边视网膜光凝斑区内些许毛细血管渗漏，泼尼松减量至10 mg/d维持治疗，但玻璃体始终见少量炎症细胞，继续泼尼松维持治疗，眼部根据炎症情况调整用药量及用药次数。2015年12月再次行FFA（图27-5），提示双眼视网膜周边血管无渗漏，予停用泼尼松及眼部用药。

2015年12月28日，患者再次出现双眼转动痛、眼红等不适，建议再次予泼尼松大剂量口服治疗，患者家属因担心长期服用激素会产生不良反应，要求仅中药治疗。在眼部继续予1%醋酸泼尼松龙滴眼液、普拉洛芬滴眼液及复方托吡卡胺滴眼液等对症治疗的同时，先后予龙胆泻肝汤、丹栀逍遥散、知柏地黄汤等辨证治疗，患者病情逐渐好转。至2016年6月，偶见角膜细尘样KP，玻璃体炎症细胞已消退，FFA提示（图27-6）左眼视网膜周边少量血管渗漏。因患者学业繁重，停用中药汤剂，改知柏地黄丸或辅以羚羊角颗粒维持治疗，病情稳定。此后患者每1~2个月复查，角膜后时有少量细尘样KP，但病情平稳，至2017年7月出现持续KP及少量前房炎症细胞，予中药丹栀逍遥散加减间断性服用2个月后，炎症消退。

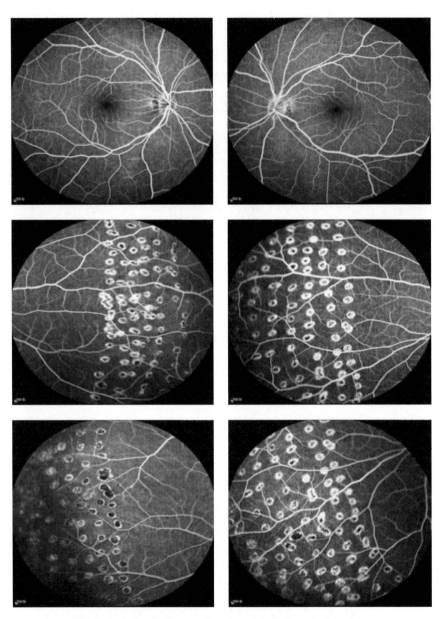

图 27-4　2015 年 3 月 FFA 提示光凝区散在血管渗漏

【预后及随访】

　　自 2017 年 9 月之后患者每 1~2 个月复查一次，角膜后时有少量细尘样 KP，前房及玻璃体炎症细胞均已消退，2018 年 9 月后患者在外地上大学，仍坚持每半年至我科复查一次。自 2018 年至

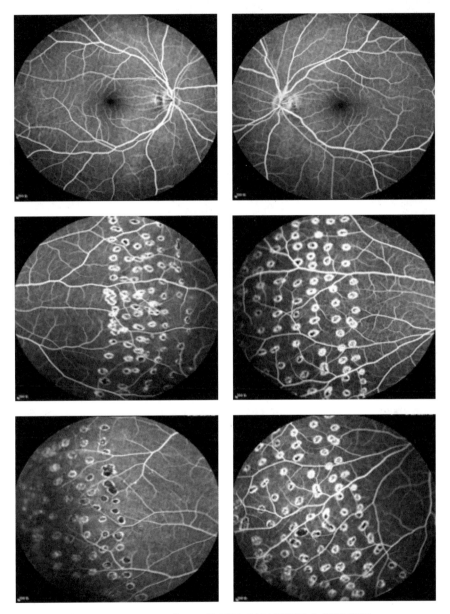

图 27 -5　2015 年 12 月 FFA 提示视网膜血管无渗漏

今 2 年多病情均持续稳定，眼部未见 KP，前房及玻璃体炎症细胞消退。偶觉双眼疲劳，予七叶洋地黄双苷滴眼液对症治疗，症状皆可缓解。

笔记

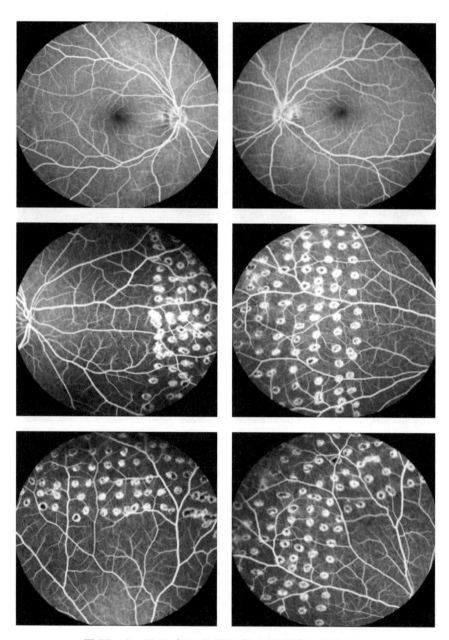

图 27 −6　2016 年 6 月 FFA 提示视网膜血管无渗漏

病例分析

中间葡萄膜炎是一种主要侵及前部玻璃体、睫状体扁平部及周边部脉络膜和视网膜血管的慢性炎症性和增殖性疾病，常侵犯 40 岁以下人群，主要临床表现为玻璃体炎症、周边部视网膜血管病变、囊样黄斑水肿（cystoid macular edema，CME）和后囊白内障。本病病因及发病机制不清，可能是一种特发性自身免疫性炎症，少数与类肉瘤病、多发性硬化、炎症性肠病、特发性视神经炎或某些感染如莱姆病、结核病、梅毒性视网膜炎、弓蛔虫病相关。本病临床并不少见，文献报道占葡萄膜炎的 6.4%，内因性葡萄膜炎的 11%，在眼科发病率居第三位。由于本病发病隐匿，临床表现复杂，或对本病重视不够、认识不足及检查不全面等，临床容易误诊、漏诊。我们发现本病患眼主要表现为前部玻璃体炎性混浊、周边部视网膜血管炎症或出血，由于直接检眼镜不易发现周边部葡萄膜病变，当屈光间质混浊时更易于误诊为玻璃体混浊、玻璃体积血、黄斑水肿、视网膜血管炎、虹膜睫状体炎等并发症。本病预后较好，90.9% 的患者视力达 0.6 及以上，但约 33% 的患者容易复发。本例患者即出现了多次复发现象。

中间葡萄膜炎起病缓慢隐匿，多数表现为单眼或双眼视物模糊、眼前黑影飘动，视力轻度或中度下降，常不伴有眼红、眼痛或畏光等前葡萄膜炎刺激症状。眼部检查时结膜睫状或混合充血少见，常不伴或仅有轻微的前房炎症，角膜后沉着物较少。玻璃体炎症和混浊是其特征性表现，散瞳后裂隙灯显微镜检查可见玻璃体内尘埃状或团球状混浊，黄白色炎性渗出物可聚集成球状，漂浮于玻璃体下方，部分可聚集成斑块状覆盖于睫状体扁平部，称之为雪堤样混浊，严重者可看不清眼底。周边部视网膜血管常受累，多见下方周边部视网膜静脉血管迂曲扩张、视网膜新生血管形成，严重者可导致玻璃体积血。部分患者可出现囊样黄斑水肿甚或视盘水肿，反复发作或长时间应用激素患者还可并发白内障。文献报道本病出

笔记

现视盘水肿的概率约为 66%，出现周边部视网膜血管病变的概率约为 47%，出现黄斑水肿的概率为 28%～50%。本例患者视盘、周边视网膜血管均有波及，同时还出现了并发性白内障，但没有出现黄斑水肿。眼部 B 超、UBM、OCT、FFA 等检查有助于进一步明确诊断。此外，实验室检查如类风湿因子、血沉、抗核抗体、HIV、梅毒、结核等检查有助于诊断及鉴别诊断。

中间葡萄膜炎根据其临床表现的不同，分属于中医学"瞳神紧小""云雾移睛""视瞻有色"范畴，主要与"云雾移睛"有关。《审视瑶函》谓："自见目外有如蝇蛇、旗旆、蛱蝶、绦环等状之物，色或青黑粉白微黄，看在于眼外空中飞扬缭乱，仰视则上，俯视则下也。"《眼科心法要诀》曰："怒伤肝胆，令脑邪热冲入目中，致成此障，久则变为瞳神细小。"《张氏医通·七窍门》提到："相火强搏肾水，肝肾俱伤，元气衰弱，不能升运精汁，以滋于胆，胆中之精有亏，所输亦乏，故瞳神亦日渐耗损。"因此，本病与肝胆气郁化火，肝胆湿热上蒸或脾虚痰湿阻滞，火热灼伤血络，血瘀水停，或肝肾不足，气血亏虚有关。郁怒伤肝，肝胆郁热化火，上攻黄仁，火郁目窍；脾虚痰湿内蕴，郁久化热，湿热浊气上泛，目中清纯之气被扰；肝郁化火或阴虚火旺，灼伤血络，血灌瞳神后部；或肝肾不足，气血亏虚，神膏失养，而见视物昏花、眼前暗影飘动。临证需辨别具体病因病机，随证治之，方可取得较好疗效。总体来讲，本病发病隐匿，症状轻微，但病程日久，所以既有邪气不盛的一面，也有正气不足的一面，常常表现为正虚邪恋的病理状态。治疗时祛邪常从除痰湿、消瘀滞、清肝热着手，扶正多以补肝肾、益气血为重。同时，病程日久，患者情绪急躁易怒，需注意养血调肝、调畅情志。

专家点评

　　中间葡萄膜炎临床并不少见，且发病年龄较轻，病情轻重不一，经常见到一些不愿长期服用激素、担心激素不良反应、爱美心切的年轻患者寻求中医治疗。非感染性葡萄膜炎总体上来讲为机体自身免疫功能紊乱所致，从中医来讲就是机体的阴阳平衡被打破。中医药治疗本病能获得较好疗效，大部分患者从体质调理入手，可以避免使用口服激素治疗，即使使用也可以通过调理脏腑平衡，减轻激素导致的不良反应。中医认为玻璃体炎症细胞雪球状混浊与睫状体平坦部雪堤样病变类似于湿、痰，而视网膜炎症渗出是血化为水的病理过程，因此本病总体上来讲是各种原因导致的水湿痰饮及瘀血等病理产物在体内集聚及气血津液代谢失常，故与肝主调畅气机、脾主运化水液、肺主通调水道、肾主水液的功能失调关系最为密切。临证常常根据不同脏腑在疾病发生过程中的不同作用，可分别应用三仁汤、甘露消毒丹、丹栀逍遥散、血府逐瘀汤、知柏地黄丸等加减治疗。临证中也可以根据疾病不同阶段的病机特点，分期治疗。大抵早期以清热利湿、清肝泻火或健脾化痰为主，中期以疏肝健脾、养血活血为主，后期以养肝肾、调气血为主。

　　由于本病易于复发，故在患者眼部体征消退之后需要注意患者体质状况的调养，在我们的临床观察中，发现大部分此类患者属于阴虚火旺型体质，因此平素应少吃辛辣刺激及寒凉伤胃之品，适当运动，少熬夜，保持心情舒畅。同时，可以吃一些滋补养阴的药食同源食物，对于减少本病的复发也很有好处。本例患者每每在期末考试之前，病情易于发作，这与情绪紧张、肝郁化火或阴虚火旺不无关系，但因患者每次发作病情不重，除玻璃体混浊外，每次出现

191

弥漫性、细尘样 KP 是其显著特点。尽管数次 FFA 检查均提示周边视网膜血管渗漏，但因未出现黄斑水肿而不影响中心视力，故均未应用糖皮质激素口服治疗。随着年龄增加，患者上大学后学习压力的减轻、良好饮食起居等生活习惯的养成，使其自身免疫功能逐渐恢复平衡，近 2 年均无再次发作，再次印证了疾病"三分治、七分养"的道理。

病例 28 青光眼睫状体炎综合征

病历摘要

【基本信息】

患者，女，48 岁。以"右眼眼红伴眼胀、视物模糊反复发作 4 年余"为主诉于 2014 年 11 月 18 日首诊于我院。

现病史：患者于 2010 年 9 月首次发作右眼视物模糊伴眼胀，就诊于当地医院，诊断为右眼青光眼睫状体炎综合征，予糖皮质激素滴眼液及降眼压药治疗后（具体不详），症状缓解。此后右眼反复发作眼红眼胀伴视物模糊，发作时药物能控制，停药后很快复发，且症状逐渐加重，发作时眼压达 53 mmHg，遂就诊于我院青光眼专科，在完善相关检查后继续予 1% 醋酸泼尼松龙滴眼液抗感染、酒石酸溴莫尼定滴眼液降眼压对症治疗。患者希望通过中药调理稳定病情，遂至我科就诊。发病以来，神志清，精神可，生命体征平稳，二便无特殊。刻下症：右眼视物模糊，伴眼红、眼胀，无视物变形、视物遮挡等不适症状，舌红，苔微黄腻，脉弦数。

既往史：体健，否认食物、药物过敏史。

【专科检查】

视力：OD 0.9，OD 0.9；眼压：OS 16.4 mmHg，OS 15.2 mmHg。右眼结膜睫状充血（++），右眼角膜后见数粒羊脂状 KP（++），前房清，周边前房深度 >1/2 CT，瞳孔圆，直径约 3 mm，晶状体透明，玻璃体轻度混浊，视盘界清色红，C/D 约 0.3，血管走行可，动静脉比约 2:3，黄斑中心凹反光存在，后极部视网膜平伏。

【辅助检查】

1. 实验室检查：CRP、ESR、ASO、RF 均正常，ANA 系列（-），HIV（-），RPR（-）。TROCH 全套提示 HSV-I/HSV-II-IgM（+），CMV-IgM（+）。

2. 辅助检查：右眼前节照相、右眼黄斑 OCT、右眼 UBM 见图 28-1、图 28-2 和图 28-3。

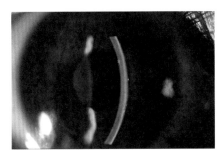

图 28-1　右眼前节照相，见角膜上皮缺失、羊脂状 KP

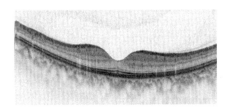 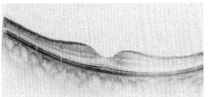

图 28-2　右眼黄斑 OCT，未见异常

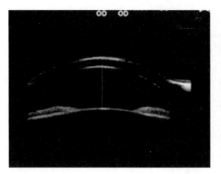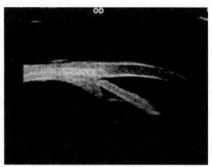

图 28 - 3　右眼 UBM，未见异常

【诊断】

右眼青光眼睫状体炎综合征（青风内障之肝胆湿热证）。

【治疗经过】

患者局部继续予 1% 醋酸泼尼松龙滴眼液抗感染，酒石酸溴莫尼定滴眼液、布林佐胺滴眼液降眼压治疗，考虑患者炎症极易复发，往往在本次炎症尚未完全退却的情况下，眼压再次升高，角膜后羊脂状 KP 再次出现。同时，由于患者长期右眼患病，睡眠质量愈发变差，往往凌晨 3 点就醒来难以入睡。根据患者全身状况，中药以清肝利胆、疏肝解郁立法，方用丹栀逍遥散合温胆汤加减，组方如下：柴胡 10 g、麸炒白芍 10 g、当归 10 g、生地黄 10 g、牡丹皮 10 g、焦栀子 10 g、胆南星 10 g、钩藤 10 g、天麻 10 g、制远志 10 g、白术 20 g、枳壳 10 g、法半夏 10 g、陈皮 10 g、炙甘草 5 g。7 剂，水煎服，每日 1 剂，分 2 次服用。

以此方为基础随症加减，间断服用上方 21 剂，并配合局部点眼治疗半年后，至 2015 年 4 月，患者右眼眼红、眼胀缓解，睡眠有所改善，但仍然时有复发。另外，患者双眼 UBM 示房角阻滞，并于 2015 年 4 月 7 日行双眼 LPI 治疗。

【预后及随访】

2015 年 9 月，患者症状稳定 4 个月后再次复发，在当地医院眼压及炎症控制不佳的情况下，再次至我院就诊。仍诉睡眠欠佳，中药以健脾祛湿立法，予柴苓汤加减，组方如下：茯苓 20 g、法半夏 10 g、陈皮 10 g、柴胡 10 g、麸炒枳壳 10 g、麸炒白术 20 g、赤芍 10 g、麸炒白芍 10 g、当归 10 g、炒车前子 20 g、炙甘草 5 g、牡丹皮 10 g、赤芍 10 g、焦栀子 10 g、决明子 20 g。7 剂，水煎服，每日 1 剂，分 2 次服用。

在服用 1 周后患者自觉睡眠有所改善，停止中药治疗。此后患者症状又呈现出反复发作状态，在接受抗感染、降压治疗且病情尚未稳定的情况下，炎症再次复发，考虑病毒感染可能，予行 TROCH 五项检查，结果如前所示。如此反复 3 个月未见好转，患者至当地医院就诊，建议口服抗病毒药物治疗，患者权衡再三，接受治疗方案并口服阿昔洛韦片 1.0 g/d 共持续 1 年。患者间断至我院复诊，病情仍然呈反复发作状态，至 2017 年 5 月患者停止口服抗病毒药物治疗。

2017 年 6 月，病情再次复发，患者再次至我院就诊，在抗感染、降眼压治疗的同时，病情仍反复发作。2018 年 7 月开始在原治疗方案的基础上加用配制的 2% 更昔洛韦滴眼液局部抗病毒治疗，同时配以原中药方治疗 2 个月后病情稳定。之后分别于 2018 年 11 月、2019 年 6 月、2019 年 11 月症状再次复发，同时由于患者长期使用糖皮质激素滴眼液，并发性白内障逐渐加重，持续原治疗方案治疗 26 周病情控制稳定后，于 2020 年 1 月行右眼抗青光眼及白内障手术治疗，出院时以黄连温胆汤调理睡眠。至今患者病情尚稳定，未发作（图 28 - 4）。

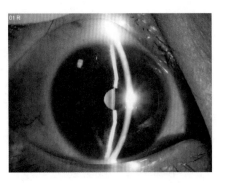

图 28 - 4　患者病情稳定时右眼前节照相

病例分析

　　青光眼睫状体炎综合征（简称青－睫综合征）也称 Posner-SchlMsman 综合征，是一种反复发作的单眼青光眼合并睫状体炎综合征。本病多发生于青壮年（20~50 岁，60 岁以上发病率为 5%），男性较多见，常单眼发病，偶见双眼发病者。其临床特点是发病时出现轻度眼部不适，眼痛眼胀，视力可正常或轻度下降；眼前节检查可见少数孤立分布的羊脂状 KP，瞳孔略大，不发生虹膜周边前粘连或虹膜后粘连，房角开放，视盘及视野检查正常。发作时眼压明显升高，可达 40~60 mmHg，高眼压持续时间一般在 3 周内，少数延续 1~2 个月。发作时 KP 为羊脂状，多较为粗大，也可见细小灰白 KP，无色素，常 1~10 个不等，眼压恢复正常后数周至数月 KP 可消失，也可长期存在。本病为自限性疾病，症状轻微，总体预后好，每次发作间隔时间可为数日至 1~2 年。但严重病例若长期反复发作，或每次发作时间过长，持续高眼压状态下可出现青光眼性视盘及视野改变。同时，本病若与原发性开角型青光眼（primary open-angle glaucoma，POAG）并存，也可出现青光眼性

笔记

视神经及视野的损害。此外，发作时间长、反复使用糖皮质激素治疗的患者还可并发白内障，从而进一步加重视力损伤。

本病发病原因尚不十分清楚，可能与过敏因素、微生物感染、自主神经功能紊乱、免疫功能紊乱、睫状血管神经系统反应异常和房角发育异常有关。目前临床对青光眼睫状体炎综合征研究最多的学说是微生物感染学说，推测水痘－带状疱疹病毒、单纯疱疹病毒与本病关系不大，幽门螺杆菌感染可能与本病发病及视神经病变有关，巨细胞病毒感染被认为是本病最有可能的病因。有文献报道，超过50%的青－睫综合征患者存在前房巨细胞病毒感染，眼压明显高于巨细胞病毒阴性的青光眼睫状体炎综合征患者，反复发作时可诱发巨细胞病毒性角膜内皮炎，故推测青光眼睫状体炎综合征最可能感染的病毒为巨细胞病毒。病毒通过直接侵犯或诱发免疫应答造成眼前段炎症反应，炎症细胞在小梁网的沉积堵塞及房水黏性增加导致房水循环障碍，从而引起眼压升高。病毒也可以直接损伤小梁网，引起小梁网本身炎症及水肿，导致眼压升高。因此，目前最可能的假说是青光眼睫状体炎综合征是病原微生物感染（尤其是巨细胞病毒感染）等外部因素，加上自身免疫和内分泌等机体内环境改变及基因易感性等自体素质等多因素共同作用的结果。目前青光眼睫状体炎综合征的治疗主要是对症治疗，以滴眼液控制炎症、降低眼压为主，眼压不能控制时可行抗青光眼手术治疗，但手术不能预防炎症再次发作。本例患者抽血检测及房水检测 HSV/CMV IgM 抗体均为阳性，但 IgG 阴性，并不能确定具体病因。

本病属于中医学"瞳神紧小""绿风内障"、妇女"行经目痛"等范畴。其病因病机主要与风、火、痰、郁、虚所致的目窍不利，玄府闭塞，眼中气血阻滞，津液畅通受阻，即神水瘀滞，眼压升高有关，并每遇劳累、情绪波动加重。本病为外感风湿热邪，上攻头

笔记

目或挟肝火上炎；或肝经郁热，经行时复感受风邪，风热相搏，上攻于目；或肝经郁热，邪热炽盛，上攻头目；或情志内伤，肝郁气滞，气火上逆；或脾湿生痰，郁久化火生风，痰热风火上攻；或素体虚弱，肝血不足，经来则肝血更亏，目失濡养；或久病伤阴，肝肾亏虚，虚火上炎，反复发作。故实证多责之于外感风湿热邪、内有肝胆郁热或脾湿生痰、火热动风；虚证多责之于肝血不足或肝肾两虚。故治疗重在调理肝、脾、肾之脏腑虚实，以恢复目中玄府气机通利，使气血津液之运行畅通；或使目中气血充和，目得濡养，神水条畅。处方可据病因之不同或予龙胆泻肝汤清肝泻火或丹栀逍遥散养血调肝，兼清郁热；或三仁汤等清利三焦湿热；或知柏地黄丸以滋补肝肾。

专家点评

青-睫综合征临床诊断并不困难，但近年来发病率越来越高，且患者发病频率也越来越高，甚至出现前一次病情尚未完全缓解又再次复发的情况，同时合并视神经和视野损害及开角型青光眼的患者也越来越多。虽然已有部分抗病毒药物用于本病临床治疗，但疗效尚不确定，长期服用抗病毒药物还可带来不同程度全身不良反应。本例患者即属于临床上频繁发作极为典型的病例，一度怀疑病毒感染，坚持服用1年时间的抗病毒药物亦不能阻止病情复发，同时因长期应用糖皮质激素滴眼液点眼，已经出现明显的并发性白内障。同时，随着病情的持续进展，患者情绪急躁，容易失眠，睡后易醒，睡眠质量极差。我们从中医学急则治标、缓则治本的整体思路出发，基于本病的病因病机特点，先后在发作期根据不同的伴随症状，运用过半夏白术天麻汤、温胆汤、丹栀逍遥散等以缓解患者眼部症状，减轻眼部炎症治其标；在病情缓解期予丹栀逍遥散合四君子汤、知柏地黄丸等以调理肝脾、补益正气、滋补肝肾治其本。患者总体上在服用中药期间病情相对更容易控制，病情反弹频率和严重程度也更低，一方面，这表明中医药治疗病毒性、免疫性疾病本身具有较大优势；另一方面，这也说明睡眠及体质状况对本病的预后也具有重要的影响，在通过中药调理睡眠改善的情况下，病情更容易趋于稳定。

　　由于患者本身在医院工作，有较为便利的就医条件，但仍然呈现出反复发作的特点，说明本病的具体原因及发病机制并不明了，部分患者症状极其顽固且容易反复，本例患者即为典型。临床上我们还发现一些年龄在 60 岁以上、并不是本病好发年龄的患者，出现发病和极其频繁的复发。总体上，中医综合分析、辨证论治在治疗本病上具有一定的优势，既可以通过调理改善患者体质状况，以达到减少本病复发的目的；又可以在急性发作期通过治疗来缩短病程、减轻症状。同时，中医药在改善患者生活质量方面也有优势，根据我们观察，此类患者除了睡眠质量差等问题外，还常出现急躁易怒、眩晕等全身症状，而通过中医药的合理辨证论治，可以较好地改善症状，提高生活质量，也有助于病情稳定。如本例患者在后期除了睡眠不佳外，还出现情绪急躁及头晕、眼眶疼痛等，故我们以丹栀逍遥散、温胆汤为主方适当加减应用，在缓解患者情绪、减轻全身症状方面，也起到了较好的作用，体现了中医药注重辨证论治、从整体认识疾病的病证结合诊疗模式的优势。

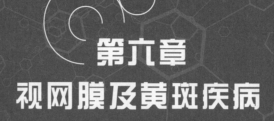

第六章
视网膜及黄斑疾病

病例 29　中药治疗中心性浆液性脉络膜视网膜病变长期不愈

病历摘要

【基本信息】

患者，女，43 岁。以"右眼黑影遮挡 4 个月，视物变形 1 个月"为主诉于 2019 年 12 月 14 日首诊于我科。

现病史：4 个月前患者无明显诱因出现右眼眼前黑影遮挡，无暗影飘动，无眼红、眼痛，无视物变形，无恶心、呕吐等不适症状，当地医院诊断为右眼中心性浆液性脉络膜视网膜病变（central serous chorioretinopathy，CSC），先后在当地医院及上海某专科医院予中药汤剂、活血化瘀中成药、神经营养药及多种维生素类药物对症治疗 3 个月，患者自觉黑影遮挡症状无明显好转。1 个月前出现右眼黑影变大，伴视物变形，余无不适症状，为求进一步诊治就诊于我科。发病以来，神志清，精神可，生命体征平稳，二便无特殊。刻下症：右眼视物黑影遮挡，外眼无特殊，舌淡，苔白滑腻，脉滑。

既往史：体健，否认高血压、糖尿病等慢性病病史。否认药物过敏史。

【专科检查】

视力：OD 0.4，OS 0.8；眼压：OD 13.2 mmHg，OS 12.8 mmHg。双眼结膜无充血，泪河窄，角膜尚透明，前房深清，虹膜纹理清，瞳孔圆，直径约 3 mm，对光反射正常，晶状体透明。眼底：双眼视盘界清色红，C/D 约 0.3，血管走行可，动静脉比约 2∶3；右眼黄斑区视网膜可见盘状隆起，约 1.5 PD 大小，周围可见反光晕，黄斑中心凹反光未见；左眼后极部视网膜平伏，黄斑反光存。

【辅助检查】

右眼黄斑 OCT 见图 29 - 1，右眼眼底照相见图 29 - 2，外院治疗 4 个月黄斑 OCT 见图 29 - 3。

【诊断】

右眼中心性浆液性脉络膜视网膜病变（视瞻昏渺之脾虚湿泛证）。

【治疗经过】

告知患者注意休息，戒烟酒，给予中药益气升阳利水，方用

笔记

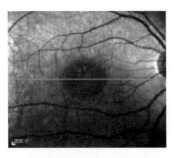
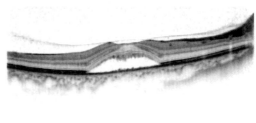

示右眼黄斑区视网膜神经上皮层与视网膜色素上皮（retinal pigment epithelium，RPE）层脱离，脱离腔内光感受器反射延长且粗糙，RPE 层反射粗糙且隆起。水肿高度：2401 μm。

图 29 -1　右眼黄斑 OCT

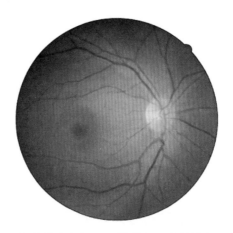

图 29 -2　右眼眼底照相，可见黄斑区水肿隆起，边界清晰

五苓散合补中益气汤加减，组方如下：黄芪 30 g、党参 20 g、猪苓 10 g、茯苓 20 g、泽泻 10 g、桂枝 6 g、白术 15 g、当归 10 g、川芎 10 g、赤芍 10 g、白芍 10 g、枳壳 10 g、柴胡 10 g、升麻 12 g、细辛 3 g、炙甘草 5 g。7 剂，水煎服，每日 1 剂，分 2 次服用。

患者 1 周后复查，自述视物模糊明显好转，视物变形消退，伴有腰酸背痛，易疲劳，头晕耳鸣，大便不成形。舌淡苔白，脉沉细。专科检查示视力：OD 0.6，OS 0.8；右眼底黄斑区视网膜盘状隆起基本消退，渗出物消失。黄斑 OCT 提示右眼黄斑区神经上皮

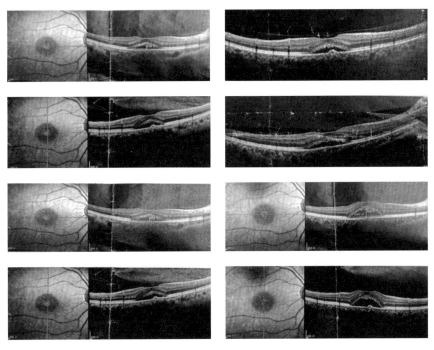

图 29 - 3　黄斑 OCT 示外院治疗 4 个月前后黄斑区对比

层脱离消退，中心凹下视网膜色素上皮层反射紊乱，椭圆体带反射不明显（图 29 - 4）。予中药滋肝肾、升清阳，方用杞菊地黄汤加减，组方如下：枸杞子 10 g、菊花 10 g、决明子 10 g、茺蔚子 20 g、熟地黄 20 g、怀山药 20 g、山茱萸 20 g、茯苓 20 g、当归 10 g、赤芍 10 g、川芎 10 g、柴胡 10 g、炒枳壳 10 g、白芍 10 g、党参 20 g、升麻 12 g、黄芪 30 g、炙甘草 5 g。14 剂，水煎服，每日 1 剂，分 2 次服用。

2 周后线上随访，患者自述症状完全消退。

【预后及随访】

患者自诉症状完全消退，至今未再复发。

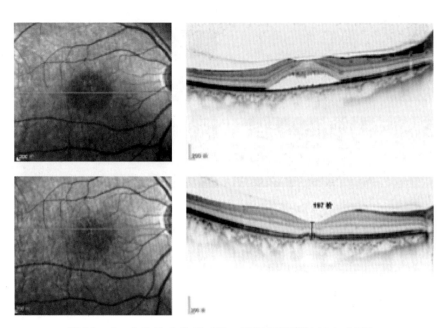

图 29 -4　本院治疗前后对比，可见视网膜神经上皮层与
RPE 层脱离完全愈合

病例分析

　　CSC 是由于视网膜色素上皮屏障功能失常，形成黄斑区视网膜神经上皮浅脱离，以黄斑区水肿为主要临床特征的眼底疾病，多见于青壮年男性，单眼或双眼发病，通常表现为自限性疾病，但易复发。目前认为本病与视网膜色素上皮的屏障功能发生障碍、脉络膜毛细血管高渗漏状态有关。其发病可能与遗传因素、心血管疾病、胃食管反流及消化性溃疡、交感神经及副交感神经活动与反应、糖皮质激素、妊娠因素、烟酒等不良嗜好、精神心理因素、阻塞性睡眠呼吸暂停综合征等有着一定的联系。临床上一般将 CSC 分为急性CSC 与慢性 CSC。近年来，慢性 CSC 不断受到广大研究者的重视，现广泛认同慢性 CSC 主要由急性 CSC 演变而来或为反复发作所致，

具有发病年龄较大（常超过 50 岁）、多双眼发病、初诊视力差、易并发脉络膜新生血管等特点。CSC 典型的临床症状是眼前出现中心性暗点，有视物变小、变形等；眼底检查可见黄斑区有 1～3 PD 大小的盘状浆液性视网膜浅脱离区，脱离区视网膜可伴有黄白色小点沉着；OCT 示黄斑区视网膜浅脱离，色素上皮与神经上皮间出现液性暗腔。但反复发作和病情迁延的患者眼底及 OCT 检查表现多样。本例患者的临床症状及多次 OCT 检测结果均符合本病特点，诊断明确。

CSC 虽具有一定的自愈倾向，但复发率可达 18%～25%，且反复发作可导致黄斑区 RPE 萎缩甚至大疱性视网膜病变而造成永久性视力损害。因此对于黄斑区视网膜脱离范围较大，视功能影响明显，经一段时间随访观察不能自愈，反复发作迁延不愈的患者则需要采取积极的治疗措施，切不可以为能自愈而不予合理治疗。目前的治疗方法主要有激光光凝术、光动力疗法及抗血管内皮生长因子（vascular endothelial growth factor，VEGF）疗法等。激光光凝术可以促进浆液性脱离复位，降低复发的风险，但仅适合有典型 RPE 渗漏点，且渗漏点偏离黄斑中心凹的患者。抗 VEGF 疗法治疗慢性CSC 可取得一定疗效，但它是通过加强血管的紧密连接来改善局部的液体渗漏，并不能改善 CSC 的基础病变。光动力疗法可以降低脉络膜毛细血管高渗性，消除其原发病理改变，达到治疗目的，但在剂量上仍存在争议，并有导致脉络膜缺血的风险。同时光动力及抗VEGF 治疗价格昂贵，部分患者面临经济困难，中医药不仅经济实惠，还可以促进渗出吸收，缩短病程，对急、慢性 CSC 均有效果，显示一定的优越性。

CSC 属于中医学"视瞻有色""视瞻昏渺""视小反大""视正反斜""视直如曲"等病证范畴。《证治准绳·杂病·七窍门》"视瞻

笔记

有色证，非若萤星，云雾二证之细点长条也，乃目凡视物有大片甚则通行（有色阴影）……"描述了本病的临床特点。对于本病的病机，《审视瑶函》曰："此症谓目内外无症候，但视昏渺蒙昧不清也，有神劳，有血少，有元气弱，有元精亏而昏渺者。"《景岳全书》曰："肝肾之气充，则神采光明；肝肾之气乏，则昏蒙眩晕。"瞳神属肾，目为肝窍，历代医家多从肝肾论治。眼科名家陆南山认为黄斑水肿属清稀之"痰"，应从"脾生痰"论治。陈达夫教授认为黄斑属足太阴脾经，黄斑病变与脾关系密切。结合临床，本病主要与脾虚水湿上泛、肝肾不足有关。忧思或劳累伤脾，脾失健运，水湿上犯目窍；或肝肾两虚，精血不足，目失所养，则见眼前暗影或视物变形、变小。因此，病变早期，重在健脾利水渗湿，兼以疏肝，方用五苓散加减；若病久迁延难愈，可予补中益气汤加味，情志抑郁者，丹栀逍遥散加味；而病程日久、反复发作者，重在滋补肝肾、活血明目，方用四物五子汤或杞菊地黄汤加减。

本例患者主要症状是右眼黑影遮挡伴视物变形，在我院就诊前已在当地及上海多家医院诊治，多次 OCT 检查提示黄斑区水肿及神经上皮浅脱离，但病情一直迁延反复，属于 CSC 中病情迁延难愈者。患者曾先后用中药汤剂、活血化瘀中成药、神经营养药及多种维生素类药物对症治疗，疗效均不明显，一度对治疗失去信心，给患者造成较大的心理困扰，遂到我科寻求中药治疗。患者就诊时症见头晕乏力，黄斑区水肿较甚伴黄白色渗出物，加之病程日久，情志抑郁，从肝脾论治，予五苓散合补中益气汤，配以疏肝理气、补肾明目之品。患者服用中药 10 剂即症状基本消失。复诊见患者仍有头晕耳鸣、腰膝酸软等全身不适，在予原方益气升阳的基础上，加杞菊地黄汤为主方滋补肝肾，治疗 2 周患者症状消失，至今未见复发。

专家点评

　　CSC 多见于青壮年男性，过去的概念是本病为一种自限性疾病，因此大部分情况下医师都建议患者随访观察，或给予适当营养支持治疗，然而近年来发现慢性 CSC 迁延不愈患者越来越多，日久则给患者造成不可逆的视力损害，这些视力损害成为本病研究的热点。同时，由于医患沟通不畅，患者对自身病情了解不甚，日久则加重患者的心理负担，更加不利于身体的康复。因此，对于本病初患者，要与患者有效沟通，使其认知本病的预后特点，避免患者产生不必要的心理压力；而对于病程日久、不能自愈的患者，一定要及早治疗，避免不可逆的视功能损害。此外，本病容易在情绪异常、过度疲劳、感冒等情况下复发，同样需要引起患者重视。本例患者属于迁延不愈者，在中医药的治疗下病情迅速缓解并痊愈，体现出中医药治疗本病具有有效促进水肿消退、渗出吸收，改善视功能等优点，同时中药还价格便宜、无不良反应，以上体现出中医药的诸多优势。正因为如此，我们建议初次发作、水肿较甚且明显影响视功能的患者，可以及早介入中医药治疗，以促进水肿早期消退，避免其他并发症和视功能损害。对于中药的应用，除了上述主要方剂外，水肿甚者宜加车前子、薏苡仁等利水渗湿之品，脾虚较甚者宜加党参、白术等健脾益气之品，黄白色渗出重者宜加丹参、当归、半夏等化痰祛瘀之品，痰湿化热者宜加滑石、竹茹等清热利湿之品，肝郁甚者宜加郁金、枳壳等疏肝理气之品，黄斑区色素紊乱者宜加丝瓜络、海藻、昆布等软坚散结之品。

笔记

病例 30　中药治疗视网膜分支静脉阻塞

病历摘要

【基本信息】

患者，女，63 岁。以"左眼视力下降 2 个月"为主诉，于 2017 年 4 月 7 日首诊于我科。

现病史：2017 年 2 月患者无明显诱因出现左眼视力下降，无眼红、眼痛，无视物变形，无恶心、呕吐等不适症状，于 2017 年 3 月就诊于我院眼底内科，行检查后，诊断为左眼视网膜分支静脉阻塞、左眼黄斑水肿，予甲钴胺片、卵磷脂络合碘片口服治疗 1 周后症状未见明显好转，遂予左眼玻璃体腔内注射抗 VEGF 药物治疗。患者诉眼内注射后左眼视物模糊好转，但 1 个月后再次复发，连续治疗 3 次情况无改善。患者为进一步治疗，至我科寻求中药治疗。发病以来，神志清，精神可，睡眠不佳，生命体征平稳，二便无特殊，舌暗苔白腻，脉弦滑。

既往史：体健，否认高血压、糖尿病等慢性病史。否认药物过敏史。

【专科检查】

视力：OD 1.0，OS 0.3；眼压：OD 15.4 mmHg，OS 13.3 mmHg。双眼结膜无充血，泪河窄，角膜尚透明，前房深清，虹膜纹理清，瞳孔圆，直径约 3 mm，对光反射正常，晶状体透明。眼底：双眼视盘界清色红，C/D 约 0.3，血管走行可，动静脉比约 2 : 3，右眼视网膜平伏，未见出血及渗出，黄斑区未见出血，中心凹反光可见。左眼视网膜静脉颞上分支可见大片火焰状出血，黄斑区水肿，中心凹反光未见。

【辅助检查】

左眼眼底照相见图 30 - 1，黄斑 OCT 见图 30 - 2。

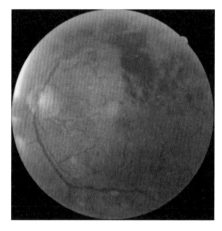

图 30 - 1　左眼眼底照相，可见视网膜颞上方大量出血、渗出

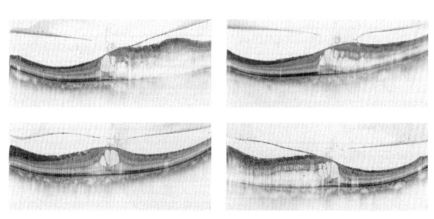

图 30 - 2　左眼黄斑区视网膜增厚，表面见条带牵拉，
层间见囊样无反射区

【诊断】

左眼视网膜分支静脉阻塞（branch retinal vein occlusion，BRVO）（络阻暴盲之痰瘀互结证）；左眼囊样黄斑水肿。

【治疗经过】

结合患者眼部及全身症状，中药以活血利水、清热平肝立法治疗，方用血府逐瘀汤加减，组方如下：柴胡 10 g、炒枳壳 10 g、赤芍 10 g、白芍 10 g、当归 5 g、川芎 10 g、三七粉 3 g、牡丹皮 10 g、生地 10 g、茯苓 30 g、泽泻 20 g、法半夏 5 g、炒白术 20 g、钩藤 10 g、石决明 20 g、炙甘草 5 g。14 剂，水煎服，每日 1 剂，分 2 次服用。

患者 5 月 5 日复诊，诉左眼视物模糊症状基本同前，近期寐欠佳，在原方基础上加远志 10 g，继续服用中药 7 天。5 月 16 日复诊，患者诉左眼视物模糊症状稍好转，夜寐改善。查体：VOS 0.3，继续守原方治疗共 14 剂。2017 年 7 月 14 日患者诉左眼视物模糊好转，查体：VOS 0.4，左眼眼底照相及 OCT 示左眼视网膜静脉颞上分支出血较前明显吸收，黄斑中心囊样水肿较前明显减轻（图 30-3，图 30-4），继续中药 14 剂维持治疗。

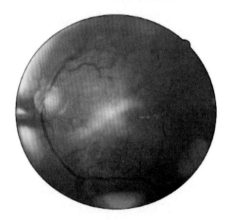

图 30-3　左眼眼底照相，可见颞上分支静脉迂曲扩展，出血基本吸收

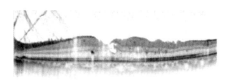

黄斑区视网膜层间见高反射，囊样无反射区较前明显减轻。

图 30 - 4　左眼 OCT

【预后及随访】

患者眼底渗出、出血及黄斑水肿基本吸收，但视力无明显提高。

病例分析

视网膜静脉阻塞（retinal vein obstruction，RVO）是继糖尿病视网膜病变（diabetic retinopathy，DR）后第二种常见的引起视力下降的视网膜血管性疾病，属于较常见的眼底疾病，发病率仅次于糖尿病视网膜病变。RVO 根据阻塞部位不同可分为视网膜中央静脉阻塞（central retinal vein occlusion，CRVO）和视网膜分支静脉阻塞，BRVO 为半侧或分支的静脉阻塞，表现为阻塞支静脉扩张迂曲，受阻静脉引流区视网膜出血、水肿、渗出，累及黄斑者可严重影响视力。BRVO 多发生于 50 岁以上的患者，占视网膜静脉阻塞的 48.0%~69.4%，是高血压和视网膜动脉硬化引起的眼底并发症中最常见的一种。血栓形成是其主要的病理因素，但与 CRVO 不同，BRVO 血栓主要阻塞点均位于动静脉交叉处，且有研究发现，动静脉交叉处动脉位于静脉之前且距离视盘近是 BRVO 的独立危险因素。这是因为：①视网膜动静脉交叉多，更容易压迫分支静脉，动脉对静脉的压迫造成湍流，连同已存在的系统性心血管危险因素造成的血管内皮损伤共同参与激发了血栓形成；②中央静脉较分支静脉粗，栓子更容易堵塞小血管。其他如血液流变学改变、血流动力学异常与本病的相关性尚不确定。

BRVO 临床表现复杂多样，因此需针对患者的具体病情选择个性化的治疗方案，主要是针对导致静脉阻塞的病因和并发症进行治疗。对于有高血压、动脉硬化、高脂血症、糖尿病等全身致病因素的患者，要采用针对病因的治疗措施，以消除其不利影响。一些病情较轻，仅仅视网膜出血水肿，病变未累及黄斑区的患者以药物治疗，消退出血、水肿为主；有黄斑水肿的患者则会对视力影响显著，应采取积极措施以消除黄斑水肿；伴有大范围无灌注区（通常大于 10 PD 范围）但无明显黄斑水肿的患者应行视网膜激光光凝术以缓解视网膜缺血；同时出现无灌注区伴黄斑水肿的患者应在行视网膜激光光凝术的同时，积极治疗黄斑区水肿；而对于首发症状为玻璃体积血的患者应先行玻璃体切割术治疗以尽快明确病情并采取针对性的治疗措施。对于黄斑水肿，玻璃体腔注射抗 VEGF 药物和激素类药物是目前的主要方法，但抗 VEGF 药物需多次反复注射；激素类药物则会引起白内障和继发性青光眼的并发症，使其应用受到限制。中医药治疗本病有一定的优势，大量临床研究均证实了中医或中西医结合治疗明显缩短了病程，促进了眼底出血、水肿、渗出吸收并提高了视力。

BRVO 根据其临床表现可分别属于中医学"暴盲""视瞻昏渺""视直如曲"的范畴。历代医家认为本病的发生与脏腑功能失调关系密切，特别是肝肾。傅青主认为"肝肾无邪则目决不病"，"肝气郁滞可使脉道塞而水不流"。本病为各种原因导致眼底脉络瘀阻，血溢脉外，遮蔽神光而视物昏蒙，发为本病。情志不舒，肝失疏泄，气滞血瘀，瘀久则脉络破损而出血；或水不涵木，阴虚阳亢，气血逆乱，上壅目窍，血不循经而外溢；或心脾气血不足，血失统摄，血溢脉外；或阴虚火旺，灼伤血络，迫血妄行，血溢脉外，而发为视网膜出血水肿。《金匮要略·水气病》提出了"血不利则为水"的著名论断，唐容川在《血证论》中指出"凡离经之血，就是瘀"，"瘀血化水，亦为水肿"。故离经之血，多致水肿血瘀之证；或瘀血日久，成痰化饮，变生痰瘀互结之证。治疗早期当以宁血止血为主，方用生蒲黄汤或宁血汤，并兼顾病因，或行气解郁，或滋阴潜阳，或益气健脾，或滋阴清热。中后期多为血瘀水停或痰瘀互结，应以活血利水、化痰通络为主，可用血府逐瘀汤，水肿甚者加车前子、益母草等利水活血，渗出重者加半夏、浙贝、桃仁、红花以化痰祛瘀，后期视网膜萎缩可加丝瓜络、海藻、昆布等软坚散结之品。另外，治疗血证当强调"止血勿使留瘀，消瘀勿使再出血"。

本例患者因 BRVO 引起黄斑水肿，在眼底病专科行抗 VEGF 治疗，自觉症状无明显改善，至我科寻求中医药治疗。刻下见情绪急躁、失眠多梦、血压控制不稳定、舌红少苔、脉弦细。眼科检查见左眼底颞上方视网膜水肿，大量火焰状出血伴少量黄白色渗出物，黄斑区水肿；OCT 提示黄斑区水肿，囊腔形成。结合患者病史、眼部表现，当为气郁化火，迫血妄行，血溢脉外，络损暴盲。治疗当以化瘀止血、疏肝平肝为主，兼以利水、清热，方用血府逐瘀汤加减。方中加三七粉、茯苓、泽泻以加强活血利水祛瘀之功；钩藤以滋阴平肝潜阳；牡丹皮凉血清热。诊疗过程中，以此方为主，随症加减，2 个月后患者视力较前好转，眼底视网膜颞上方渗出、出血基本吸收，黄斑区水肿基本消退，但视网膜血管迂曲，动静脉交通形成。

专家点评

对于眼科血证，成都中医药大学在总结《金匮要略》瘀血理论

213

和《血证论》治血四法的基础上，结合数十年之临床经验，提出眼科血证分期论治理论，经当代各大医家发挥，形成了眼科血证四期论治的基本思路，即出血期、瘀血期、死血期、干血期。早期为出血期，多见视网膜新鲜出血，颜色鲜红，重在凉血止血、活血消瘀，方选生蒲黄汤或宁血汤。此期出血之证，多责之于气与火，或气滞血瘀，或气虚血失统摄，或阴虚火旺、迫血旺行，或实火上炎、灼伤血络，治疗时应辨别出血之原因，随证加减，或更用他方而配以宁血止血之品。中期瘀血期，视网膜见暗红出血及渗出灶，此期瘀血不去，新血难生，治疗重在活血化瘀，用桃红四物汤或血府逐瘀汤加减。临证时，因瘀血常阻滞气机，或气郁化火而致眼底出血，气滞血瘀常互为因果，故多用血府逐瘀汤以活血祛瘀、行气解郁，使瘀血能去，新血能生。后期死血期，见视网膜黑色瘀血或白色渗出斑、囊样黄斑水肿。此期"瘀血化水，亦为水肿"而成水肿血瘀之证，或瘀血日久，成痰化饮，变生痰瘀互结之证。治疗重在活血化瘀、化痰通络，用血府逐瘀汤合二陈汤或温胆汤加减，若水肿甚或见条索状机化物，可加三棱、莪术等破血逐瘀之品。末期干血期，眼底见机化灶或有少许死血，视网膜色泽秽浊或增生，为久病痰瘀结聚之证，治疗重在补虚扶正、祛瘀散结，方用驻景丸加减，兼以半夏、浙贝母、海藻、昆布等化痰散结，三棱、莪术、水蛭、虻虫等破血逐瘀。本例患者初诊时已发病2个月，眼底见视网膜暗红出血，兼少量渗出，以瘀血难去、水肿已成为主要病理特点，兼有成痰化饮之征，且患者高血压控制不佳，需注意水不涵木、肝阳上亢之体质特点，故用血府逐瘀汤以活血祛瘀、行气解郁，兼以平肝清热、化痰通络。

眼科血证本是中医眼科传统优势病种，但随着现代医学技术的发展，对 RVO 的治疗出现了许多新技术、新方法，中医药的优势已不再明显。但随着中医对本病病机的认识不断深入、治疗思路转变，疗效也在逐渐提升，围手术期中医药疗法和中西医结合疗法便是最典型的例证。凡在眼科疾病手术治疗（含激光）期间配合中药、针灸等治疗方法，以利于手术进行、减轻手术反应、防治手术并发症、缩短病程、提高疗效，皆为眼科围手术期中医药疗法的范畴。在 RVO 的治疗中，大量研究表明，在视网膜激光光凝或抗 VEGF 治疗围手术期配合中医药治疗可以更好地促进黄斑水肿消退、视网膜出血和渗出吸收及视功能恢复。最新的随机对照试验（RCT）还证实，配合中药治疗可以减少黄斑水肿抗 VEGF 药物注射次数，更有利于视功能恢复。同时，一些患者因为西医疗效不佳，或认同中医药疗效，或因为经济条件有限仍会选择中医药治疗。中医药由于可以更快地促进出血吸收、改善患者全身状况，及早使用中医药疗法干预可以避免或减少黄斑水肿的发生，因此，仍是不同需求患者可选择的有效治疗手段。

病例 31　中药治疗视网膜中央静脉阻塞伴囊样黄斑水肿

病历摘要

【基本信息】

患者，女，74 岁。以"左眼视力下降 5 个月"为主诉于 2019 年 8 月 15 日就诊于我院。

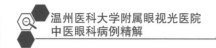

现病史：患者 2019 年 3 月开始出现左眼视力下降，无眼红、眼痛，无视物变形、视物遮挡等不适症状，遂就诊于我院眼底内科，行眼底照相、OCT 及 FFA 检查后，诊断为左眼视网膜中央静脉阻塞伴囊样黄斑水肿。当时接诊医师嘱其控制血压、血糖，建议抗 VEGF 并行 PRP 治疗，患者拒绝（具体不详）。此后患者在外院先后接受 3 次抗 VEGF 治疗，并行左眼 PRP 治疗，患者自觉症状未见明显好转，近来出现左眼视力进一步下降，要求中医综合治疗，遂于 2019 年 8 月来我科寻求进一步治疗。发病以来，神志清，精神可，生命体征平稳，二便无特殊。刻下症：左眼视力下降，无眼红、眼痛，无视物变形、视物遮挡等不适症状。

既往史：高血压、2 型糖尿病、脑梗死等病史 5 年余，自诉血压、血糖控制尚可，高脂血症病史 10 余年。

【专科检查】

视力：OD 0.4，OS HM/20 cm；眼压：OD 8.9 mmHg，OS 9.5 mmHg。双眼结膜无充血，角膜尚透明，前房深清，虹膜纹理清，瞳孔圆，对光反射正常，晶状体轻度混浊。眼底：右眼视盘界清、色淡红，后极部视网膜平伏；左眼散瞳后见视盘色淡红，视网膜血管迂曲扩展，视网膜可见散在点状出血及黄白色渗出，周边视网膜散在激光光凝斑（图 31 - 3）。

【辅助检查】

2019 年 3 月 15 日行左眼眼底照相（图 31 - 1）、黄斑 OCT （图 31 - 2）检查。

2019 年 7 月 29 日行左眼眼底照相（图 31 - 3）、黄斑 OCT （图 31 - 4）检查。

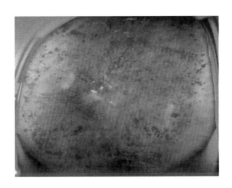

图 31 -1　左眼眼底照相显示视网膜广泛出血，黄斑水肿

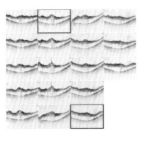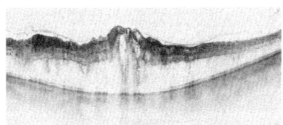

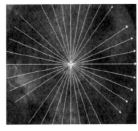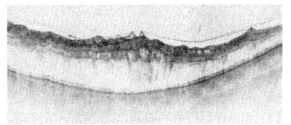

图 31 -2　黄斑 OCT 示左眼黄斑区视网膜水肿、
增厚、隆起，层间及层下可见无反射区

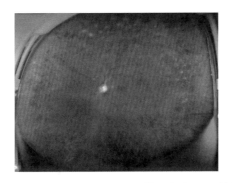

图 31 -3　左眼眼底照相显示视网膜散在出血、激光光凝斑

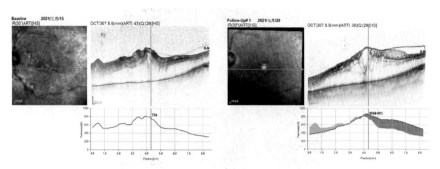

左眼黄斑区视网膜水肿、增厚、隆起加重，层间及层下可见无反射区及高反射点。

图 31 -4　黄斑 OCT

【诊断】

左眼视网膜中央静脉阻塞（络阻暴盲之气滞血瘀证）；左眼囊样黄斑水肿；双眼白内障。

【治疗经过】

结合患者眼部表现及全身状况，告知患者积极控制血压、血糖的同时，中药以益气升阳、活血利水立法，方用血府逐瘀汤合补中益气汤加减，组方如下：川芎 10 g、当归 10 g、赤芍 10 g、白芍 10 g、柴胡 10 g、炒枳壳 10 g、牛膝 20 g、桔梗 12 g、泽泻 20 g、茯苓 30 g、白术 20 g、黄芪 20 g、党参 30 g、香附 10 g、三七粉 3 g、炙甘草 5 g。14 剂，水煎服，每日 1 剂，分 2 次服用。

患者服药 2 周后复诊，自觉左眼视物较前明亮，继续服用 4 周。9 月 23 日复查，视力：OS FC/40 cm，OCT 示左眼囊样黄斑水肿较前减轻（图 31 -5）。建议继续中药治疗，以益气活血化瘀、利水消肿立法，方予补阳还五汤合五苓散加减，组方如下：黄芪 30 g、党参 20 g、酒地龙 10 g、赤芍 10 g、川芎 10 g、当归 10 g、

笔记

桃仁 10 g、红花 10 g、丹参 10 g、升麻 12 g、柴胡 10 g、炒白术 20 g、陈皮 12 g、炙甘草 5 g、三七粉 3 g、茯苓 20 g、泽泻 20 g、桂枝 6 g。14 剂，水煎服，每日 1 剂，分 2 次服用。

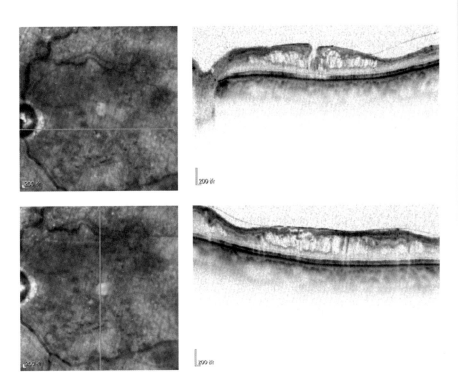

图 31 -5　黄斑 OCT 提示左眼黄斑区视网膜水肿较前明显减轻

10 月 26 日复诊，患者诉左眼视物模糊无好转，查体：视力检查 OS FC/40 cm，舌暗红，苔薄黄。OCT 复查提示左眼黄斑水肿进一步减轻（图 31 -6）。继续原方治疗 2 周，嘱其定期复查。

【预后及随访】

患者 2 周后复查，视力仍然无明显好转，遂停药。

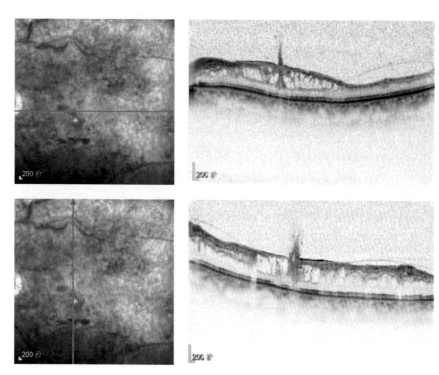

图 31 –6　左眼 OCT 提示左眼黄斑区水肿进一步减轻

病例分析

　　CRVO 是仅次于糖尿病视网膜病变的致盲性眼底血管疾病，人群患病率为 0.7%~1.6%，好发于筛板或紧邻其后的视网膜中央静脉内。关于引起 CRVO 的病因，老年人与青壮年有很大差异。前者绝大多数继发于视网膜动脉硬化，与高血压、动脉硬化、糖尿病、高脂血症等全身性心血管疾病关系密切；后者则多为静脉本身的炎症，可由视网膜静脉周围炎（Eales 病）、葡萄膜炎、眼 – 口 – 生殖器综合征、视网膜毛细血管扩张症等引起。本病的发病机制复杂，常由多种因素共同导致，近年来研究发现（静脉）血栓形成是其主要的病理因素。血黏度增高及血流速度下降是静脉血栓形成的重要

笔记

危险因素，同时在视盘筛板处，视网膜中央动、静脉紧邻，血管壁具有共同的外膜，动脉硬化时压迫静脉管腔，血流瘀滞，也易致血栓形成。静脉血栓会导致眼部部分血流阻塞，继之而来的静脉腔内压升到足够高将导致血液成分外漏。这将增加视网膜内组织间液和蛋白质的含量，后者将增高组织间液肿胀压，使组织水肿持续，阻碍毛细血管灌注，诱发不同程度的视网膜缺血。此外，由 VEGF 介导的过度血管渗透也可促进黄斑水肿的发生。CRVO 导致视力下降的主要原因是 CME、玻璃体积血、新生血管形成和新生血管性青光眼，难治性 CME 是导致患者视力丧失的首要原因。Hayreh 根据 FFA 结果，将本病分为缺血型及非缺血型，缺血型预后较差，且多伴有 CME，易发生虹膜新生血管和新生血管性青光眼；非缺血型 CRVO 预后相对较好，但可转化成缺血型 CRVO。

目前，CRVO 的治疗主要有全视网膜激光光凝，玻璃体腔注射曲安奈德、地塞米松及抗 VEGF 药物，玻璃体视网膜手术，药物治疗等。抗 VEGF 药物和糖皮质激素已成为治疗 CRVO 的首选。目前推荐视网膜静脉阻塞合并黄斑水肿抗 VEGF 治疗的最佳给药模式是最初行 6 次负荷期治疗，之后行按需给药模式（6 + PRN 模式），但反复玻璃体腔注射会带来潜在的风险，同时抗 VEGF 药物高昂的价格也带来沉重的经济负担。目前国内临床上多采用 3 + PRN 或 1 + PRN 的给药模式，但仍然存在均无明确的终点疗效且具有高反复率和重复注射快速产生免疫效应等缺点，一些研究甚至发现治疗后黄斑水肿反弹较治疗前会更明显。曲安奈德、地塞米松植入物虽然注射次数少，但白内障和继发性青光眼的并发症使其应用受到极大限制。对于缺血型 CRVO，全视网膜激光光凝术仍然被推荐用于眼前段、视盘或视网膜新生血管形成及广泛视网膜缺血，且有学者报道，激光联合抗 VEGF 药物可减少治疗次数，疗效优于抗 VEGF 药

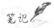

物单一治疗，但激光光凝本身损伤视网膜外层，可造成周边视野缺损和对比敏感度下降。中药治疗眼科血证素有优势，可以更快地促进视网膜出血、渗出吸收，改善患者全身状况，对顽固性黄斑水肿也有一定疗效，及早干预还可避免或减少黄斑水肿的发生。

中医认为 CRVO 属"暴盲"范畴，为眼科血证之常见病证之一，是中医眼科优势病种。各种原因导致眼底血络瘀阻，血溢脉外，遮蔽神光而视物昏蒙，发为本病。瘀血日久，多成血瘀水肿或痰瘀互结之证，临床可分型和（或）分期辨治，分型治疗当辨别本病之病因，随证治之。因年老体衰，肝肾亏虚，肝阳上亢，气血逆乱，血不循常道而溢于目内者，重在滋阴潜阳，方选天麻钩藤饮；或情志内伤，气机失调，气滞而致血瘀络阻者，重在行气解郁、化瘀止血，方选血府逐瘀汤；或脾虚气弱，气不摄血，血溢脉外者，重在益气摄血，方选补中益气汤；肝郁血热，热入于营血，血瘀脉阻而溢出脉外者，重在疏肝清热、凉血化瘀，方选丹栀逍遥散。在此基础上，早期宜凉血止血，少佐活血化瘀之品；中期宜活血化瘀，佐以行气通脉之品；后期重在痰瘀共治，可加破血逐瘀、化痰散结之品。

本例患者由于视网膜中央静脉阻塞病程长，FFA 提示为缺血型 CRVO，黄斑 OCT 示黄斑高度水肿，而难治性黄斑水肿是导致 CRVO 患者视力丧失的重要原因，故患者视力差。患者年龄大，病情重，糖尿病患病时间长，血糖控制情况欠佳，出血时间长，治疗难度大，即使进行了连续 3 次抗 VEGF 治疗及 PRP，黄斑水肿仍持续不退，遂转至我科寻求中医治疗，就诊时患者诉左眼视力下降时间长，按照出血时间分期处于瘀血期，宜活血化瘀辅以行气解郁，方选血府逐瘀汤加减辅以益气健脾利水之品。患者为老年人，年过半百则其气易虚，气不足则无力推动血液运行，容易导致血液瘀滞，《医林改错》亦曰"元气既虚，必不能达于血管，血管无气，必停留而瘀"，结合舌暗红、苔薄黄，故宜益气活血化瘀，辅以利水消肿，因此予补阳还五汤加减辅以利水消肿之药。在连续治疗一个半月后复诊时，患者诉左眼视物较前稍亮，OCT 示黄斑区水肿明显消退；继续巩固治疗 1 个月，虽然黄斑区水肿进一步消退，但视力无明显改善，说明黄斑水肿日久，发生继发性变性，即使水肿消退，视力也难以恢复。

专家点评

　　RVO 的治疗难点在于 CME，CME 也是造成视力下降的首要原因。根据《金匮要略》"血不利则为水"、《血证论》"血病而不离乎水""血积既久，其水乃成""久病多痰""津凝血败，皆化为痰"的相关理论可知，CME 在病程演变中存在血水夹杂、痰瘀互结的特性。痰瘀和水饮既为本病的病理产物，同时也是本病进一步加重的病因。CME 主要表现为黄斑水肿、渗出及出血，后期出现黄斑退行性变、黄斑萎缩等并发症，结合 CRVO 之病机，早期以络损血溢、血水夹杂为主，中期以成痰化饮、痰瘀互结为主，后期以肝肾不足、神光衰微为主。治疗应在辨证论治的基础上，强调祛瘀活血、利水化痰的重要性。正如《血证论》中论述："凡治血者必先以祛瘀为要""须知痰水之壅，由瘀血使然，但去瘀血，则痰水自消"。故对于 CRVO 伴发 CME 的治疗，早期在活血化瘀通络的基础上，重在治水，故与脾关系密切，多在活血利水法基础上配以健脾益气之党参、黄芪，对于脾虚升清不力之证，配伍益气升阳之升麻、柴胡、桂枝；中期痰瘀互结，重在痰瘀同治，可用桃红四物汤或血府逐瘀汤合温胆汤、化坚二陈丸加减；后期病情日久，肝肾不

笔记

足，可见黄斑萎缩、变性，重在补益肝肾、化痰散结，予驻景丸配合活血化痰散结之品，如浙贝、昆布、法半夏、竹茹等。故总体上，RVO 导致 CME 与肝脾肾功能失调，脉络瘀阻、血水夹杂、痰瘀互结关系密切，治疗重在调理肝脾肾之脏腑功能，但需注重水、血、痰、瘀等病理产物对本病的影响。

本例患者虽然在我们治疗后黄斑水肿明显消退，但因病程日久，发生继发性变性，感光细胞功能丧失，故患者视力提高并不显著，之后患者放弃进一步治疗。总体上讲，本例患者的治疗结果体现了中医药的一些优势，中医学更加注重从整体角度认识和理解疾病，尤其是一些跟全身疾病密切相关的眼部疾病，更能很好地发挥中医学的特色，如患者血糖控制欠佳，在中药治疗后血糖也趋于稳定。随着现在中医学病证结合诊疗体系的逐步建立，结合现代医学检查、治疗手段，大大延伸了中医望诊的认识领域，可以更加充分地认识不同疾病的中医学证候特征和变化规律，使治疗更有针对性，大大提高了中医药的疗效。如暴盲，现代中医学可以根据病因之不同将其再分为络阻暴盲、络损暴盲、目系暴盲之不同；而黄斑水肿也可以根据病理表现之不同，推测其病机特点之差异，立法处方自然更得心应手。但就本病而言，我们诊治过一些类似患者，要完全消除囊样黄斑水肿难度极大，故视力预后亦不理想。甚至一些患者治疗过程中视网膜出血、黄斑水肿呈进行性进展，视力也持续下降，多种综合治疗手段仍难以奏效。这类患者成为本病最为棘手的病例，中医药应更新思路、转变观念，加强对其病因病机的重新认识，以期获得更好的疗效。

笔记

病例 32　中药治疗糖尿病视网膜病变反复玻璃体积血

病历摘要

【基本信息】

患者，男，36岁。以"双眼视力下降半年多"为主诉于2018年5月2日首诊于我科。

现病史：患者首次就诊我院时被诊断为糖尿病性白内障、非增生型糖尿病视网膜病变（non proliferative diabetic retinopathy，NPDR）、2型糖尿病，2014年11月在我院行双眼晶状体超声乳化术＋人工晶状体植入术治疗，术后病情稳定。2017年9月因"左眼突然视力下降3天"，在我院诊断为左眼玻璃体积血、双眼增生型糖尿病视网膜病变（proliferative diabetic retinopathy，PDR）、双眼IOL眼，2周后行左眼抗VEGF治疗；10天后再次出血，行左眼玻璃体切割联合PRP治疗，并于2017年10月底行左眼补充激光光凝术及右眼PRP。之后2018年4月再次出现双眼视力下降至手动，4月25日予左眼抗VEGF治疗后出血复发，于4月25日再次行左眼玻璃体切割治疗；术后仍很快出现左眼玻璃体积血。2018年5月2日患者至我科门诊寻求中医治疗。发病以来，神志清，精神可，生命体征平稳，二便无特殊。刻下症：左眼视力下降，伴眼前黑影遮挡，无视物变形等不适症状，面色白，舌红苔燥，脉虚数。

既往史：有 2 型糖尿病病史，自诉血糖控制欠佳。

【专科检查】

视力：OD 0.1，OS 0.1；眼压：OD 13.1 mmHg，OS 11.2 mmHg。双眼睑形态正常，启闭可，双眼睑板腺开口部分堵塞，挤压可见黄色混浊分泌物，双眼结膜轻度充血，泪河窄，角膜尚透明，前房深清，虹膜纹理清，瞳孔圆，对光反射正常，晶状体混浊。眼底：右眼窥不入；左眼散瞳后模糊可见视盘色淡红，杯盘比不大，视网膜血管模糊，可见散在点状出血及黄白色渗出，余窥不清。

【辅助检查】

双眼黄斑 OCT 见图 32 - 1，双眼 B 超见图 32 - 2。

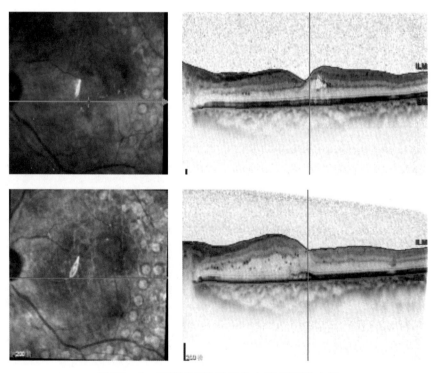

图 32 - 1　双眼 OCT 提示黄斑区视网膜水肿

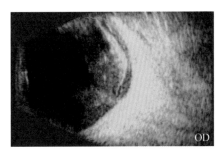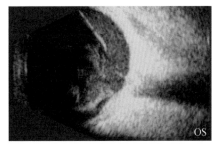

图 32 - 2　双眼玻璃体混浊（积血），右眼不完全性后脱离，
有双眼眼底病变可能

【诊断】

双眼玻璃体积血；双眼 PDR；双眼人工晶状体眼。

【治疗经过】

根据中医对 DR 及玻璃体积血的认识，结合患者的舌脉特点，在告知患者积极控制血糖、注意饮食起居等事项及可能预后的同时，予中药理气活血、凉血化瘀，方用复原活血汤加减，组方如下：蒲黄 10 g、生地 10 g、丹皮 10 g、栀子 10 g、柴胡 10 g、枳壳 10 g、当归 10 g、牛膝 10 g、赤芍 10 g、白芍 10 g、桔梗 10 g、白术 10 g、茯苓 20 g、法半夏 10 g、木香 10 g、香附 10 g、甘草 5 g。7 剂，水煎服，每日 1 剂，分 2 次服用。

治疗 1 周后患者继续行左眼抗 VEGF 治疗，并自觉服用中药后出血有所减轻，精神好转，舌质红，脉虚数，减理气之柴胡、枳壳、木香、香附，加滋阴清热之麦冬、知母，之后患者自觉病情稳定，在此基础上加减服用 20 剂后，患者左眼出血基本消退，但右眼仍有较厚积血，精神状况明显改善。但 5 月 28 日再发左眼出血

（考虑患者抗 VEGF 药物作用时效已过），遂在原方基础上加大凉血止血药物用量，出血很快吸收。6 月 7 日复诊，自述 10 天内反复发作 3 次出血，并可明显感觉到眼前突然有血丝样物从眼内冒出，伴腹胀满，大便不成形，夜间出汗、头汗为主，考虑气阴两虚、脉络瘀阻，中药以益气健脾、养阴清热、凉血止血立法，方用益气养阴汤加凉血止血之品，组方如下：黄芪 30 g、党参 20 g、白术 20 g、茯苓 20 g、法半夏 6 g、陈皮 6 g、泽泻 20 g、知母 10 g、丹皮 10 g、生地 10 g、蒲黄 10 g、当归 10 g、赤芍 10 g、枳壳 10 g、郁金 10 g、炙甘草 6 g。

治疗 1 周后仍出血，但自觉出血量较少，伴腹胀，舌苔厚腻，原方加苍术、厚朴健脾化湿。2 周后左眼症状持续减轻，右眼开始减轻，继续原方并加大党参、黄芪用量，改 2 周后复诊。7 月 17 日复诊，患者诉左眼仅仅偶发少量出血，右眼亦好转，症见面色晦暗无光泽，腹部胀满，大便不成形，口淡不渴，每晚需要开水泡脚等，考虑阴损及阳，遂在原方基础上逐渐增加温阳补肾之附子、肉桂、细辛以阴阳双补、阴中求阳，中药改为隔日服用。8 月 24 日复查，右眼出血完全吸收，左眼再次出血，续用原方治疗 2 周。10 月 29 日复查，双眼出血完全吸收，交代患者血糖控制稳定后考虑再次行 FFA 并补充左眼激光光凝术。以下为患者广角眼底照相随访变化情况（图 32 - 3）、B 超随访变化情况（图 32 - 4）及黄斑区 OCT 随访变化情况（图 32 - 5）。

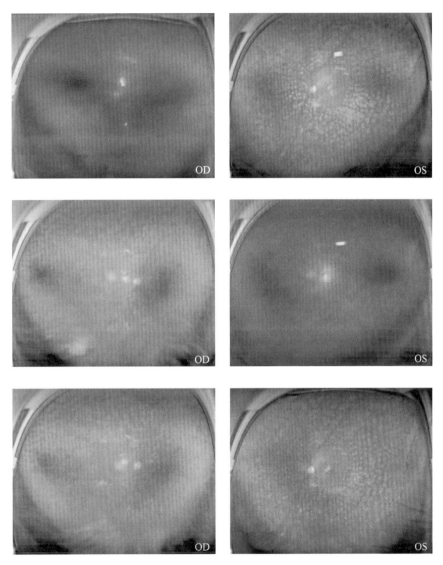

左列为右眼，右列为左眼。7月17日，经2个月的治疗，右眼的陈旧性出血仍浓厚，左眼反复数次出血后基本完全吸收；8月31日，右眼出血大部分吸收，左眼再次出血；10月29日，左右眼出血均完全吸收。

图 32-3　广角眼底照相

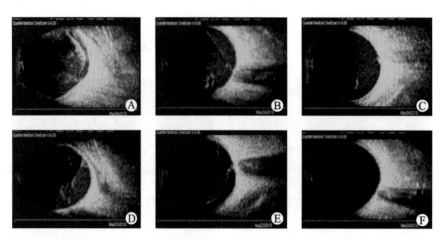

A－C 为右眼，D－F 为左眼。7 月 29 日，B 超提示双眼玻璃体积血，右眼出血仍浓厚，左眼反复数次出血；8 月 31 日，右眼出血大部分吸收，左眼再次出血；10 月 29 日，左右眼出血均完全吸收。

图 32 －4　双眼 B 超检查

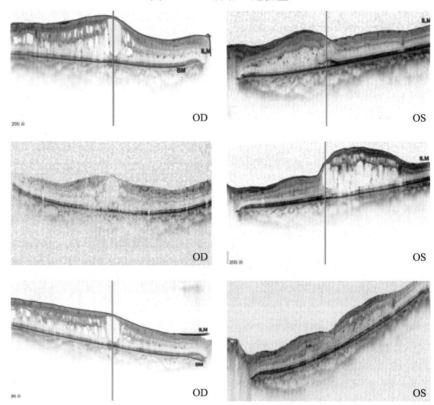

左列为右眼，右列为左眼。右眼出血吸收，水肿明显缓解，但黄斑区仍可见囊样水肿；左眼黄斑区水肿基本消退。

图 32 －5　黄斑 OCT

病例分析

DM 是一种以血管慢性病变为主要并发症的代谢性疾病，其中微血管病变为特异性并发症，而 DR 是 DM 微血管病变的主要表现之一，也是 DM 的严重并发症之一。据统计，2015 年全世界有 4.15 亿人患有 DM，其中 1/3 以上将并发 DR。DR 是 50 岁以上患者首要致盲原因，具有不可逆性。在我国，随着人民生活水平的提高，DM 的患病率也在逐年增高，在各型 DM 患者中，DR 的患病率为 24.0%～70.0%。DR 与 DM 的病程相关，DM 3 年、5 年、10 年及 15 年病程的 DR 患病率分别为 8.0%、25.0%、60.0% 及 80.0%。DR 发病的根本原因是机体糖代谢紊乱与微循环障碍，直接原因是视网膜局部血管刺激因素与抑制因素之间平衡被破坏。高血糖可诱发糖基化终末产物增加、氧化应激反应加强、线粒体活性氧产生增多、自由基形成与清除失调、蛋白激酶 C 激活、炎症反应及细胞因子表达增加等，从而诱导血管功能障碍、凝血机制异常、血管阻塞和损伤及局部缺血等。CME 和 PDR 是造成 DM 患者视力下降甚至致盲的最主要原因，PDR 以新生血管为主要特点，而玻璃体积血则是新生血管最常见的并发症。有研究显示，PDR 患者中发生玻璃体积血的比例可达 80%，因此玻璃体积血是 DR 常见临床表现。本例患者即是以 DR 导致的反复玻璃体积血为特点，先后经历多次抗 VEGF 及左眼手术治疗后，仍旧反复出血，遂来我科就诊。

玻璃体不含血管组织，所以玻璃体中的积血一般来自脉络膜或视网膜等邻近组织的血管或新生血管。玻璃体积血病因调查研究发现，DR 是引起玻璃体积血的最主要原因，DR 继发玻璃体积血后如不进行有效、规范的治疗，将进一步形成牵拉性视网膜脱离、虹膜

笔记

231

红变及新生血管性青光眼等不可逆病变，严重危害视功能甚至致盲。长期玻璃体积血能刺激以巨噬细胞为主的炎性反应加重，使玻璃体增殖机化。因此，玻璃体积血早期治疗尤为重要，短期内促进玻璃体积血的吸收是治疗关键，对于久不消散的玻璃体积血应及时采用玻璃体切割术进行治疗。但玻璃体切割术不仅有一定的医疗风险，且只能清除既有的积血，并不能预防新的出血，且部分患者身体条件不一定满足手术需求，加之患者本身的顾虑，因此有一定的局限性。中医药在治疗眼底血证上有自身的优势，而反复玻璃体积血也是此例患者的重要临床特征。尽管患者已行右眼玻璃体切割术、双眼PRP及抗VEGF治疗，但右眼在术后不久即再次出血且再次手术后仍出血，患者因担心左眼手术疗效亦不佳而寻求中医药治疗。

DR属于祖国医学"消渴目病"范畴，如有玻璃体积血遮盖黄斑区，视力骤降，则可归属于"血灌瞳神""云雾移睛""暴盲"等范畴。目前认为，消渴发展演变的基本病机为阴虚燥热→气阴两虚→阴损及阳→阴阳两虚。DR是消渴的眼部并发症，相对而言，消渴为本，DR为标，因此，DR治疗总体上以消渴的基本病机为本，结合眼部表现之不同随症治之。而玻璃体积血则可参照眼底血证之分期论治思路在出血的不同阶段分别予以凉血止血、活血化瘀、化痰通络、祛瘀散结之品。目前的研究表明DR的中医证型早期以阴液不足、燥热内生为主；中期以气阴两虚、脉络瘀阻为主；后期以肝肾亏虚、脉络虚损，或阴阳两虚、血瘀痰凝为主。而大多数DR患者属于气阴两虚、脉络瘀阻证，病情后期，可出现阴损及阳、阴阳两虚之证；其病位主要在肝、肾、脾三脏。故对比DM、DR的证候演变规律，结合玻璃体积血为PDR临床并发症的特点，我们认为，DR玻璃体积血阶段多属气阴两虚、脉络瘀阻之证，治当益气生津、滋阴补肾为主，同时需结合出血的不同时期辩证运用

笔记

不同理血之品，早期可加蒲黄、侧柏叶、白茅根、丹皮等凉血止血药，中期可加丹参、红花、三七、赤芍、当归等活血化瘀之品，后期可加半夏、浙贝母、海藻、昆布等化痰散结和三棱、莪术、水蛭、虻虫等破血逐瘀之品。如若患者 DM 病情进展迅速，阴损及阳，痰瘀互结，则需注重滋阴补阳、化痰祛瘀，注重水、血、痰、瘀等病理产物对本病的影响。

　　本例患者为青年早发 DM 患者，虽年龄尚轻，但 DM 病程已经 10 年有余，阴虚日久，气无所化，气血亏虚，目失所养，而导致眼底并发症的产生。本病属五轮之水轮疾病，水轮属肾，肾气不足，肾阴亏虚，气虚则血运不畅，血行瘀滞，阴亏则脏腑失养，虚火内生，迫血妄行；或气阴两虚，目失所养，气不摄血，血溢脉外而致本病。患者双眼玻璃体大量积血，初诊时右眼瘀血日久，但左眼眼底为新鲜出血，眼底结构不清。初期我们采用了根据 DR 证候规律辅以局部辨证的方法，结合既往经验，以益气养阴、凉血化瘀立法，患者左眼出血停止后又有新鲜出血，且患者自诉能感觉到眼前出血。我们在之后的治疗过程中逐渐调整了辨证处方，在滋养方剂中逐渐加大益气健脾、温阳补肾之品用量，以求阴阳双补、阴中求阳，最终在我们的精心调理下，患者左眼出血频率逐渐降低、出血量逐渐减小，并最终停止出血，且右眼之日久瘀血也在治疗过程中逐渐消退，但因右眼黄斑区囊样水肿未见明显消退，故视力虽稍有提高，但无显著好转。总体来讲，本例患者的诊治过程体现了中医辨病论治和局部辨证的局限性、注重整体观念和辨证论治的必要性。

🩺 专家点评

　　中医学历来重视整体观念、辨证论治，现代中医学也更加注重辨病与辨证相结合的诊疗模式，中医眼科学还发展了独有的五轮辨证理论。应当说五轮辨证或辨病论治在一些疾病的诊疗过程中可以发挥重要作用，能帮助医师快速确定病因病机和治疗原则，这一点对初步学习中医学、初入临床的医师尤为适用，特别是在一些无证可辨的情况下更能直接指导临床辨证。如通过对大多数糖尿病患者的中医证候研究发现，DM 尤其是 2 型糖尿病存在阴虚燥热→气阴两虚→阴损及阳→阴阳两虚的发展过程，而通过五轮辨证又能很快确定眼部病变与脏腑的关系，如胞睑下垂与脾虚清阳之气不升、白睛红赤与肺经燥热。故临证时，既要详查五轮，又不可拘泥于五轮，应注意从整体出发，四诊合参，将局部辨证与全身辨证结合，全面分析，才能得出正确的诊断及治疗方案。本例患者即是很好的例证，就诊初期我们更多地从辨病角度立法处方，好在患者在治疗过程中胃脘不适症状逐渐改善，且自觉服用中药后神清气爽，大便也能日行一次且成形，故能持续坚持治疗。但在追问病史的过程中逐渐发现了患者有诸多阴损及阳的表现，如面色晦暗无光泽、腹部胀满、大便不成形、口淡不渴、每晚需要开水泡脚等，之后我们逐渐调整治疗方案，在养阴清热的基础上逐渐增加温阳补肾、益气健脾的中药，以求阴阳双补。最终在调整治疗方案并持续治疗 2 个月后，患者双眼眼底出血基本完全消退。

通过此例患者我们也可以看到，玻璃体积血虽能静止或减少出血，但患者右眼视力并无明显提高，主要是由于黄斑区持续囊样水肿并未消退。将本例患者与之后数例 RVO 患者综合分析可以发现，无论是 RVO 还是 DR 所致的 CME 都是临床诊治的难点，尽管现有抗 VEGF 药物对部分患者有效，但大量 CME 患者在注射抗 VEGF 药物后很快出现水肿反弹，而持续注射又会出现黄斑囊样变性甚至萎缩，而中医药对这些病例的帮助也极为有限。因此，对此类患者的诊治仍然是中西医均面临的巨大挑战，尚需更多的同道们拓展思路、创新认识，以尽可能发挥中医药的优势。

中医药防治 DR 有多种优势，不仅仅在病机的认识上趋于与 DM 统一，治法方药方面还实现了重大突破，研制出了复方血栓通胶囊、芪明颗粒等专门用于防治 DR 的一类新药，尤其是在 NPDR 防治方面形成了中医药特色，是对中医药"既病防变"学术思想的有益实践。在临证中我们也发现，对于 NPDR，中医药在促进视网膜出血、渗出、水肿的吸收，改善视网膜微循环，缓解视网膜缺血状态，减少视网膜新生血管形成方面有较大的优势。而对于 PDR，由于其多伴有 CME，中医药治疗效果则相对较差，但对于由新生血管导致的玻璃体积血，中药则具有止血凝血、活血消瘀之功效，可以促进出血快速吸收，降低毛细血管通透性，改善眼后节微循环，减少增殖带形成，并能够预防再出血，一定程度上可以使患者避免手术，降低了患者手术或术后并发症带来的视力下降甚至失明的风险，具有一定的优势。且中医药治疗可以大大减轻患者的经济负担。但正如此例患者一样，DR 临床症状复杂，病情轻重各有不同，必要时采用中西医结合的整体防治方法，联合 PRP 及抗 VEGF 药物治疗可以大大提高临床疗效。在本病发展的不同阶段，给予中药治疗的同时，对于眼底出现的缺血无灌注、血管渗漏及新生血管应及时采取激光干预，封闭视网膜无灌注区、渗漏血管及新生血管，降低视网膜大片出血及玻璃体积血的风险；而对于持续进展的黄斑水肿，则需联合抗 VEGF 治疗，有增殖性玻璃体视网膜病变时需联合手术治疗。另外，根据中医学治病求本的原则，血糖代谢异常才是眼部各种症状的本源，因此从整体辨证出发，调整机体阴阳平衡，保持血糖平稳，对于延缓视网膜病变进程及减少其他微血管并发症也具有重要意义。

好

笔记

好

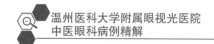

病例 33　针刺为主治疗视网膜色素变性

病历摘要

【基本信息】

患者，男，48 岁。以"双眼视物模糊伴视物范围缩小 20 余年，加重 2 年"为主诉于 2015 年 5 月 22 日首诊于我院。

现病史：20 余年前患者发现双眼夜间视力下降，无眼红、眼痛，无视物变形等不适。20 年来，患者双眼夜盲不断加重，伴视物范围缩小，严重影响日常学习及生活。2 年前在我院遗传眼病门诊就诊，经基因检测确诊双眼视网膜色素变性。近 2 年来，自觉左眼视力下降加重，为求延缓视力下降，至我院中医眼科门诊寻求中医治疗。发病以来，神志清，精神可，生命体征平稳，二便无特殊。刻下症：双眼夜盲、视物模糊、视物范围渐小，无眼红、眼痛，无视物变形、视物遮挡等不适，伴腰膝酸软、面白肢冷，舌淡苔薄白，脉细。

家族史：母亲、姐姐、妹妹、女儿、外侄均患视网膜色素变性。

【专科检查】

矫正视力：OD － 2.75/ － 0.50 × 150 ＝ 0.20，OS － 1.75/ － 1.00 × 20 ＝ 0.20；眼压：OD 13.1 mmHg，OS 11.2 mmHg。双眼结膜（ － ），泪河窄，角膜尚透明，前房深清，虹膜纹理清，瞳孔

笔记

圆，对光反射正常，晶状体轻度混浊、以后囊为主，玻璃体无混浊。眼底：视盘色蜡黄，C/D 约 0.3，黄斑中心凹反光未见，动静脉纤细，视网膜平伏，中周部散在骨细胞样色素沉着。

【辅助检查】

双眼眼底照相见图 33 - 1，双眼 OCT 见图 33 - 2，双眼视野见图 33 - 3。

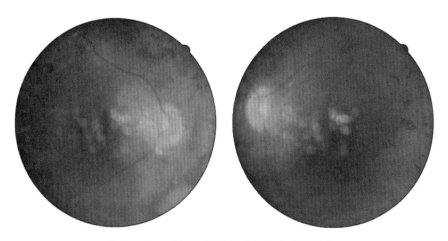

视盘色黄，中周部视网膜骨细胞样色素沉着。

图 33 - 1　双眼眼底照相

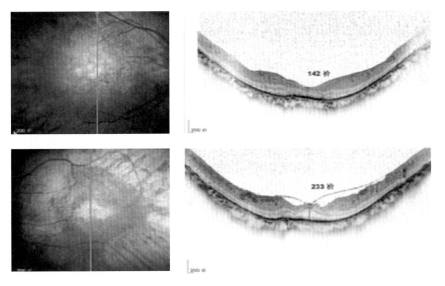

图 33 - 2　OCT 示双眼视网膜变薄，椭圆体带缺失

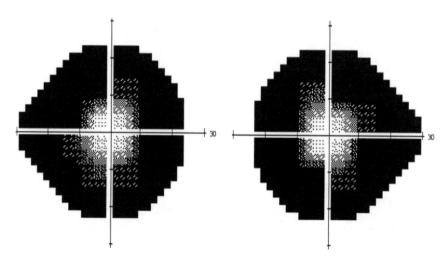

图 33 - 3　视野提示双眼管状视野

【诊断】

双眼视网膜色素变性（retinitis pigmentosa，RP），中医辨证为高风内障之肾阳不足证；双眼并发性白内障。

【治疗经过】

结合患者经济条件和实际困难，仅予针刺治疗，并在征得医院同意后免除患者部分治疗费。针刺取穴以眼周为主，配合头面部及全身取穴，常用穴位为睛明、球后、承泣、四白、太阳、攒竹、丝竹空、头维、百会、风池、窍明、合谷、外关、内关、足三里及膀胱经头部诸穴。眼周腧穴以透穴刺法为主，头面部及全身腧穴采用针刺取穴。共间断性治疗 3 个月，约 60 次，间断性予经验方温肾活血方煎剂、金匮肾气丸联合益脉康片、右归丸合驻景丸等中成药口服，患者自觉治疗以来视力稍有提高，看东西范围变大，视野检查提示视野范围稍扩大（图 33 - 4）。

【预后及随访】

2016 年底，患者自觉视力逐渐下降，查体见双眼并发性白内障

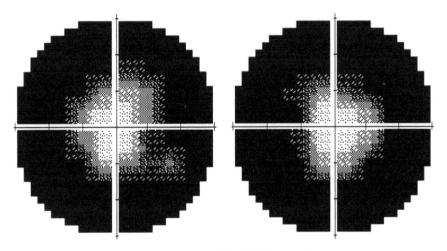

图 33 - 4　治疗半年后视野略有扩大

逐渐加重，遂于 2016 年 12 月先后行双眼白内障摘除术和人工晶状体植入术，术后视力有所改善。VAsc：OD 0.05，OS 0.05；矫正：OD $-0.50/-0.50\times150 = -0.20$，OS $-0.75/-1.00\times85 = 0.20$。其后患者间断性在我科针刺治疗，视力及视野近 3 年来持续保持稳定（图 33 - 5）。但患者转述，其姐已经双眼近乎失明，无法独立出行，其妹近年来视野仍在持续缩小。

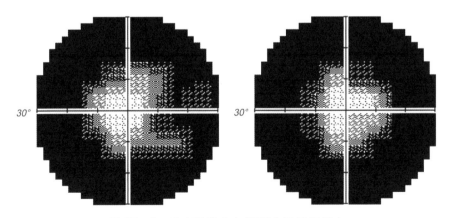

图 33 - 5　患者随访 3 年视野未见明显缩小

病例分析

原发性 RP 是一组视网膜营养不良性退行性病变，大部分是遗传性疾病。其实质是基因缺陷导致感光细胞及视网膜色素上皮变性，从而引起夜盲、进行性视野缩小、视力下降、眼底特征性改变。RP 是发达国家最主要的致盲原因，全球人口患病率为 1/3000～1/5000。据此估计，全球的 RP 患者约有 150 万人，在中国约有 40 万人。RP 多发生于幼年或青春期，双眼发病，偶见单眼发病，具有遗传倾向。其遗传方式可为常染色体显性遗传（占 15%～20%）、常染色体隐性遗传（占 20%～25%）、性连锁隐性遗传（占 10%～15%）。本例患者为常染色体显性遗传，其母亲、姐姐、妹妹、儿子、姐姐女儿和儿子、妹妹儿子均患病，且发病年龄逐渐减小，其母亲 40 多岁才开始出现临床症状，患者出现夜盲症状在 20 多岁，而其下一代多在十几岁即发现临床症状。

本病主要临床特征为夜盲，进行性视野缩小，眼底视盘呈蜡黄色萎缩，中周部视网膜见骨细胞样色素沉着，视网膜电图见波形振幅减低或熄灭。其病理过程首先是视杆细胞的损害，继而是视锥细胞的损害。感光细胞的损害主要是通过细胞凋亡进行的，神经营养因子的缺乏是凋亡发生的一个重要原因。目前 RP 的主要治疗方法可分为药物治疗（包括神经营养因子）、基因治疗、视网膜移植手术治疗等。视网膜移植手术治疗有视网膜感光细胞、干细胞、色素上皮细胞及虹膜色素上皮细胞的移植，但治疗的技术不成熟，容易引起严重并发症，疗效亦不确切。基因治疗一度为 RP 患者带来一线曙光，但由于致病基因的种类繁多且不断发现新的致病基因，基因异质性和表型异质性均十分复杂，严重阻碍了基因治疗的发展进程。因此目前仍无阻止病变进展和恢复视网膜功能的有效治疗方法，这也是国际上研究本病的难点和热点。中医药可以部分延缓患者的病情进展，不失为目前的理想选择。

RP属于中医学"高风内障""高风雀目"范畴，《诸病源候论》记载："人有昼而睛明，至瞑则不见物，世谓之雀目，言其如雀鸟，瞑便无所见也"；《目经大成·阴风障》记载本病："大道行不去，可知世界窄，未晚草堂昏，几疑天地黑"；《秘传眼科龙木论·高风雀目内障》记载其症状为"惟见顶上之物"。这些都形象地说明了RP以夜盲和进行性视野缩小为临床特征。《杂病源流犀烛》曰"亦有生成如此，并由父母遗传"，这是世界上关于本病具有遗传性的最早记载。随着现代医学的发展，中医眼科对RP的病因病机有了更为深入的认识，体现出与古代医家不同的治疗思路。目前认为，肝肾阴虚、脾肾阳虚、清阳不升和血瘀脉涩是RP的主要病机。我们通过对历代医家治疗RP的方剂配伍规律总结发现，目前中医药治疗RP的方剂按功效可以分为滋补肝肾、温补肾阳、补气升阳、益气活血四大类，这与中医学对本病病机的认识相吻合。先天禀赋不足或脏腑内损，气血不足，真元耗伤，或肝肾两亏，精血不足，阴阳不济，阳气不能为用，或肾阳亏虚，命门火衰而致阳虚无以抗阴，精血亏虚日久则终致血脉瘀阻，目失濡养，故见夜盲、进行性视野缩小等症。

中医药治疗RP有着悠久的历史，一些以滋阴补肾兼活血化瘀或温肾助阳兼活血祛瘀法治疗RP的方剂在临床与实验研究中均被证实在提高视力、改善视野方面具有可靠疗效，可以延缓病情进展，抑制感光细胞凋亡，并在临床普遍应用，如陈达夫教授驻景丸加减方、唐由之教授补肾填精方、温阳补肾汤、滋阴明目丸等。同时一些实验研究发现，补肾填精方、滋阴明目丸、温阳益气活血方能抑制实验动物感光细胞凋亡，对视网膜变性损伤具有一定的保护作用，可以延缓病情的发展。其作用机制可能与抑制细胞凋亡因子表达、促进神经营养因子分泌有关。我们总结历代医家治疗 RP 的方剂，其中单味中药总体使用频次排名前 20 位的是地黄、枸杞、当归、茯苓、甘草、山药、川芎、山茱萸、黄芪、菟丝子、夜明砂、泽泻、芍药、丹参、丹皮、菊花、白术、五味子、人参、石斛。这一定程度上反映了中医治疗 RP 的选方用药总规律。我们结合本例患者证候特征，以温肾活血方为基础，随症加减，并配合针刺治疗，总体上稳定了患者视功能。

专家点评

视网膜色素变性是难治之症，严重威胁患者的视觉健康，影响患者的生活质量，加重其家庭的经济负担，基因治疗虽然让患者看到一丝希望，但要用于临床仍然任重而道远。自古以来，历代医家在对本病的治疗中积累了丰富的经验。我们根据本例患者发病较早、腰膝酸软、面白肢冷的症状特点，认为肾阳不足、命门火衰是其主要病机，应用经验方温肾活血方为主方，方中附子、肉桂温补肾阳，枸杞、菊花滋补肝肾以阴中求阳，配以丹参活血化瘀，党参补气升阳，在此基础上结合患者临床症状随症加减，总体上稳定了患者的视功能，与其家族和亲戚中其他几例患者对比效果更佳明显。这也说明本病的主要治疗目的不在于提高患者视功能，而是维持或延缓视功能特别是视野的逐渐缩窄。同时，由于温肾活血方有较多温补类药物，主要适合肾阳不足、命门火衰的患者，特别是发病较早、进展较快的患者往往可辨为此类证候。另外，温州地处南方气候湿热地带，若患者需长期应用温补类方剂，建议在冬季进行，以避免"上火"等不适，本例患者我们多在冬季予中药治疗。

　　针刺在本例患者的治疗中效果非常显著，且第一阶段我们的治疗以针刺为主。患者经常诉在针刺治疗后即有明显的视觉质量改善，体现出针刺的即刻效应。一些研究也提示针刺疗法能明显改善视杆及视椎细胞的活动速度及程度，增强视网膜细胞的神经网络及生物活性，改善内层循环、视网膜色素上皮–光感受器复合体的代谢活动及损害的视功能。本例患者我们取穴仍以眼周穴位为主，如攒竹、上睛明、承泣、四白、球后、丝竹空、太阳，配以百会、风池、翳明、合谷、内关、足三里、三阴交、光明等头面及全身穴位，针刺头项部穴位以使针感到达眼部为佳，如风池、翳明等进针后，应用轻巧的手法以求得针感向眼眶内或外眼角放射。而眼周穴针刺时应迅速点刺进针后，缓慢送针，直到出现扩散至整个眼球的酸胀感为止。眼周穴多不提插捻转或做轻微的捻转，施以平补平泻手法。针刺治疗一般2周为一个疗程，连续针刺2~3个疗程为一个治疗周期。有条件者可每年分上下半年各治疗一个周期。本例患者由于家庭条件，在首次治疗一个完整疗程后即采用断断续续的针刺治疗方法，并未严格按照治疗疗程规范治疗，但仍然获得相对理想的治疗效果。因此，对于此类患者，不应轻易放弃。但早期诊断、早期干预、持之以恒地治疗仍然是提高疗效的关键。

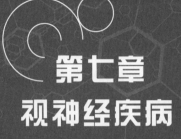

第七章
视神经疾病

病例 34　中药治疗特发性视神经炎

病历摘要

【基本信息】

患者，女，36岁。以"左眼视力下降3月余"为主诉于2017年9年22日首诊于我科。

现病史：2017年6月，患者无明显诱因出现左眼视力突然下降至无光感，至当地医院就诊，当时诊断为左眼球后视神经炎，住院予大量激素冲击、营养神经、复方樟柳碱颞浅动脉旁注射及肌内注射鼠神经生长因子等治疗，患者视力有所恢复。3 个月来，患者持续糖皮质激素口服及其他对症治疗，视力仍未恢复正常并伴眼前暗影，且因激素治疗体重增长明显，遂至我院中医眼科就诊。发病以来，神志清，精神可，胃纳一般，夜眠一般，二便无特殊，体重明显增加。刻下症：颜面部稍水肿、色淡泊左眼外观无特殊，瞳孔对光异常，舌红苔薄白，脉弦细。

既往史：无相关病史。

【专科检查】

视力：OD 0.5，OS 0.2（原镜）；主觉验光：OD −6.25/ −0.75 × 80 = 1.0，OS −7.25/ −0.50 × 100 = 0.6。眼压：OD 10.5 mmHg，OS 13.2 mmHg。左眼结膜无充血，角膜透明，前房深清，晶状体透明，RAPD(+)，小瞳下眼底豹纹状，视盘边界清、色淡红，血管走行可，视网膜平伏。

【辅助检查】

实验室检查：ESR、ASO、RF 均正常，ANA 系列(−)，HIV(−)，RPR(−)；外院 AQP −4(−)，MOG(−)。

影像学检查：头颅及脊椎 MRI 未见明显异常。左眼眼底照相（图34 −1），左眼视神经 OCT（图34 −2），左眼黄斑 OCT（图34 −3）。

【诊断】

左眼特发性视神经炎（optic neuritis，ON）（目系暴盲之肝郁气滞证）；双眼高度近视。

【治疗过程】

告知患者视神经脊髓炎（neuromyelitis optica，NMO）可能，建议行头颅、脊椎 MRI 及 AQP-4、MOG 检测，患者在外院进行相关检查后均未见异常。建议少食辛辣刺激之品，保持平和心态，起居

笔记

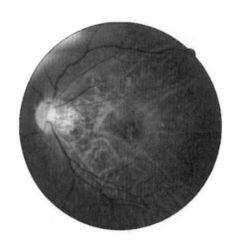

图 34 - 1　左眼眼底照相

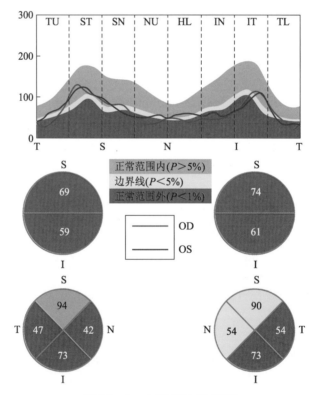

图 34 - 2　左眼视神经 OCT

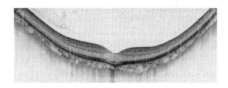

图 34 - 3　左眼黄斑 OCT

有常。中药以疏肝解郁、化瘀明目立法，方用丹栀逍遥散加减，组方如下：柴胡10 g、炒黄芩10 g、焦栀子10 g、牡丹皮10 g、丹参10 g、赤芍10 g、麸炒白芍10 g、川芎10 g、当归5 g、茯苓20 g、法半夏5 g、麸炒白术20 g、香附10 g、郁金10 g、炙甘草5 g。7 剂，水煎服，每日1 剂，分2 次服用。

1 周后复查，患者自觉视力好转，伴乏力，胃纳一般，面色白。眼科检查：VOD 0.5，VOS 0.3（原镜）。中药原方加党参30 g、黄芪10 g、麸炒枳壳10 g以补气健脾。连服2 周后复诊，诉左眼视力明显好转，VOU 0.7（原镜），主觉验光视力完全恢复正常：OD −6.25/ −0.75×80 = 1.00，OS −7.25/ −0.50×100 = 1.00。继续守原方服用14 剂。至11 月10 日复诊，自觉左眼视力有所下降，主觉验光视力：OD −6.25/ −0.75×80 = 1.00，OS −7.25/ −0.50×100 = 0.90，余无明显变化，告知患者可能与劳累有关。中药原方加生地黄10 g、陈皮5 g，予7 剂巩固病情。

【预后及随访】

患者2018 年3 月再次复诊，告知视力又再次恢复至完全正常，激素已完全停用，脸部水肿消退。予主觉验光：OD −6.00/ −0.50×70 = 1.00，OS −7.00/ −0.50×100 = 1.00。再服用中药2 周，2 个月后复查患者视力保持稳定。随访近2 年患者未出现视力下降。

病例分析

特发性ON 是发生在视神经的特发性炎性反应病变，为中青年人最易罹患的致盲性视神经疾病，20 ～50 岁多见，男女患病比例约为1∶3，多急性或亚急性起病，病前可有各种前驱因素。ON 并不是一种单一的疾病，而是由不同病因引起的发生在视神经这一共同部位的多种病变集合体，临床表现为急性或亚急性视力下降，伴或不伴眼眶痛和眼球转动痛、色觉损害、视野缺损。2014年我国视神经炎诊断和治疗专家共识将特发性ON根据病因分为特发性脱髓鞘性视神经炎（idiopathic demyelinating optic neuritis，IDON）、视神经脊髓炎相关性视神经炎（neuromyelitis optica-associated optic neuritis，NMO-ON）及其他中枢神经系统脱髓鞘疾病相关性视神经炎。NMO-ON是一种主要选择性累及视神经和脊髓的中枢神经系统炎性脱髓鞘疾病，主要表现为双眼同时或先后出现迅速而严重的视力下降，多数患者会遗留严重视力障碍，急性脊髓损害可于视力下降之前、之后甚至同时发生，二者可间隔数天至数年，表现为截瘫、感觉功能障碍。而IDON是欧美研究报道中最常见的视神经炎类型，临床表现复杂多样。

目前对本病的治疗早期或急性期首选大剂量糖皮质激素冲击治疗，糖皮质激素可以加快视功能恢复并降低复发率。推荐的治疗方案是甲泼尼龙静脉滴注每日1000 mg×3天，然后口服泼尼松每日1 mg/kg体重共11天，最后减量为20 mg×1天、10 mg×2天后停用。研究提示单纯口服中小剂量糖皮质激素者2年内复发率较高，故不推荐IDON患者单纯口服中小剂量糖皮质激素治疗。免疫抑制剂主要用于降低视神经炎患者的复发率，降低从视神经炎发展为多发性硬化（multiple sclerosis，MS）或NMO的概率，可用于NMO-ON治疗，也可以用于多发性硬化相关性视神经炎（multiple sclerosis-associated optic neuritis，MS-ON）反复发作者。常用药包括硫唑嘌呤、环孢素A、环磷酰胺等。有学者认为，对急性重症球后视神经炎视力无光感或仅有指数、经药物治疗2~3周无效、查头颅CT及MRI发现视神经明显增粗的患者可行视神经管减压术。但目前对手术治疗的应用仍然持谨慎态度。中医药治疗视神经疾病有一定的优势，对于降低视神经炎复发概率、减少激素治疗不良反应、促进视功能恢复有帮助。

祖国医学里没有"特发性视神经炎"的病名记载，根据临床症状分析，归纳本病为"目系暴盲""青盲"的范畴。《眼科菁华录》记载暴盲为："倏然盲而不见。"本病可单眼或双眼发病，起病多急重，可造成严重的视功能障碍。本病的病因病机为肝气郁滞、肝火上炎、阴虚火旺导致气血妄行、上攻于目，目睛疼痛，视物不清；或目系脉络损伤，眼周经脉阻滞，气血津液不能上荣于目，故目睛晦暗而不能视。临床上视病机之不同可予龙胆泻肝汤、逍遥散、明目地黄丸、人参养荣汤或驻景丸等方药加减治疗。清·陈善堂列张氏解郁逍遥散，治目中玄府闭塞；刘耀先则开创清热开郁治青盲先河；现代韦氏眼科传承人韦玉英教授自创丹栀逍遥散加减方治疗小儿热病后青盲获得广泛认可。故总体来讲，ON 虽然病因有别，但不可忽视疏肝解郁、清热明目法的应用。针刺也是治疗视神经炎的重要方法，大量文献报道，针刺或针刺联合中药治疗本病可获得很好的疗效，特别是对反复发作患者及重症患者的视功能康复疗效显著。

本例患者初次发病时视力下降至光感，且综合既往无视盘水肿等表现，属于 IDON 中的球后视神经炎。患者在外院已经进行了较为规范的糖皮质激素冲击治疗，视力较前有较大限度恢复，但仍然没有完全恢复正常，遂至我院就诊。结合病史，不排除 NMO-ON 可能，予行 MOG 及 AQP-4 检测，均为阴性。因患者家居外地，予中药对症治疗，未行针刺。结合患者病史特点、舌脉表现，仍以丹栀逍遥散加减方为主治疗，2 周后患者视力即恢复正常，继续巩固治疗 2 周后停药。停药数月后复查，患者自觉视力有所下降，再次守原方治疗 2 周后视力完全恢复正常。随访数月患者视力均保持稳定，未再下降。

专家点评

IDON 临床表现复杂多样，但主要表现为视力下降，视野缺损，眼球转动痛，RAPD（＋），视盘水肿、边界不清，视野及 VEP 异常。本病视功能损伤多为单眼，视力损害程度不一；视功能损害相对较轻的患者可以色觉障碍及对比敏感度降低为主要表现。视野损害类型多样，表现为各种形式的神经纤维束型视野缺损。由于这些症状缺乏特异性，加之视神经炎病因复杂，临床上误诊病例并不少见。因此，有视神经炎表现的患者需要尽可能借助辅助检查以明确诊断并明确病因。首要的是通过影像学及基因诊断方法排除颅内占位性病变、莱伯遗传性视神经病变及其他遗传性视神经病变导致的视力下降、视野异常及视盘水肿。其次是尽可能结合病因学检查以明确视神经炎的具体病因，尤其是不伴有多发性硬化及视神经脊髓炎表现的患者。需要注意的是，文献报道，仅有约 1/3 的 IDON 患者有轻重程度不等的视盘水肿，其余 2/3 的患者为球后视神经炎，即眼底视盘无水肿，表现正常。在欧美国家，约半数 IDON 患者会进一步进展为中枢神经系统脱髓鞘疾病 MS，特别是伴脑白质脱髓鞘病灶的 IDON 患者转化为 MS 的概率更可高达 70% 以上，故 IDON 又称为 MS-ON。另外，根据流行病学资料，我国及其他亚洲国家 IDON 患者视功损害重且恢复差，且 MS 相关的 IDON 相对少见。因此，推荐即使是首次发作的急性 IDON 患者在无明显全身禁忌证的情况下，采用糖皮质激素冲击，同时结合中药、针刺治疗，以尽可能恢复患者视功能、防止复发。本例患者在糖皮质激素冲击治疗后视功能没有完全恢复正常的情况下，进一步通过中药治疗使视功能完全恢复正常，此即是例证。

笔记

对于本病的治疗，除了注重疏肝理气外，还需注意调补气血，病程日久，变生青盲则需注重补肾活血通络。气和血具有相互依存、相互滋生、相互为用的密切关系，因而在发生病变时，气血常可相互影响，气郁日久，血行缓慢，则瘀滞目络。叶天士倡"久病入络""久病入血"，说明久病必波及血分，出现目络血瘀状态。其次，视神经属于目系，目系连接眼与脑，迂曲而复杂，位置深而经络逐级细分，广泛如网，邪气易入而难出，容易形成络气、络血、络津凝滞，阻塞经络气血津液运行，从而出现中医"不通"与"不荣"的表现。因此，瘀血阻络也是本病后期重要的病机特点。《素问·至真要大论》曰"疏其血气，令其条达，而致和平"，所以我们临床治疗中在疏肝解郁的同时，还要兼以行血养血以达到活血祛瘀、通络明目的目的，可予柴胡、郁金、栀子、赤芍、牡丹皮、丹参等。若患者情况允许，还可配合针刺，选球后、睛明、百会、前顶等穴，加强行气通窍、活血明目之效。

病例 35　中药联合针刺治疗前部缺血性视神经病变

病历摘要

【基本信息】

患者，女，48 岁。以"右眼视物模糊伴遮挡感 4 天"为主诉于 2017 年 12 月 7 日至我科首诊。

现病史：2017 年 12 月 3 日患者无明显诱因晨起出现右眼视物模糊，伴明显黑影遮挡感，无明显眼疼痛，无眼球转动痛，无畏光，无恶心、呕吐，至当地诊所就诊，接诊医师建议患者转上级医院进一步诊治，但患者当时因工作未能及时到医院进行检查、接受相关治疗。患者发病以来，自觉症状每日逐渐加重，遂至我院门诊就诊。发病以来，神志清，精神可，胃纳一般，夜眠一般，二便无特殊，无明显体重下降。刻下症：右眼外观无特殊，视物模糊，视野缩小，情绪激动，舌红苔薄黄，脉弦涩。平素喜油腻腥荤，因工作经常熬夜，脾气较急，易生闷气。

既往史：高血压、高脂血症病史数年。

【全身检查】

血压 165/105 mmHg。

【专科检查】

矫正视力:OD 0.2,OS 0.8;眼压:OD 12.1 mmHg,OS 14.5 mmHg。右眼结膜无明显充血，角膜透明，前房深清，瞳孔直径约 4 mm，MG(+)，晶状体透明，玻璃体轻度混浊，小瞳下眼底视盘水肿、边界模糊，视网膜血管基本正常，黄斑中心凹反光未见。

【辅助检查】

1. 头颅 CT：未见明显异常。

2. 右眼眼底照相见图 35 - 1，右眼视野见图 35 - 2，右眼视神经 OCT 见图 35 - 3。

【诊断】

右眼前部缺血性视神经病变（anterior ischemic optic neuropathy，AION），中医辨证为目系暴盲之肝郁气滞证。

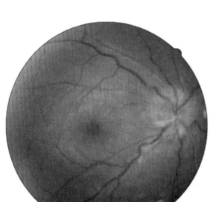

图 35 - 1　右眼眼底照相示
视盘边界模糊

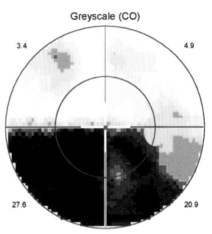

图 35 - 2　右眼视野下半侧
象限性缺损

【治疗过程】

予复方樟柳碱右颞浅动脉旁注射，银杏叶胶囊、益脉康片口服对症治疗，并建议针刺联合中药治疗以促进视力恢复，患者拒绝。3 天后患者复诊自觉症状改善不明显，接受针刺及中药治疗方案。针刺以头面部及眼周穴位为主：头部以百会、囟会、前顶、风池、窍明为主；眼部以攒竹、四白、太阳、瞳子髎、上睛明、球后、承泣为主；全身配以合谷、外关、足三里等。中药以疏肝理气、活血化瘀立法，方用血府逐瘀汤加减，组方如下：川芎 5 g、当归 5 g、赤芍 10 g、生地黄 10 g、柴胡 10 g、炒白芍 10 g、炒枳壳 10 g、炙甘草 5 g、牛膝 5 g、桔梗 5 g、黄芪 20 g、党参 30 g、炒白术 10 g、茯苓 10 g、红花 5 g。7 剂，水煎服，每日 1 剂，分 2 次服用。

患者连续针刺及中药治疗 2 周后复诊，视野检查提示颞下方视野基本恢复正常（图 35 - 4），建议继续中药配合针刺治疗，但患者认为视力已恢复正常（由于鼻下方视野可通过对侧眼代偿），加之经济原因拒绝针刺，继续中药口服以巩固疗效。遂再予以患者中药 2 周继续治疗，1 个月后患者复查，患者自觉右眼视力恢复如前，未再治疗。

253

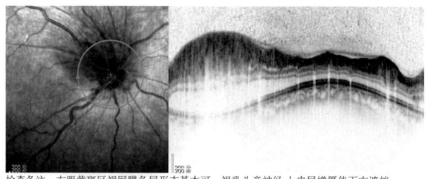

检查备注：右眼黄斑区视网膜各层形态基本可，视乳头旁神经.上皮层增厚伴下方遮挡。

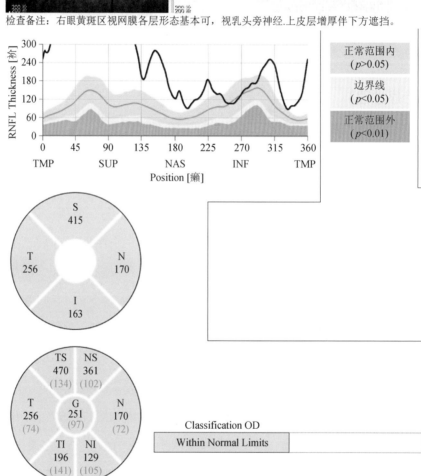

图 35 −3　右眼视神经 OCT 示右眼视神经水肿

【预后及随访】

半年后患者复查，眼底检查可见患者视盘水肿已消退，颜色稍淡，视网膜血管迂曲，但视野缺损较之前未见进一步好转(图35-5)。

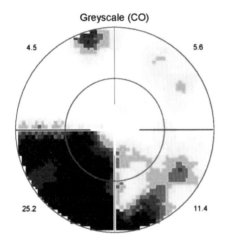

图35-4　右眼下半鼻侧
象限视野缺损

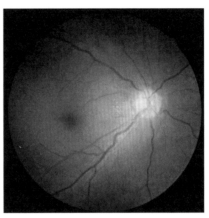

图35-5　右眼视盘清晰，
水肿消退，颜色稍淡

病例分析

缺血性视神经病变为供应视神经的动脉血供急性障碍引起视神经缺血、缺氧，造成视神经的损害，分为前部缺血性视神经病变和后部缺血性视神经病变，单眼或双眼发病，双眼发病时间可有间隔，多见于中老年人，女较男多见。AION为供应视盘筛板前区及筛板区的睫状后短血管小分支发生缺血，致使视盘发生局部坏死，其主要的临床特征为患者视力突然减退、视盘水肿及与生理盲点相连的半侧或扇形视野缺损。其根据病因可分为非动脉炎性和动脉炎性前部缺血性视神经病变，我国非动脉炎性前部缺血性视神经病变多见。本病病因复杂，多认为与高血压、动脉硬化、糖尿病、高脂

笔记

血症、高纤维蛋白原血症、高同型半胱氨酸血症、颈动脉狭窄和斑块形成等全身疾病及眼灌注压降低等因素密切相关。

本病眼底、视野、FFA 检查均有特征性改变：眼底检查可以发现视盘广泛水肿或区域性水肿，视盘因缺血的不同表现为完全性或部分性"白色"水肿，视盘色泽可以区域性相对色淡。视野主要表现为与生理盲点相连的象限性、相对性或绝对性缺损；一般表现为与生理盲点相连的上方、下方缺损，部分患者表现为扇形视野缺损，即视野缺损并不以水平或垂直中线为界，据此也可以与视交叉上视路病变导致的视野缺损相鉴别。部分患者视野缺损常绕过中心注视区，以致中心视力不受太大影响。FFA 特征性表现是动脉前期及动脉期视盘缺血区及其附近脉络膜充盈迟缓或呈相对性弱荧光，静脉期之后显示非缺血区和视盘表面毛细血管代偿性扩张所致的不均匀强荧光。在 AION 水肿消退后，大部分患者 FFA 检查特异性表现是早期视盘缺血区相对性弱荧光。

临床上，本病治疗以糖皮质激素和血管扩张剂为主。糖皮质激素对减轻视神经水肿有明显效果，但糖皮质激素治疗也面临一些突出的矛盾，大剂量、长期使用糖皮质激素会加重患者的高血压、高脂血症、糖尿病等原发病，反而不利于 AION 水肿的恢复；另外，长期使用该药可能出现的不良反应也值得注意。目前仍然缺乏血管扩张剂能改善本病预后的大样本、高质量随机对照试验和系统评价的证据，有研究证实血管扩张剂对无或极浅视盘水肿者的相反作用。由于本病发病多与全身疾病有关，中医药更加注重整体辨证论治，通过对全身及局部症状的综合调理，可以获得较好的疗效，显示出一定的优势。

AION 属于中医学"暴盲""目系暴盲""视瞻昏渺"等范畴。一般在疾病发生之前眼部无不适症状，具体表现为突然的视力下降或暗影，严重患者数日内视力迅速下降至手动、光感，甚至失明。"暴盲"一词首见于《证治准绳·杂病》，谓："平日素无他病，外不伤轮廓，内不损瞳神，倏然盲而不见也"。本病发病突然，且常为多因素联合致病，治疗困难，病至后期，会出现视神经萎缩，视功能损害严重，治疗更为棘手，故于早期给予及时有效的治疗显得尤为重要。素体肝旺，或郁怒伤肝，情志化火，气火攻目，目系血瘀脉阻；过食肥甘辛辣，痰热内生，上壅目窍，目系脉络瘀阻；年老肝肾两虚，虚火灼伤目络，目系血脉不畅；气血两亏，目系失养，均可导致目系脉络瘀阻，神光不得发越而视物模糊。因此，目系脉络瘀阻是本病的主要病理变化，治疗应全身与局部相结合，"以通为用"为原则，使脉络瘀滞能去，目系得养，而神光得以发越。早期以活血化瘀为主，方用血府逐瘀汤、桃红四物汤或补阳还五汤加减，根据病因之不同或益气活血，或疏肝理气，或化痰熄风，或滋阴补肾；后期扶正祛邪，益气养血、滋补肝肾兼以化瘀通络或痰瘀同治，可予驻景丸加减通络化痰之品如半夏、浙贝、桃仁、红花，软坚散结之剂如丝瓜络、海藻、昆布等，以提高视力。或可参照眼底血证之分期论治。

　　本例患者有高血压、高脂血症病史，体型肥胖，临床主要表现为急性视力下降，眼底可见视盘颞上方高度水肿，视野提示下半侧视野缺损，结合病史、专科查体及辅助检查，诊断为非动脉炎性AION。患者体型偏胖，又因工作常起早贪黑，气血不足；加之平素性格急躁，头晕乏力，睡眠欠佳，有高血压、高脂血症病史，当为气虚血瘀兼肝郁化火之证，治疗以益气活血为主，兼以疏肝理气，在用血府逐瘀汤为主方同时，重用益气化瘀之品。同时配合针刺治疗，针刺以眼周穴位为主，配合头面部取穴，患者治疗2周后，自觉视野暗区消失，视野检测发现，患者右眼下方颞侧视野缺损区已基本恢复正常，而鼻侧区域因可以用左眼代偿，故患者自觉完全消退。建议患者继续治疗，但患者自觉无症状，加之患者为菜场工人，经济条件一般，遂放弃针刺治疗，改为中药7剂继续巩固疗效。半年后复查，患者视盘水肿已消退，但视野缺损未见进一步好转。

🏥 专家点评

AION是临床常见视神经疾病，本病的视野、眼底及FFA均有特征性表现，故典型病例诊断并无困难，但仍有以下两点需要注意：其一，患者中心视力可以完全正常，本例即是如此。本病以突然发生的无痛性视力障碍为主要表现，但视功能损害的程度与缺血、水肿范围及程度密切相关。患者中心视力多在0.1~0.8之间。如果整个视盘严重缺血，视力可能仅为指数或光感；如缺血发生在视盘鼻侧或上方，盘斑束受损不明显，视力还可以在1.0以上。因此，不可因患者初步检查视力尚好而忽略进一步眼底检查并漏诊。其二，部分患者可双眼先后发生AION，且视力预后极差。笔者曾遇2例双眼先后发病的AION，视力均在0.1以下甚至光感，均有高血压相关病史，由此可见全身缺血性病变与本病关系密切。文献也报道，部分患者在AION发病近期出现心脑血管功能异常的临床症状。由于视网膜和脑组织均来源于颈部血管的血液供应，因此对于AION患者，眼科医师要重视颈动脉系统的检查。如有颈动脉阻塞或严重狭窄，应与相关临床专业密切合作，及时治疗，以避免缺

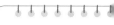

血性脑血管疾病的发生。

AION 属于中医眼科优势病种，针刺、中药都对本病有较好的疗效。我们认为本病急性期以气虚血瘀和气郁（气滞）血瘀为主，治疗以益气健脾、活血化瘀或行气解郁、活血化瘀理气为主，可选用补阳还五汤或血府逐瘀汤加减。治疗过程中需注意气血关系，气为血帅，血为气母。气机郁滞，血无以行而成瘀，反之，脉络瘀滞亦可阻碍气机；气虚无力推动血行而成瘀，瘀血已成，新血不生，日久亦可导致气虚；气虚血无以行，气无所附，亦可致郁，气郁化火，壮火食气，亦可致虚。因此，气虚、气郁与血瘀实际可以动态变化，互为因果。治疗中需注意补气、行气与活血化瘀之间的关系，如本例患者可用血府逐瘀汤配以补气药，亦可用补阳还五汤配以行气药，均可达到益气活血、行气解郁之目的。同时，针刺亦是治疗本病的重要手段，如本例患者第一周以针刺为主，并未予中药治疗。多年来，我们均是以局部取穴为主，配合头面部取穴。黑龙江中医药大学孙河教授团队创立了窍明针刺法，实际上就是针刺视皮质对应区域的一种中西医结合选穴针刺法，与我们主张的神经干针刺法有异曲同工之妙。

传统上大家都认为中医药治疗视神经萎缩有较好疗效，需要说明的是，无论什么疾病，当然是早发现、早治疗效果更佳，切不可等到出现视神经萎缩，在现代医学毫无办法的情况下再来选择中医药治疗，有时候也是"巧妇难为无米之炊"。我们发现对于一些视神经疾病，早期采用中西医结合治疗手段可以大大提高临床疗效，而真正等到视神经萎缩，大部分患者也是难以奏效，毕竟无论西医还是中医，能挽救的是濒临凋亡或即将发生继发性凋亡的 RGCs 及相应的部分视功能。

病例 36　针刺治疗外伤性视交叉综合征

病历摘要

【基本信息】

患者，男，28 岁。以"车祸致右眼视野缺损 5 个月"为主诉于 2017 年 11 月 30 日首诊于我科。

现病史：2017 年 6 月患者因"车祸重度昏迷，左眼及面部多处组织破裂伤"在当地医院抢救治疗。苏醒后发现左眼视物不见，右眼视物模糊，眼科会诊后行左眼球破裂修补术、眶壁骨折修复术，具体不详，术后仍视物不见。2017 年 8 月 24 日在我院眼鼻专科就诊，诊断为双眼视交叉综合征、左眼球破裂修补术后、左眼眶壁骨折修复术后、左眼无光感眼，入院完善相关检查后于 9 月 3 日行微创经鼻内镜视神经管减压术（endoscopic transnasal optic canal decompression，ETOCD），术后患者自觉右眼视野改善不明显，遂在当地医院康复科针刺治疗，视野有所改善，但仍不理想。为进一步改善视功能，遂至我科就诊。发病以来，情绪较为低落，偶易怒，神志清，精神可，胃纳一般，夜眠差，二便无特殊，无明显体重下降。刻下症：右眼视物模糊，视野缺损，无视物重影、变形、眼红眼痛等不适，舌淡苔薄黄，两边见齿痕，舌下络脉见瘀紫，脉沉涩。

既往史：有左眼球破裂修补术、眶壁骨折修复术、视神经管减压术手术史。

【专科检查】

矫正视力：OD 0.8，左眼义眼；眼压：OD 13.8 mmHg。右眼结膜无明显充血，角膜透明，前房深清，瞳孔直径约 3 mm，对光反射较差，晶状体透明，玻璃体轻度混浊，小瞳下眼底视盘色苍白、边界清楚，视网膜血管基本正常，黄斑中心凹反光未见。

【辅助检查】

右眼眼底照相见图 36 – 1，右眼视神经 OCT 见图 36 – 2，右眼视野见图 36 – 3。

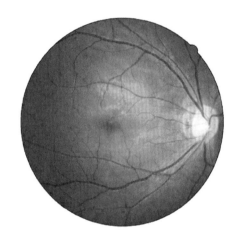

图 36 – 1　右眼眼底照相

【诊断】

右眼外伤性视神经病变（traumatic optic neuropathy，TON）（撞击伤目之气虚血瘀证）；双眼视交叉综合征；左眼球破裂修补术后；左眼眶壁骨折修复术后；左眼无光感眼。

【治疗经过】

在告知患者治疗过程中需配合饮食清淡、少食辛辣刺激、平时保持心态平和、避免熬夜的情况下，建议针刺配合中药治疗，患者表示身体未完全恢复，先行针刺治疗。针刺选穴以眼周及头面部为主。

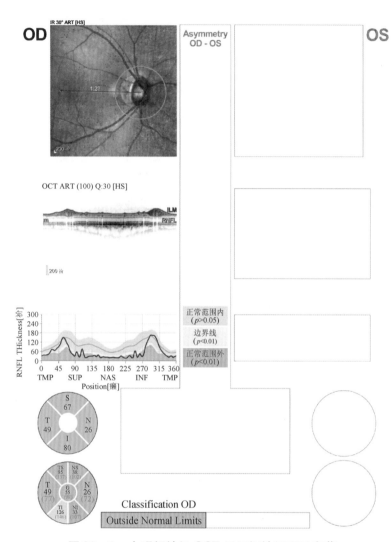

图 36 - 2　右眼视神经 OCT 显示视神经明显变薄

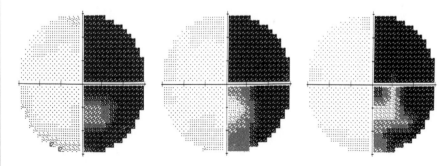

图 36 - 3　患者术后在外院康复治疗前后右眼视野变化

头部：百会、囟会、前顶、风池、窍明；眼部：攒竹、上睛明、球后、四白、太阳、瞳子髎；全身：合谷、外关、足三里等。患者连续针刺治疗2个月（40次）后视野较前明显改善（图36-4）。自2018年1月22日起，在将针刺改为隔日1次的同时配合中药汤剂治疗，组方以益气活血、通络开窍、补肾明目为主，方用通窍活血汤加减，组方如下：党参30 g、黄芪10 g、炒白术10 g、陈皮5 g、赤芍10 g、白芍10 g、柴胡10 g、炒枳壳10 g、川芎10 g、红花5 g、丹参10 g、生地黄10 g、当归5 g、三七粉3 g、楮实子10 g、决明子10 g、枸杞子10 g、菊花10 g、炙甘草5 g。7剂，水煎服，每日1剂，分2次服用。

配合中药治疗，以补益气血、活血化瘀为主，配合治疗2个月后，患者自觉右眼视野明显改善。

【预后及随访】

患者间断服用中药共35剂，坚持针刺至4月25日，视野持续改善（图36-4）。之后患者间断针刺治疗，至2018年7月再次复查视野，较4个月前无明显变化，遂停止治疗。

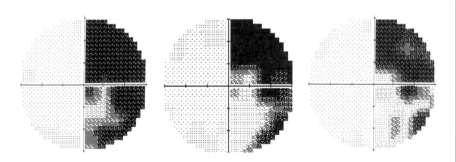

图36-4 患者在我院治疗前后右眼视野变化

🔬 病例分析

TON是指外力通过骨质或眼球的移动传递给视神经造成的一种

直接或间接损伤，主要指眼眶外上方额、颞部突然遭受钝性外力作用而导致的视神经病变。TON发生率占闭合性颅脑外伤的0.5%～5.0%，损伤可以发生于视神经任何部位，其中90%以上为管内段视神经间接损伤。在TON的致伤原因中，车祸伤占首位（50%～65%），其次为坠落伤和摔伤（13%～28%）。受伤部位最常见于眉弓外侧部和颞侧，其次为眶周和头颅。TON的后果较为严重，68%～78%的患者伤后即无光感。除视力严重下降外，合并闭合性颅脑损伤者常伴随昏迷、嗜睡、意识淡漠、言语不清、呼吸异常、肢体运动障碍等颅脑损伤症状。此类患者应该在检查生命体征的同时，注意眼部情况。本例患者即是严重车祸伤致重度昏迷，苏醒后发现双眼视物不见，其中左眼无光感。

TON致病机制复杂，迄今为止尚不完全明确。普遍认为TON患者的视神经损伤包括原发性损伤和继发性损伤。原发性损伤是指外界钝力作用于额、颞部，因视神经管内段鞘膜与周围骨质紧贴，且视神经管空间狭小，钝力经过骨质传导而对视神经纤维造成冲击、震荡、剪切、扭曲等，致其断裂、撕裂或滋养血管破裂，还会因神经管骨折碎片锐性切割、变形的骨管及管内出血的压迫等，视神经轴索中断，患者往往在受伤后即刻出现视功能严重受损。继发性损伤是视神经管骨折压迫、鞘膜下或鞘内血肿、视神经束肿胀或滋养血管痉挛、栓塞、受压，造成视神经缺血、缺氧和神经递质传输障碍，巨噬细胞等炎症细胞侵入并介导炎性反应损伤所致，患者视力丧失多在伤后数小时或几日内出现。

TON的治疗目前多采用大剂量糖皮质激素冲击、营养神经、改善微循环及视神经管减压手术等。糖皮质激素冲击治疗是目前使用最广泛的治疗方法，但目前尚无有力的证据证实单一或联合治疗方法对TON有确切疗效。目前推荐的治疗剂量为甲泼尼龙1000 mg/d，冲击治疗 3 天并迅速减量，用药期间需密切关注患者全身情况，联合应用药物，避免出现感染、消化道溃疡出血、血压或血糖升高等不良反应。手术方法主要有经颅视神经管减压术、ETOCD 及经眶内蝶筛窦视神经管减压术 3 种，ETOCD 具有手术路径直接、可在内镜的良好照明和放大倍率下直视操作、减压充分、操作微创等优越性，且越来越多的文献报道也证实了其疗效相对令人满意，有可能成为治疗 TON 一种相对理想的方法。但这些治疗仅限于病变早期，术后的视功能康复仍然是诸多患者迫切需求的。视神经疾病是中医药优势病种，大量研究证实，中医药特别是针刺疗法对于改善视功能有一定帮助，可配合激素、营养神经药物治疗，针灸疗法还可用于 ETOCD 术后视功能康复。

TON 根据其临床表现的不同，可属于中医学"撞击伤目""暴盲""青盲"等范畴。TON 为"撞击伤目"而影响视神经，早期导致急性视力下降者属于"暴盲"，晚期神经萎缩则属于"青盲"。本病病机主要为外在钝力撞击伤目，组织受损，气血受伤，气滞血瘀或脉络瘀阻，玄府郁闭，神光不得发越。而由严重颅脑外伤导致者，因"脑为元神之府"，目系"上属于脑，后出于项中"，故多造成脑络瘀阻，目络壅滞，内外关窍闭塞，气滞血瘀，蒙蔽清阳，神无所用，甚或昏蒙，目窍闭塞，发为暴盲。治疗应从行气导滞、活血化瘀入手。临床上多予血府逐瘀汤、补阳还五汤、人参养荣汤等方药治疗。韦企平教授提出本病"瘀、郁、虚"的病机特点，将其按发生发展过程大致分为气滞血瘀、气虚血瘀、气血双亏 3 个阶段，分别以血府逐瘀汤、补阳还五汤、八珍汤为主随症加减治疗。对气虚血瘀型患者，韦教授自拟重明益损汤以益气活血、养阴明目，重用大剂量补气药配以少量活血通络之品，疗效甚佳。

笔记

专家点评

外伤性视交叉综合征是指在有严重的额面部闭合性颅脑损伤时，因前颅窝或颅底骨折，伤及视交叉邻近组织结构而出现各种神经系统和眼部的体征。其病变有脑脊液漏、颅动脉瘤、颈内动脉海绵窦瘘及鞍内血肿等，主觉症状有头痛、眼眶痛及复视（动眼神经、滑车神经及外展神经全部或部分麻痹所致不同类型的复视），还表现为双侧瞳孔不等大、视力下降、眼球突出、眼睑水肿、球结膜水肿、血管杂音及视盘水肿等。本例患者为右眼颞侧偏盲伴左眼无光感，左侧颅底骨折，因此损伤在视交叉部位导致右眼颞侧偏盲，因患者病程已久及左眼球破裂萎缩，眼部相关体征已消退且无法引出复视及眼球运动障碍。

对于 TON，有两类患者值得引起重视：一类即跟本例患者类似，为有严重颅脑外伤伴昏迷的患者，患者常因严重的全身症状在ICU 抢救，容易忽略眼部相关并发症的处理，特别是伴有视神经管应力性骨折的 TON，往往等患者苏醒后已错过最佳的手术治疗时机，对视力预后产生严重影响。另一类即是间接性 TON，多由轻微的眉弓外侧外伤引起，由于症状轻，视力损伤以轻度视力下降或视野缺损为主，容易被患者忽略，数月甚至更长时间后患者发现患有视力严重下降时到医院检查发现视神经已经萎缩。且此类患者早期眼底检查无异常改变，易被医师误诊或漏诊，错过最佳治疗时机。对于此两类患者，详细的瞳孔检查是避免漏诊或误诊的关键，一般来讲，只要不是双眼同等或相近程度的视神经损伤，受伤较重侧眼就会有不同程度的相对性传入性瞳孔障碍（relative afferent pupillary defect，RAPD），多表现为伤眼瞳孔散大；双眼受累程度相似时可能无 RAPD，而仅表现为瞳孔对光反射异常。对伴有意识障碍者，瞳孔直接对光反射异常是判断 TON 的最可靠体征。

视神经疾病属于中医眼科优势病种，大量的临床研究证实中医药治疗本病可以获得较好疗效，而在疾病的中期及后期，视神经已发生萎缩，现代医学更是没有治疗办法。中药治疗早期以行气导滞、活血化瘀为主，而中晚期在活血化瘀的同时，需注意补肾明目。同时，一些患者由于对治疗结果无法接受，情绪易于悲观失落，治疗中应适当配以疏肝理气之品。针刺疗法是治疗视神经疾病的常用手段，可使脉道条畅，目窍通利，气血调和，精气充足，目得所养而目视精明。本例患者受伤已半年余，前期行眶壁骨折修复术并在外院接受针刺治疗，后在我院接受进一步的中医药综合治疗，疗效相对更为显著，这说明：首先，外伤性视神经病变即使在激素、手术治疗无效的情况下，中医药仍然可能获得一定的疗效。其次，患者术后半年多时间内的治疗仍然显示出不错的疗效，说明此类外伤性视神经病变的恢复窗口期可以很长，通过治疗仍能达到一定的视神经保护目的。最后，相对患者在外院的针刺治疗，我们的针刺法显示出更好的疗效，可能因为：①眼部取穴更专业，我们常规针刺承泣、睛明等眶内穴位，这些穴位与视神经关系密切，且可深刺，更容易得气。而非眼科针灸医师通常不敢针刺这些穴位。②我们采用神经干针刺法，可以更有针对性地选取一些与视神经有关的腧穴，如球后、窍明穴等。神经干针刺法是我们团队总结并广泛应用于眼科疾病治疗的一种选穴针刺方法，本例患者治疗过程中，所取球后、睛明、承泣、百会、风池、窍明等穴位均参考了神经干针刺法的原理。

笔记

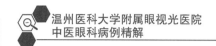

病例 37　中药治疗原发性开角型青光眼

病历摘要

【基本信息】

患者，男，37 岁。以"双眼视力下降伴视物范围变小 2 年余"为主诉于 2012 年 10 月 30 日至我科首诊。

现病史：2010 年初，患者无明显诱因出现双眼视力下降，伴眼胀痛，头晕、头痛，无恶心、呕吐，在当地医院诊断为双眼原发性开角型青光眼，予降眼压药物治疗，眼压控制不理想，后在北京某医院行双眼抗青光眼手术（具体不详），手术后眼压仍波动较大，在配合局部使用 2~3 种降眼压药物的情况下，眼压控制相对稳定，但患者仍觉双眼视力进行性下降。为求进一步治疗，至我科求诊，望通过中医治疗延缓视功能下降。发病以来，神志清，精神可，胃纳可，夜眠一般，二便无特殊，无明显体重下降。刻下症：双眼视物模糊，视野缩小，偶有眼胀、眼痛等不适，无眼红、畏光、流泪等，舌红苔黄，脉弦。

既往史：双眼抗青光眼手术后 2 年，无高血压、糖尿病等病史。

【专科检查】

视力：OD 0.5，OS 0.4；眼压：OD 13.0 mmHg，OS 15.7 mmHg。双眼结膜充血，上方滤过泡扁平，角膜尚透明，前房深清，虹膜纹理清，周切口流畅，瞳孔圆，对光反射稍迟钝，晶状体透明。眼底见双眼视盘界清、色淡红，右眼 C/D 约 0.9，左眼 C/D 约 1.0，黄斑中心凹反光未见，后极部视网膜平伏。

【辅助检查】

双眼眼底照相（图 37 - 1），双眼视野（图 37 - 2），双眼视神经 OCT（图 37 - 3）。

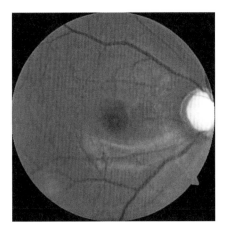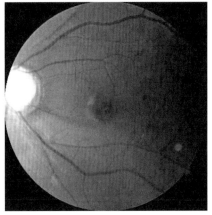

图 37 - 1　双眼视盘杯盘比扩大，右约为 0.9，左约为 1.0

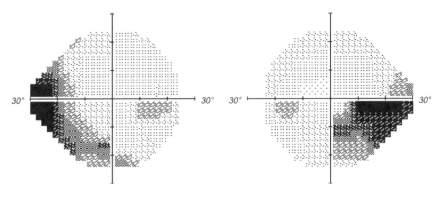

图 37 - 2　双眼视野弓形缺损

【诊断】

双眼原发性开角型青光眼（青风内障之气郁化火证）。

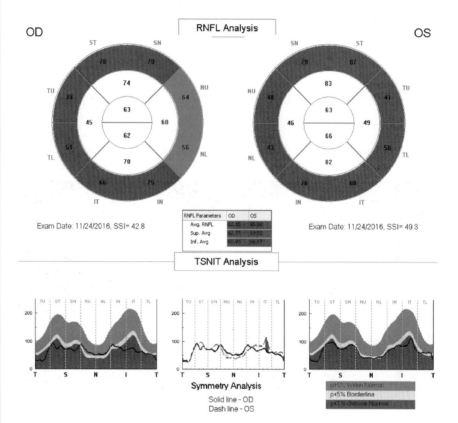

图 37 – 3 双眼视神经萎缩

【治疗经过】

根据患者眼压水平,在积极予美托洛尔滴眼液、酒石酸溴莫尼定滴眼液、布林佐胺滴眼液、曲伏前列素滴眼液、拉坦前列素滴眼液等其中 2~3 种眼药水降低眼压至目标眼压水平的同时,考虑患者长期服药的便利性,予中成药灯盏细辛提取物或银杏叶提取物配合杞菊地黄丸或知柏地黄丸治疗。患者表示理解并积极配合治疗,每周至当地医院复测眼压、每 1~2 个月行 24 小时眼压监测,并按要求每 3~6 个月行视野、视神经纤维层厚度检查,根据相关检测结果调整药物组合、用药频次及用药时间,同时我们也根据患者的相关监测结果不断调整患者的目标眼压。2013 年 1 月患者病情控制欠稳定，自觉视力有下降，测 24 小时眼压发现夜间眼压达 38 mmHg，且诉睡眠不佳，遂予中药益气活血利水、疏肝理气治疗 1 个月，眼压渐渐趋于稳定，组方如下：柴胡 12 g、枳壳 9 g、陈皮 6 g、白芍 12 g、赤芍 12 g、当归 5 g、车前子 20 g、茯苓 30 g、泽泻 20 g、党参 20 g、黄芪 30 g、白术 20 g、决明子 15 g、菟丝子 15 g、甘草 3 g。这期间根据症状变化，适当调整。

　　2015 年 6 月患者再次出现眼压波动，因来我院不便，建议至当地医院或上级医院针灸配合中药治疗，中药予补肾明目之四物五子汤加减治疗 1 个月。患者在外院坚持针灸半个月并调整生活状态后，眼压再次回复到相对稳定状态。

【预后及随访】

　　患者一直以积极的心态认识和对待自己的病情，在积极工作、合理休息、坚持锻炼的同时，保持作息规律、饮食清淡、睡眠充足。在近 8 年的随访中，视野维持基本稳定，右眼几乎无进展，左眼稍有进展（图 37 - 4，图 37 - 5）。

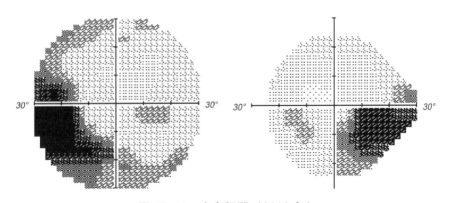

图 37 - 4　患者视野（2016 年）

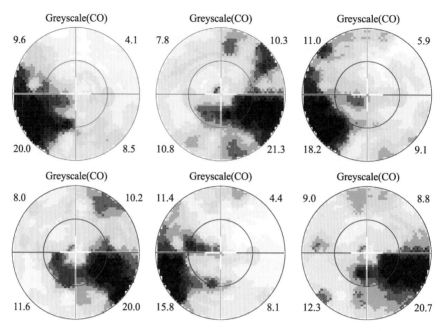

图 37 - 5　患者 2017 至 2019 年视野

病例分析

  青光眼是一组由病理性眼内压升高或视神经血流灌注压降低等多种因素引起的视神经退行性疾病，以特征性的视野缺损和视盘的进行性凹陷性萎缩为典型表现，是导致不可逆性致盲性眼病的第二大病因。青光眼视神经保护是通过中和 RGCs 周围环境的毒性物质和增强 RGCs 对毒性物质的抵抗能力，使那些未受损的、仅部分受损的，或正处于毒性内环境中濒临死亡的 RGCs 得以存活或延长生存时间，从而达到延缓青光眼视功能损害的目的。多项临床研究如进展期青光眼干预研究（AGIS）、早期青光眼治疗研究（EMGT）及低眼压性青光眼治疗研究（LoGTS）的临床数据也证实了独立于眼压的、继发性损伤因素的存在及潜在的治疗效益。如 AGIS 研究结果显示，在已经达到靶眼压水平的患者中，仍有 8% ~ 10% 的患者视野继续丢失，说明视神经保护治疗对青光眼患者的潜在价值。

由于青光眼是一组具有复杂发病机制的神经退行性疾病，氧化应激损伤、谷氨酸兴奋性毒性损伤、神经营养因子剥脱、胶质细胞活化均被证实与 RGCs 凋亡密切相关，因此具有多靶点、多作用机制，能从多种效应途径对抗青光眼 RGCs 凋亡的药物具有很好的视神经保护作用。中药化学成分复杂多样，具有多层次、多靶点、多机制的特点，能从多角度对抗青光眼视神经损伤，显示出一定的优越性。大量的研究证实，中药能通过抑制自由基产生，提高抗氧化能力；降低谷氨酸浓度，改善视神经轴浆运输；促进小梁细胞增殖，抑制小梁细胞分泌细胞外基质；改善视盘和视网膜血液循环，抑制神经细胞凋亡；促进 RGCs 轴突再生等多个环节起到保护视神经的作用。

原发性青光眼属于中医学"绿风内障""青风内障""乌风内障"范畴，而眼压已控制的晚期青光眼则属于"青盲"范畴。历代医家将青光眼的中医病因病机总结为风、火、痰、瘀等导致气血失和、脉络不利、玄府闭塞、神水瘀滞。目中玄府通利，营卫流行，气血畅达，脉络流利，神水畅通，则脏腑之精气得以上承，视神经得以保护，神机运转则目明；目中玄府闭塞，脉络不利，神水瘀滞，脏腑之精气不能上达，目之浊气亦不能降，神无所用则神光衰微。治疗重在恢复目中玄府通利之性，使目中神水畅达不滞，升降出入之门户有序，以达保护视神经的目的。青光眼后期，病程日久，加之老年体弱，肝肾两亏，证候由实转虚，视杯凹陷，视盘色白，神光衰微甚至泯灭、不睹三光而成青盲。即使眼压已经控制，视神经损害亦可进一步加重。目前的研究表明，单味中药（如枸杞、丹参、黄芪等），中药提取物（如灯盏细辛提取物、藏红花提取物、葛根素、银杏叶提取物等），以及中药复方（如复明丸、补中益气汤、丹栀逍遥散等）均具有不同程度视神经保护作用。中医整体观念的特点及中药复方的特征，使得中医药在视神经保护方面可能具有多靶点的优势。

本例患者 30 多岁即确诊为 POAG，发病时药物控制眼压不理想，在北京某医院行双眼抗青光眼手术治疗，手术后仍有不同程度的高眼压，在配合局部使用 2～3 种降眼压药物的情况下，眼压才能控制相对稳定，且双眼视野均有不同程度损害，属于 POAG 进展期，加之患者年轻，预期寿命长，故视神经保护对患者来讲就极为重要。庆幸的是，患者对自身病情较为重视，且依从性极好，能够较好地理解治疗的意义和长期治疗的必要性，故在坚持用中药汤剂或中成药保护视神经的同时，始终能做到按医师要求进行眼压及视功能监测并及时调整治疗方案，因此，尽管手术后还需配合降眼压药物治疗，但患者始终坚持应用补肾活血类药物组合，很好地阻止和避免了视功能的进行性损害。7 年来患者视功能几乎没有下降，是中医眼科与青光眼专科合作，很好地控制了患者视功能进行性下降的典型病例。

🏥 专家点评

青光眼视神经保护始终是青光眼研究的热点，大量实验研究也证实除了降眼压药物之外，针对不同青光眼发病机制的药物如抗氧化剂、钙通道阻滞剂、谷氨酸受体拮抗剂、神经营养因子可以促进 RGCs 的存活，延缓 RGCs 轴突变性，显示一定的视神经保护作用。

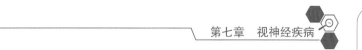

但目前为止，仍没有一种药物被 RCT 证实具有确定的视神经保护作用。中医药具有多靶点、多作用途径等优势，具有潜在的研究和开发价值。总结历代医家对青光眼视神经损害的认识和中医药视神经保护药物的功效分类，我们认为肝肾虚损、脉络瘀滞是青光眼视神经病理改变的主要病机，滋养肝肾、活血通络为主的虚、瘀并治是防治青光眼视神经损害的基本治疗原则和方法。我们对青光眼术后眼压基本稳定患者证候规律的研究也证实，青光眼术后中晚期存在由实证向虚证的转化，且血瘀证贯穿本病始终。在本例患者的治疗中，即是应用了中成药，我们基本是滋补肝肾之地黄丸类方和活血化瘀类中药联合使用，获得了较为理想的疗效。临床应用过程中，尚需根据患者的具体情况，适当配伍清热疏肝，或益气活血，或通络开窍之品以增强疗效。除了中药外，针刺治疗或针刺联合中药治疗也具有较好的视神经保护作用，但同中药一样，实际疗效仍然需要严谨的评价。

　　良好的依从性是患者获得较好疗效的基础，而获得良好依从性的关键还是在于医患沟通。就本例患者来说，既要让患者认识到青光眼视神经损害的严重后果、进行视神经保护治疗的必要性，又要让患者知道视神经保护治疗的长期性、治疗任务的艰巨性，并能获得患者的配合。在获得患者的信任和认同之后，我们根据病情的动态变化，随时调整治疗目标、更新治疗方案，最终获得医患双方都较为满意的结果。随着病情的逐渐稳定，患者心态逐渐好转，结合合理地饮食、正常地作息、适当地锻炼，近年来，眼压多维持在 12 ~ 15 mmHg 的水平，视野无实质性缩窄。正所谓"法于阴阳，和于术数，饮食有节，起居有常，不忘劳作"而能"尽终天年"。临床上，我们发现大量患者病情持续进展均跟其依从性差密切相关，

笔记

即使常规的降眼压药物就难以做到长期按要求使用，更不用说长期服用尚不能确定有效的视神经保护药物。但事实往往是，能坚持到终点者，都是胜利者。

另外，在青光眼治疗过程中，要始终贯彻中医学既注重整体，又辨证论治的个体化治疗原则和方法。首先，在目标眼压的确定上，既要考虑患者既有的眼压水平，又要结合患者年龄、健康状况，还要考虑患者工作生活对视功能的依赖程度及患者自身的期望值来综合确定最终的降眼压目标，并在此基础上根据治疗后患者视功能变化情况来适时调整目标眼压。只有这样，才能尽可能阻止视功能损害或延缓视功能损害进展速度。其次，在治疗方法的选择上，患者是选择药物治疗还是手术治疗及采用何种手术方式均需要结合患者病情严重程度、目标眼压、经济条件、对视功能的需求程度确定最适合的治疗方案。再次，在治疗药物的选择上，通常以降压效果最理想、不良反应小的前列腺素类药物为首选，但在使用单一药物后不能达到目标眼压的情况下，需要2种甚至多种药物同时使用。有时还需考虑患者的预期寿命、经济条件、依从性、文化程度、工作性质等因素选择不同的降压药物。同时，在长期应用降眼压药物的基础上，需要考虑不同药物的不良反应甚至药物的相互作用。最后，在视神经保护的治疗中，中药、针灸联合应用往往是最佳的选择。但本例患者并非居住在本市区，长期针灸治疗显然存在难度，同时长期服用中药汤剂也是巨大的花销。因此，也需要结合患者的实际情况选择不同的视神经保护治疗手段。尽可能在保证最低治疗成本的同时达到最佳治疗效果才是医者应该追寻的最大目标。

笔记

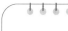
病例38　针刺治疗鞍结节脑膜瘤致视神经萎缩

📋 病历摘要

【基本信息】

患者，女，43岁。以"发现右眼视物不见半个月"为主诉于2017年7月29日至我科首诊。

现病史：患者半个月前偶然发现右眼视物不见，左眼视野缩小，无疼痛，无畏光，无眼球转动痛，患者及其家属立即至我院求诊。发现右眼无光感，左眼视野检查提示颞侧偏盲，考虑颅内肿瘤导致视交叉病变，建议至综合性医院脑外科就诊。患者在当地医院行MRI检查，提示鞍结节脑膜瘤，建议手术治疗。后患者至上海某医院行脑膜瘤切除手术治疗，但术后右眼视力及视野缺损未见明显好转。为改善视功能，遂至我科就诊。发病以来，神志清，精神可，胃纳一般，夜眠差，二便无特殊，无明显体重下降。刻下症：右眼视物不见，左眼颞侧偏盲，无眼红、眼痛，舌淡苔薄白，脉细弱。平素患者易乏力，面色无华，行经量少色淡。

既往史：鞍结节脑膜瘤术后3个月。

【专科检查】

视力：OD NLP，OS 0.3；眼压：OD 13.5 mmHg，OS 13 mmHg。双眼结膜轻度充血，角膜透明，前房清，周边前房深度 >1/2 CT，

277

瞳孔圆，直径约 3 mm，对光反射弱，晶状体透明。眼底：视盘界清、色苍白，C/D 约 0.8，黄斑中心凹反光可见，血管走行可，视网膜平伏。

【辅助检查】

左眼眼底照相（图 38 - 1），左眼视野（图 38 - 2），左眼 OCT（图 38 - 3）。

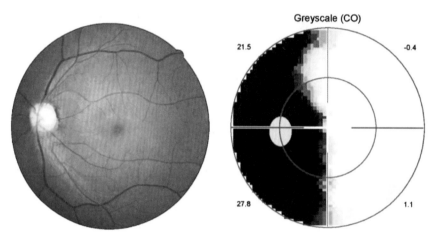

图 38 - 1　左眼眼底照相示
视盘色淡

图 38 - 2　视野检查提示
左眼颞侧视野缺损

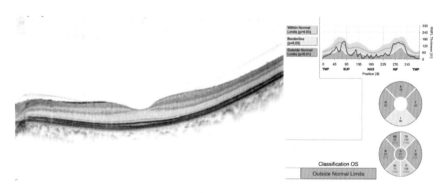

图 38 - 3　左眼黄斑 OCT 提示 RNFL 变薄

【诊断】

双眼视神经萎缩（青盲之气血两虚证）；鞍结节脑膜瘤术后。

【治疗经过】

2017 年 12 月至 2018 年 6 月，患者间断在我科接受中药及针刺治疗约半年。针刺取穴及针刺方法同前述相关视神经疾病案例。中药以益气活血、通窍明目立法，用补中益气汤为主方，随症加减，组方如下：党参 30 g、黄芪 20 g、柴胡 10 g、炒枳壳 10 g、升麻 6 g、生地黄 10 g、当归 5 g、红花 5 g、川芎 10 g、赤芍 10 g、白芍 10 g、炒白术 20 g、茯苓 20 g、陈皮 5 g、炙甘草 5 g、山茱萸 5 g、楮实子 10 g、决明子 10 g。这期间根据患者情况，随症加减。

【预后及随访】

患者前后服用中药 60 余剂，针刺治疗 80 余次，左眼视野除颞上方稍有改善，余无明显改善（图 38 - 4）。

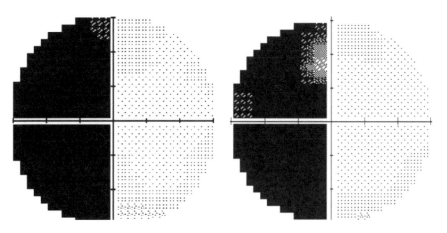

图 38 - 4　针刺治疗半个月后患者左眼视野未见明显扩大

病例分析

视神经萎缩是指外侧膝状体以前的视神经纤维、神经节细胞及其轴突，在各种病因影响下发生变性和传导功能障碍。视神经萎缩

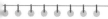
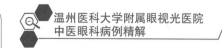

是各类视神经病损的最终结果，表现为视功能障碍，视神经纤维的变性和消失、传导功能障碍，出现视野缩小、视力减退甚至丧失。眼底检查可见视盘颜色变淡或苍白，边界模糊，生理凹陷消失，血管变细等。本病可由多种原因引起，如遗传、炎症、缺血、外伤、中毒、退变、肿瘤压迫及脱髓鞘疾病等。一般治疗对挽救视力效果不明显，从而使得本病成为眼科疑难病症之一。视神经萎缩分原发性、继发性、上行性 3 种。原发性视神经萎缩即从筛板后的视神经、视交叉、视束至外侧膝状体以前的视路损害，又称下行性视神经萎缩，为球后视神经炎、垂体肿瘤等病变所致；继发性视神经萎缩由长期视盘水肿或视盘炎导致；上行性视神经萎缩由视网膜或脉络膜的广泛病变引起视网膜神经节细胞的损害而引起，如视网膜色素变性。本病由鞍结节脑膜瘤压迫视交叉引起，即为原发性视神经萎缩。

鞍结节脑膜瘤包括起源于鞍结节、前床突、鞍膈和蝶骨平台的脑膜瘤。鞍结节脑膜瘤早期常无特殊临床表现，常以单眼或双眼视力下降、视野缺损为首发症状，由于早期缺乏典型的临床表现，极易误诊为球后视神经炎、前部缺血性视神经病变等眼科疾病。鞍结节脑膜瘤发生于视交叉前缘与两侧视神经之间，80% 以上以视力障碍为首发症状，常首先压迫一侧视神经，而后压迫视交叉，故通常一眼缓慢进行性视力减退，而后累及另一眼。视野改变不规则，典型者为一眼出现视力减退伴中心暗点，另一眼颞上方视野缺损且以垂直子午线为界，为肿瘤累及一侧视神经和视交叉连接处所致，称交界处暗点，之后随着病情进展以不典型双颞侧偏盲多见。由于肿瘤直接压迫可导致视神经萎缩，也可因一眼视神经萎缩，另一眼因颅内高压致视盘水肿而形成福－肯综合征。此病后期还可能影响内分泌系统，出现癫痫性精神障碍等。本例患者出现了极为严重的视野缺损（右眼全盲，左眼颞侧偏盲）才到医院就诊，属于典型的鞍区肿瘤眼部改变，后经颅脑 MRI 及术后病理检查确诊为鞍结节脑膜瘤。虽然及时的手术治疗使患者避免出现严重的全身并发症，但眼底视盘明显苍白，视神经已经萎缩，视功能受损严重，难以康复。

视神经萎缩属于中医学"青盲"范畴，病名首见于《神农本草经》，明朝王肯堂《证治准绳·杂病》谓："青盲者，瞳神不大不小，无缺无损，仔细观之，瞳神内并无别样色气，俨然与好人一般，只是自看不见，方为此证，若有何气色，既是内障，非青盲也。"本病多由视瞻昏渺、高风内障、绿风或青风内障、暴盲、头部外伤或颅内肿瘤压迫等原因导致。各种原因引起气血不足，或肝肾两虚，精血不荣，目窍失养；气滞血瘀，或络脉瘀阻，玄府郁闭，目系失养，均可导致神光衰微，盲无所见。故本病之病机以肝肾两亏、气血不足为本，玄府郁闭、络脉瘀阻为标。治疗当注重扶正祛邪，在活血通窍、开玄祛瘀的同时，注重补肝肾、益气血以扶正固本。针刺也是治疗视神经萎缩的常用方法，大量文献证实，针刺对视神经萎缩有较好疗效，可单独应用或配合中药治疗。由于本病病程日久，往往在针刺眼周穴位同时，需配合更多头面及全身穴位。但即使如此，本例患者由于发现较晚，虽经过较长周期的治疗，但视功能恢复有限。

⊕ 专家点评

蝶鞍区是颅内肿瘤的好发部位，常见的肿瘤中以垂体瘤最为多见，颅咽管瘤、神经胶质瘤、脑膜瘤也常在此区发病，本例即属于脑膜瘤。由于视交叉位于鞍膈的上方，鞍区肿瘤可从不同的方向直接压迫视交叉和视神经，导致神经传导和血液供应障碍并引起视力

笔记

281

下降、视野缺损。因此，当视神经和上方的视交叉受累时，多数患者以视力下降和视野缺损为主诉就诊于眼科。由于早期患者常无任何临床症状，或有视力下降但不伴有其他不适，患者自觉视力下降是年龄增长的正常现象而忽视就诊，造成病情延误，本例患者即是如此，发现时病情较为严重，虽经过手术及中医药治疗，但视功能已难以恢复。同时，早期患者无典型的临床表现，眼底检查也正常，容易误诊为其他眼科疾病而延误病情。当视交叉后上方被压时，可先有颞下方视野缺损，随之出现颞上方视野缺损且以垂直子午线为界，另一眼出现视力减退伴中心暗点，进而出现双眼颞侧偏盲。可见视野检查对视交叉及视交叉以上的病变诊断至关重要。我们认为对于成人原因不明的单眼或双眼进行性视力减退，应常规进行视野检查，伴有单眼颞侧偏盲或具有典型视野缺损、伴或不伴视神经萎缩等，必须行头颅CT或MRI检查，尽量排除颅内占位性病变的可能。对于诊断为球后视神经炎、前部缺血性视神经病变等且治疗无效者，应考虑本病的可能。本例患者即通过视野检查发现典型的颞侧偏盲及偏侧全盲视野改变，考虑颅内肿瘤并经影像学检查证实。

对于视神经萎缩的治疗，大量文献报道中医药有较好疗效，针灸、中药、穴位注射等多种方法均有应用，我们也发现一些患者经过综合治疗可部分提高视功能，尤其是对特发性视神经炎、眼外伤等原因所致的视神经萎缩有一定的疗效，而对肿瘤压迫、遗传等原因导致的视神经萎缩则难以奏效。值得引起中医眼科同行注意的是，视神经保护是通过中和RGCs周围环境的毒性物质和增强RGCs对毒性物质的抵抗能力，使那些未受损的、仅部分受损的，或正处于毒性内环境中濒临死亡的RGCs得以存活或延长生存时间，从而达到延缓视功能损害的目的。由此可以看出，已经变性或死亡的

笔记

RGCs 是无法恢复活性的，而蝶鞍区肿瘤所致的视神经损伤是下行性的，肿瘤压迫首先导致轴浆运输障碍，继而 RGCs 轴突损伤，而目前大量的基础研究证实，RGCs 轴突的再生十分困难，大多数情况下其损伤是不可逆的。对本例患者进行了数个疗程的治疗，但依然收效甚微。

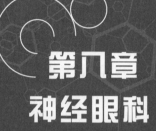

第八章
神经眼科

病例 39　益气升阳疗法治疗特发性眼睑痉挛

病历摘要

【基本信息】

患者，女，64 岁。以"双眼不自主眨眼伴睁眼困难 3 年余"为主诉于 2019 年 6 月 11 日来我科就诊。

现病史：患者 3 年前无明显诱因出现双眼不自主眨眼伴睁眼困难、双眼干涩、异物感、沉重感，偶有双眼红，无眼痛，无视物模

笔记

糊，无视物遮挡等不适症状，就诊于当地医院，给予眼药水治疗后症状无缓解并逐渐加重，故特来我科就诊。发病以来，神志清，精神可，纳眠一般，大便溏，无明显体重下降。刻下症：双眼眨眼频繁，且睁眼困难，无眼痛等症状，舌淡苔白腻，脉弦滑。

既往史：体健，否认高血压、糖尿病等慢性病史。

【专科检查】

视力：OD 0.6，OS 0.8；眼压：OD 15.3 mmHg，OS 14.4 mmHg。双眼睑板腺开口堵塞，挤压可见脂样分泌物，结膜轻度充血，泪河窄，角膜尚透明，前房深清，瞳孔圆，直径约 3 mm，晶状体轻度混浊。眼底无特殊。BUT：OD 2 s，OS 3 s。

【辅助检查】

睑板腺红外线成像见图 39 - 1。

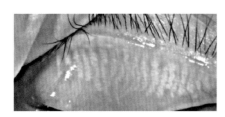
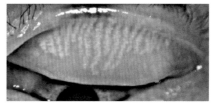
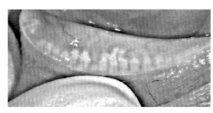
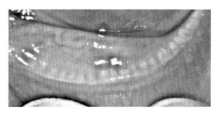

双眼睑板腺前 2/3 形态基本饱满，后缘 1/3 消失。

图 39 - 1　睑板腺红外线成像

【诊断】

双眼眼睑痉挛（目睭之清阳不升、经脉不利证）；双眼干眼；双眼睑板腺功能障碍。

【治疗经过】

患者眼部给予玻璃酸钠滴眼液、妥布霉素地塞米松眼膏对症治疗的同时，行热敷 + 睑板腺按摩 + 中药雾化物理治疗。2019 年 6 月 21 日复诊，患者自觉眼干症状有所缓解，但仍然睁眼困难。停用妥布霉素地塞米松眼膏，改用 0.02% 氟米龙滴眼液和卡波姆眼用凝胶，其余对症治疗方案同前，并给予中药益气升阳除湿，方用补中益气汤加减，组方如下：黄芪 30 g、炒白术 20 g、茯苓 10 g、党参 10 g、升麻 10 g、柴胡 10 g、蝉衣 6 g、僵蚕 6 g、当归 10 g、陈皮 10 g、厚朴 10 g、法半夏 5 g、薏苡仁 20 g、滑石粉 10 g、竹茹 10 g、炙甘草 5 g。14 剂，水煎服，每日 1 剂，分 2 次服用。

【预后及随访】

患者服用中药 1 个月后自诉眼干、沉重感及睁眼困难均明显好转，双眼睑板腺开口挤压分泌物减少，继续前方加藿香 10 g、豆蔻 20 g 增强化湿行气之功，眼部治疗方案不变。连续服用 2 个月后患者自诉无眨眼和睁眼困难，眼干症状偶有发作，随访半年未再反复。

病例分析

眼睑痉挛是临床较为常见的以不自主眼睑闭合为特征的局灶性肌张力障碍性疾病。原发性、特发性和自发性眼睑痉挛统称为良性特发性眼睑痉挛（benign essential blepharospasm，BEB），无明确病因，早期表现为瞬目增多，双眼睑发沉，常常在注视时出现阵发性睁眼困难，在精神紧张、情绪不佳时眼睑痉挛加重，晚期可出现持续闭眼甚至功能性失明。部分患者为单眼起病，但随着病程进展双侧眼睑均会受累。中老年女性多见，可合并口、下颌肌张力障碍，表现为不自主张口、闭口、噘嘴等动作，之后进展为梅热综合征或颅颈肌张力障碍。多数患者触摸颌面部某位点或在说话、唱歌、嚼口香糖、放松等状态下可使眼睑痉挛症状暂时缓解或减轻。BEB 病因和病理机制尚不明确，多数学者认为 BEB 发病机制可能与脑部基底节损害、黑质－纹状体 γ-氨基丁酸能神经元功能低下导致多巴胺能受体超敏或多巴胺递质失衡、胆碱能神经的过度活跃有关。也有报道倾向于本病与环境因素促发和遗传易感性导致的脑皮质抑制性降低有关。

眼睑痉挛患者常常自诉“眼睛睁不开”“眼皮抬不起来”“眼睛闭着最舒服”“有光时眼睛睁不开”，只有少数患者会主诉“双眼眨眼或眯眼”，故大多数初发的眼睑痉挛患者主要临床症状为“睁眼困难”而不是“频繁眨眼”或“用力闭眼”，如果合并干眼还可以出现眼干、畏光、异物感、灼热感等眼部症状。正因为如此，我们认为这类眼睑痉挛的重要病机是阳气郁闭，升发不及，清阳之气不能发越于头面，则胞睑难启；或外感风邪，卫阳被遏，不得顾护于外，营阴郁滞，阻滞经脉，太阳经气运行不畅，营卫失调则胞睑启闭失常，睁眼困难。因此，清阳之气不升、营卫之气不和是眼睑痉挛的重要病机，治疗当从李东垣重用风药之升阳疗法。

升阳即升发阳气，升阳疗法是针对机体气机不升或下陷引起病证而设的治疗大法。金元医家李东垣系统总结《黄帝内经》《伤寒论》关于升阳发散的理论及实践经验，提出了升阳疗法，将具有“发越”作用的风升药物不仅用于“火郁”，还用以治疗内伤等诸多病证。“病隐于经络间，阳不升则经不行”，应治以“升阳”。李东垣用升阳疗法治疗感受内外邪气，阳气郁遏，不能升腾的病理状态。同时李东垣指出升阳疗法的作用是多方面的，但其核心在于推

笔记

动了能"生发诸阳上升"的"气"升腾，提出治疗内伤疾病的关键在于能否维持"生发诸阳上升"之"气"的正常运行，并指出："脾胃不足之源，乃阳气不足，阴气有余，当从六气不足，升降浮沉法，随证用药治之"。"升降出入"是生命最基本的运动形式，因此，通过调整气机升降之性，维持气机的正常运行是升阳疗法的根本。

《灵枢·大惑论》指出："五脏六腑之精气，皆上注于目而为之精。"五脏六腑精气上注于目的关键是气之升降如常，能推动脏腑精气上注于目。升阳疗法治疗眼科疾病备受历代医家重视，如聪明益气汤、羌活胜风汤等眼病名方，均加入了大量的升阳风药。所谓"风药"，是指防风、升麻、柴胡、羌活、葛根、独活等气味辛薄，药性升浮，具有祛风发散、升发阳气作用的一类药物。李东垣指出"味之薄者，诸风药是也，此助春夏之升浮者也"。其在《用药法象》中记载了20味升阳风药：防风、升麻、柴胡、羌活、威灵仙、葛根、独活、细辛、桔梗、白芷、藁本、鼠粘子、蔓荆子、川芎、天麻、秦艽、荆芥、麻黄、前胡、薄荷。其中以升麻、柴胡、羌活、防风的使用最为普遍。在遣方用药方面，常在健脾益气药物如党参、黄芪的基础上加入升麻、葛根等，在健脾升清的同时借辛散风药助肝胆春生之气，清气升腾，气运有序，则无郁闭气乱。方用升麻葛根汤、升麻补胃汤、升麻调经汤、升麻托里汤、升麻泻湿汤、葛根汤、葛根芩连汤等。眼睑痉挛以脾胃清阳之气不升、营卫之气不和、在表之气血经脉不利为发病之本，因此，本例患者用补中益气汤以升清阳，配以桂枝、芍药调和营卫、调理气血、通利经脉之气，胞睑自能启闭如常。

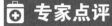

专家点评

我们将升阳疗法用于眼睑痉挛的治疗，是基于我们对眼睑痉挛清阳不升、营卫失调、经气不利而致眼睑启闭失常这一基本病机的总结。近年来，我们在用补中益气汤合桂枝汤的基础上治疗了大量此类患者，获得不错的疗效。升阳风药多为轻清上升之品，体轻属阳，一者使气机得以不断升腾，起到"升清""举陷"的作用，如补中益气汤用柴胡、升麻升阳举陷；二者能引药上行，所谓"巅顶之上，唯风药可到"，在治疗眼部疾病时多可配以升阳风药，如羌活、薄荷、柴胡、白芷等。同时，升阳风药大多为辛温之品，可借其辛温香燥之性运脾胃、升清阳、化湿浊，起到了升清降浊的作用，如羌活胜湿汤治疗湿浊困阻之证，配伍升阳风药以化气行水，具有振奋阳气、蒸腾精微的作用。需要注意的是，升阳风药有升阳、行气、开窍、燥湿等诸多功用，但其味多辛而燥，往往具有耗气伤阴之弊，故主张"如病去勿再服，以诸风之药，损人元气而益其病故也"，或配以滋阴养血之品。另外，在具体用药时当分经为治、随病制方。

升阳疗法的功效机制可能包括：首先，升阳疗法可以升发脾阳，鼓动气机。脾气的升发在调畅气机中具有重要意义，脾胃清阳之气不断上升，才能维持机体气机的正常运行。"人之脾胃气衰，不能升发阳气，故用升麻、柴胡助辛甘之味，以引元气之升。"其次，升阳疗法可以升发肝胆，以助化源。气血生化之源虽在脾胃，但有赖于肝胆春生之气鼓荡气机，使清气升腾，气运有序。李东垣提出在疾病的治疗中需注意"肝阳不足不舒，风药疏补之"，常取风药疏补肝阳，"以柴胡、升麻苦平，行少阳、阳明二经，发散清气"。再次，升阳疗法可以举精布阳，以化肾气。肾阳的升发和肾阴的沉降是机体气化的根本。肾中阳气的不断升发，可以带动阴精

笔记

上奉于机体各部，使五脏六腑、四肢百骸等得以奉养生息，从而维持了机体正常生理功能。治疗上，李东垣独树一帜，立升阳补肾一法，在滋阴之品中配升麻、柴胡以升举肾中清阳。最后，升阳疗法可以畅行经脉，调养气血。李东垣通晓阴阳之理和气机的升降出入学说，特别重视元气在维持机体生理功能方面的重要意义，而经络为人身元气的通路。脾胃是元气之本，脾胃伤则元气衰，元气衰则经络虚而疾病由生。如此，升阳疗法虽以升发脾胃清阳之气立法，却有疏补肝阳、升发肾中清阳、畅经脉、调气血之功，从而可以治疗诸多肝脾肾功能失调、气血失和、经脉不利的眼病。

需要指出的是，凡自诉"眼睛睁不开""眼皮抬不起来""眼睛闭着最舒服""有光时眼睛睁不开"即"睁眼困难"的患者，大多属于眼睑痉挛发病之早期，病情较轻，当以清阳不升、营卫失调、经气不利而致眼睑启闭失常为基本病机。而对于中重症患者，病机自然与此类患者有所不同，治疗方面单单中药或针灸也难以起效，这将在以下病例中讨论。

病例 40　中西医结合治疗眼睑痉挛型梅热综合征

病历摘要

【基本信息】

患者，男，57 岁。以"双眼疼痛伴睁眼困难反复发作 10 月余，左眼明显"为主诉于 2018 年 6 月 10 日至我科就诊。

现病史：患者 10 个月前无明显诱因出现双眼疼痛伴干涩，无视物模糊、畏光等其他伴随症状，曾在我院全科门诊多次就诊，使用聚乙二醇滴眼液、氟米龙滴眼液、维生素 A 棕榈酸酯眼用凝胶点双眼治疗后症状稍缓解，1 个月后复发，且出现睁眼困难并逐渐加重，持续 10 月余。近期患者自觉双眼症状明显加重，遂特来我科就诊。发病以来，神志清，精神可，纳眠可，二便无特殊，无明显体重下降。刻下症：双眼干涩疼痛、畏光、睁眼困难、异物感、灼热感，舌红苔薄白，脉细。

既往史：有梅热综合征病史，否认高血压、糖尿病病史，否认食物、药物过敏史。

【专科检查】

视力：OD 0.6，OS 0.9；眼压：OD 12.3 mmHg，OS 10.9 mmHg。双眼睑缘血管扩张，睑板腺开口部分堵塞，挤压见黄色浊液，泪河窄，结膜轻度充血，角膜（－），前房清，周边前房深度 > 1/2 CT，瞳孔圆，直径约 3 mm，对光反射灵敏，MG（－），晶状体透明，眼底视网膜平伏。

【辅助检查】

睑板腺红外线成像见图 40－1。

【诊断】

梅热综合征（筋惕肉瞤之阳亢风动证）；双眼干眼；帕金森病。

【治疗经过】

患者眼部给予聚乙二醇滴眼液、0.02% 氟米龙滴眼液、加替沙星眼用凝胶对症治疗；同时行热敷＋睑板腺按摩＋中药雾化物理治疗，每 2 周一次；并联合针刺治疗，每日 1 次，针刺取穴以眼周、面部及头部腧穴为主，连续针刺 2 周。治疗后患者眼部症状有所缓

笔记

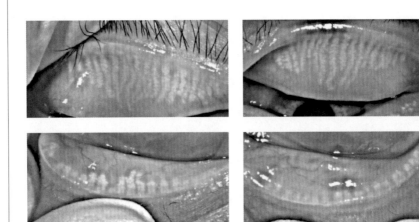

图40-1 睑板腺红外线成像提示上下睑大范围睑板腺萎缩

解，但仍睁眼困难。因患者有手抖等症状，先后在当地医院及上海某医院进行相关检查，考虑帕金森病并予对症治疗（具体不详）。治疗后自觉症状无明显缓解，2018年12月29日再次至我院复诊，专科检查同前。其在继续原治疗方案的同时，行肉毒毒素眼周注射治疗，主要注射点为眼轮匝肌周围及鼻根部。治疗后1周复查，症状明显缓解，能正常睁眼，但表情僵硬，继续原治疗方案并随访。

【预后及随访】

患者定期在我科接受睑板腺按摩及针刺治疗，眼干等症状持续稳定，能正常睁眼。2019年3月26日复诊，患者再次出现睁眼困难，眨眼伴嘴角抽动，不能自控。因担心肉毒毒素注射治疗后表情僵硬，暂不愿接受肉毒毒素注射治疗，愿意继续针刺。之后患者症状严重时接受针刺治疗，虽仍有眨眼、睁眼困难，但治疗后能暂时缓解症状，提高了生活质量。至2019年11月，自觉症状进一步加重，走路困难，建议再次行肉毒毒素注射治疗。于11月14日再次行肉毒毒素眼周及口唇周围注射治疗，治疗后患者眨眼、睁眼困难完全缓解（图40-2）。停针刺等治疗，定期睑板腺按摩及点眼药

笔记

水对症治疗，随访至今约 5 个月症状持续稳定。

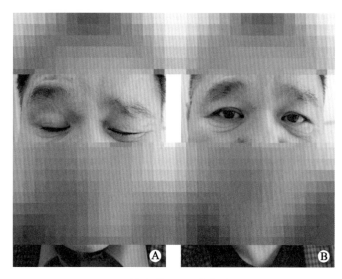

A. 治疗前；B. 治疗后。

图 40 - 2　患者治疗前后变化

病例分析

　　梅热综合征因为首发症状多为眼睑痉挛，故大量患者就诊于眼科，为此中华医学会眼科学分会还撰述了《我国 Meige 综合征诊断和治疗专家共识（2018 年）》，以助眼科医师提高对本病的认识。本病临床表现复杂多样，部分患者从眼睑痉挛开始逐渐向下面部发展，表现为口 - 下颌肌肉对称性不规则多动收缩，下颌肌紧张可妨碍咀嚼、吞咽和说话，侵犯喉肌和呼吸肌可有痉挛性发音障碍和呼吸困难，眼睑痉挛可导致功能性失明，使患者丧失劳动能力。同时，疾病严重程度并不一定与病程相对应，我们常见一些发病多年的患者，仅仅表现为眼睑痉挛，且频率及严重程度并不高，对生活影响不大。另一些患者发病可在较短时间内出现眼睑、口周甚至颈部肌肉痉挛性收缩。如本例患者虽发病时间不长，也仅仅表现为眼

笔记

睑痉挛，但表现为严重的痉挛性闭眼，导致功能性盲，严重影响工作和生活。笔者曾接诊一位 30 多岁即出现功能性盲的女性患者，走路时经常撞人，持续数十秒不能睁眼。

梅热综合征的病因与病理机制尚不清楚。多数学者认为本病发病机制可能与脑部基底节损害、黑质－纹状体 γ-氨基丁酸能神经元功能低下导致多巴胺能受体超敏或多巴胺递质失衡、胆碱能作用失衡有关。一些眼睑痉挛呈家族性发病，说明本病很可能与遗传因素有关，但目前的研究未能确定任何致病基因。同时，神经电生理及神经影像学研究推测本病可能还与中脑、丘脑、纹状体等锥体外系病变有关。另外，梅热综合征患者伴发或曾有抑郁症、焦虑症等精神心理疾病病史的比例明显高于正常人群。因此，梅热综合征发病机制可能与环境及心理因素引起的递质功能紊乱、大脑皮层抑制性减弱、遗传易感性等相关。

本例患者 2 年前发病，病程相对较短，但症状较重，以"双眼睁眼困难"为主诉就诊，伴持续性痉挛性闭眼，导致工作困难、户外行走途中经常撞人、不敢单独过马路，伴有抑郁症病史并长期服用药物治疗。就诊时可见较为明显 MGD，伴畏光、异物感、灼热感、睁眼困难等不适，见睑缘大量新生血管、睑板腺萎缩，在我科行睑板腺按摩、针刺等治疗，眼部症状虽有所缓解但眨眼仍呈痉挛性发作。之后患者在当地医院神经内科就诊接受进一步诊治，给予不同药物治疗仍疗效不佳。遂建议患者行 A 型肉毒毒素（BTX-A）局部注射治疗，但患者认为我院 BTX-A 为国产制剂，遂在外院行 BTX-A 局部注射治疗，注射后眼睑痉挛症状无缓解。由于患者不愿接受手术治疗，之后间断性在我科针刺治疗，症状时轻时重，再次建议在我院接受肉毒毒素治疗并分析可能导致疗效不佳的原因后，患者在我院接受国产 BTX-A 治疗，首次注射剂量为每个注射点 4 U，共计 13 个注射点，治疗后 6 周症状复发，考虑不适合频繁注射，给予益气升阳经验方治疗 1 个月后再次行 BTX-A 治疗，目前症状无复发。

BTX-A 局部注射可以有效缓解临床症状，是较多采用的治疗方法之一。BTX-A 是由肉毒杆菌在厌氧环境繁殖过程中产生的一种神经毒素蛋白，可与突触前膜内胆碱能内膜蛋白结合，有效抑制钙离子内流而暂时阻断神经介质——乙酰胆碱的释放，从而明显缓解肌肉麻痹及局部肌肉的痉挛症状。神经细胞突触末梢具有再生功能，可形成新的运动终板，重建突触传递通路，使原始神经支配的肌肉恢复神经支配，最终导致肌痉挛复发。故 BTX-A 的疗效会随着神经突触的形成逐渐消退，需重复注射，一般注射治疗 2 ~ 7 天后症状缓解，残存痉挛症状者 2 周后可追加注射，疗效可维持 3 ~ 4 个月，复发者可选择再次注射。BTX-A 不具有透过血 - 脑脊液屏障功能，不会引起全身及中枢神经系统的中毒反应，故 BTX-A 治疗梅热综合征具有起效快、维持时间长、安全高效、可重复注射等优点。但 BTX-A 是异种蛋白质，具有免疫原性，长期反复使用可产生抗体，影响治疗效果，建议每次治疗间隔时间不得小于 3 个月，以免产生抗药性。同时不同部位痉挛肌肉的注射剂量，现尚未统一标准，建议从小剂量开始注射，特别是在治疗口周肌张力障碍时，但仍需视患者病情选择剂量。本例患者为外院 BTX-A 注射无效的患者，一度对 BTX-A 疗效不认可，但在我们采用针刺治疗仍然无效后，接受再次注射并显示疗效。因此，注射部位和注射剂量的选择对疗效有较大的影响。

专家点评

中医药疗法特别是针刺治疗本病具有较好的疗效，我们也根据多年治疗经验制定了本病临床诊疗体系。初期患者以中药及针刺为主要治疗手段，必要时配合口服盐酸硫必利片等镇静类药物治疗。中药在早期可以起到较好疗效，我们总结出来益气升阳、熄风止痉为主的治疗本病经验方。针刺具有适用范围广、疗效显著、操作方便、经济安全等优点，容易被患者接受。虽然针刺不能治根，但可以缓解症状，提高患者生活质量，并减少药物治疗可能的毒副作用。中后期以针刺、中药综合治疗为主，仍疗效不佳者予 BTX-A 局部注射治疗。所有患者对症治疗眼表疾病，特别是干眼和 MGD。我们发现大多数早期轻症患者无须 BTX-A 局部注射，针刺和中药能较好缓解临床症状，这些患者通常病程少于 1 年。而重症患者针刺、中药疗效欠佳，往往需要 BTX-A 局部注射治疗，但也有例外，如本组另一例患者坚持针刺治疗仍获得不错疗效，只是实际工作中，较少有患者能坚持如此长期的针刺治疗。此外，针刺、中药还可以用于 BTX-A 局部注射治疗间隙的辅助治疗，一些 BTX-A 局部注射治疗后疗效维持不足 3 个月的患者，则建议针刺或中药治疗以暂时缓解症状。

对于 BTX-A 局部注射，文献报道多重注射位点选择方法，我们采用的是常规上下眼睑内外侧 4 点联合眉弓内外侧 2 点注射法，疗效颇佳。该方法的优点是定位简单，甚至不需要术前定位，同时又可以形成对眼轮匝肌、额肌和降眉间肌的有效阻断。一些学者认为下睑内侧靠近泪小点处注射可影响排泪功能，不宜注射，但我们通过多年来对患者的随访发现于此处注射对患者无明显影响。同时，伴有口-下颌肌张力障碍的患者应在相应肌肉痉挛部位注射。而对于药物的注射剂量，我们发现，大多数患者注射 2.5 U 难以奏效或疗效维持时间短，这可能与我们选择注射的患者大多病情较重有关，而且我们发现一些使用低剂量注射疗效不好的患者，在我们治疗后仍有较好的疗效。目前我们使用的常规剂量为 4.0 U，大多数情况下能维持疗效 3 个月以上，部分患者能达到 6 ~ 8 个月，超出药物的理论作用周期，具体原因不详。BTX-A 局部注射的不良反应包括注射局部组织肿胀、面瘫、眼睑闭合不全、眼睑下垂等，必须在治疗前告知患者这些不良反应。早期我们发现上睑下垂是主要并发症，后来在更改注射部位、放弃眉间注射后该并发症大大减少，当前常见的是眼睑闭合不全，跟药物弥散有较大关系，故注射后应尽量减少药物弥散，嘱患者不可采用热敷、按揉眼部等操作。

　　另外，我们发现大量 BEB 患者均伴有不同程度的 MGD，如本例患者，这也是 BEB 容易合并干眼的重要原因之一。究其原因，可能是 BEB 患者持续性、痉挛性闭眼造成的机械性压力导致睑酯排除不畅，容易发生发展堵塞；同时频繁过度用力闭眼还可能破坏眼表炎症因子的表达平衡，这些炎症因子既可以加重干眼，也可以造成睑缘炎症，加重 MGD。临床上我们发现大量 BEB 合并 MGD 的患者，均为瘢痕性 MGD，睑缘大量新生血管形成，睑板腺口脂帽形成并伴有睑板腺萎缩。这种机械性压力还会破坏泪膜稳定性并导致泪膜破裂时间缩短，促进或加重干眼，从而进一步导致 MGD。对于此类患者，尽管我们在前一病例中说明了两者的鉴别，但早期阶段临床仍有一些患者难以确定，为此，我们基本上确定了诊断性治疗的原则来帮助我们早期确诊。即早期给予患者合理规范的睑板腺治疗，将伴有的干眼及眼表其他疾病一并处理，如眼部症状能缓解，眨眼频率及幅度均减小，说明主要是由眼部疾病导致的眼睑痉挛；而通过上述治疗眼部症状缓解，但仍然用力眨眼，多为 BEB 所致。如此，则可以采取更有针对性的治疗。

笔记

病例 41　针刺为主治疗梅热综合征

病历摘要

【基本信息】

患者，男，65 岁。以"双眼睁眼困难，频繁眨眼渐进性加重 2 年"为主诉于 2017 年 9 月 25 日至我科就诊。

现病史：患者 2 年前无明显诱因出现双眼睁眼困难，伴频繁眨眼，在我院门诊治疗，使用氟米龙滴眼液、聚乙二醇滴眼液、妥布霉素地塞米松眼膏、睑板腺按摩治疗后未见好转，且症状逐渐加重，遂特来我科就诊。发病以来，神志清，精神可，胃纳可，夜眠一般，二便无特殊，无明显体重下降。刻下症：双眼眨眼频繁伴睁眼困难，常持续数秒至 10 多秒不能睁眼，走路时需手撑开双眼，伴张口、努嘴等动作，无眼红、眼痛等不适，舌红苔少，脉弦细数。

既往史：有梅热综合征病史，否认药物、食物过敏史。

【专科检查】

视力：OD 0.3，OS 0.3；眼压：OD 11 mmHg，OS 12.7 mmHg。双眼睑缘血管扩张，睑板腺开口部分堵塞，泪河窄，结膜轻度充血，角膜透明，前房中深，瞳孔圆，直径约 3 mm，对光反射灵敏，MG(−)，晶状体轻度混浊，眼底视网膜平伏。

【诊断】

梅热综合征（筋惕肉瞤之阴虚风动证）；双眼睑板腺功能障碍；

双眼白内障。

【治疗经过】

给予患者睑板腺按摩治疗，同时行针刺治疗，针刺取穴以眼周及颜面部为主，针刺方法为神经干针刺法（图41-1），每日1次，共6次，患者自觉针刺时症状有改善，但疗效仅持续数小时。针刺间断治疗1个月后，患者自述症状明显有缓解，能自行外出，无持续性闭眼需手撑开双眼现象，眨眼频率也有所降低，仍睁眼困难。加用口服盐酸硫必利片、甲钴胺片对症治疗，继续针刺、睑板腺按摩，并建议患者行肉毒毒素注射治疗，患者拒绝。之后患者能睁眼时间逐渐延长，至2018年1月23日复诊（约4个月后），这期间患者坚持针刺治疗共计42次，并配合睑板腺按摩治疗后，病情明显好转，针刺疗效能维持1天或数天，好时如常人，能持续睁眼数秒至数十秒无眨眼，但发作时仍睁眼困难，持续频繁眨眼或闭眼数秒钟。继续给予针刺治疗。

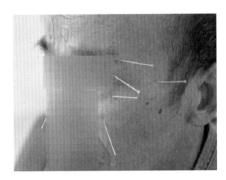

图41-1　应用神经干针刺法治疗特发性眼睑痉挛、
梅热综合征取穴

【预后及随访】

患者2018年6月6日复诊，针刺后基本恢复正常生活，遂停止治疗。半年后患者病情复发加重，表现为双眼眼睑阵发性不自主痉挛伴张口、努嘴等动作，要求针刺治疗，仍拒绝肉毒毒素局部注射。按原方案连续针刺 2 周后，患者病情有所缓解，之后间断治疗四个多月，共针刺 60 余次，睑板腺按摩 10 次，患者能维持相对正常的眨眼频率和幅度，张口、努嘴等动作亦明显好转。

病例分析

梅热综合征是一种头面部肌张力障碍性疾病，由法国神经病学家 Henry Meige 于 1910 年首次描述。本病起病缓慢，发病年龄多在 40 ~ 70 岁，女性较多，男女比为 1 ：（2 ~ 3），病程长，多在患病后 3 ~ 5 年进展较快，但有很大的个体差异性，有的发病后数周就达到最严重程度，也有的呈缓慢发展并超过 10 年。主要临床表现为不自主的眼睑痉挛和（或）口 – 下颌不自主抽动，有的患者以单侧眼睑痉挛为首发症状，逐渐累及双侧，进而出现口 – 面部肌张力障碍。部分患者还可合并伸舌、噘嘴、咀嚼、磨牙、鬼脸、斜视、颈阔肌不自主收缩等症状。患者眼睑 – 口周痉挛症状可在吹口哨、唱歌、睡眠或放松、提拉眼睑、饮酒、打哈欠时消失，被称为"感觉诡计"现象。根据患者肌张力障碍累及的部位，本病可分为眼睑痉挛型、眼睑痉挛合并口 – 下颌肌张力障碍型、口 – 下颌肌张力障碍型。

目前针对梅热综合征的治疗主要是对症治疗，尚无有效治愈方法，以提高生活质量为主要目的。临床治疗方法包括口服药物、BTX-A 局部注射治疗、深部脑电刺激等手术治疗。原则上早期以药物结合局部注射治疗为主；对病程较长、口服及局部注射治疗效果不佳的患者可考虑手术治疗。治疗本病的药物方法大致与面肌痉挛相同，已在前组病例中讨论。A 型肉毒毒素仍然是主要的治疗方法，但也存在一些不足，不同部位痉挛肌肉的注射剂量，现尚未统一标准，且易出现上睑下垂、眼睑闭合不全等并发症。脑深部电刺激（deep brain stimulation，DBS）是随着立体定向技术的发展应运而生的一种新型治疗梅热综合征的方法，适用于药物控制欠佳或对药物不良反应不能耐受、对 A 型肉毒毒素局部注射不敏感、症状较重且影响日常生活的患者。DBS 具有微创、可逆、可调控、个性化等特征，其机制是通过高频率电刺激改变基底神经节的异常放电，使基底神经节传导环路形成一个新的平衡，达到缓解肌张力障碍的目的，多数患者能获得较好效果，但高昂的价格使其难以广泛开展，且有文献报道治疗后出现身体其他部位肌张力障碍的情况。一直以来，针刺治疗本病具有不错的疗效，也是我们目前治疗本病的有效方法之一。

　　根据梅热综合征眼睑痉挛的临床表现，可将其归属于中医学"瘛疭""筋惕肉瞤""胞轮振跳"范畴，与面肌痉挛类似，但又有所不同，梅热综合征以眼睑痉挛、不能自制为特征，筋脉失养、筋急风动是其主要病理变化。《景岳全书·痉证》篇曰："凡属阴虚血少之辈，不能养营筋脉，以致搐、挛、僵仆者，皆是此证……"可见，此病也属于中医学的"痉证"范畴。本病的病因概括起来有内伤与外感之不同。一般外感发痉，其证多实；内伤致痉，其证多虚。就经络定位而言，责之为肝、脾二经病变。《证治准绳·七窍门》载："谓目脾不待人之开合而自牵拽振跳也，乃气分之病，属肝、脾二经络牵振之患，人皆呼为风，殊不知血虚而气不顺，非纯风也。"过劳、久视、睡眠不足、情绪激动等情况均可诱发本病。故本病多为本虚标实之证，本虚以肝脾气血不足或肝肾两虚为主。肝脾气血亏虚，或肝肾阴亏，虚风内动，上犯清窍，扰乱头面经脉，气血运行失常，肌肉筋脉失于濡养，导致胞睑、眉部、面颊、口角皆抽动不休。痉为筋脉之病，津伤血少在痉证的形成中占有重要的地位，故

笔记

在治疗上滋阴养血、顾护津液成为不可忽视的一个环节，在柔肝缓急、熄风止痉的同时，需注意滋补肝肾、调理气血、活血通络。

本例患者为老年男性，以"双眼睁眼困难，频繁眨眼渐进性加重2年"就诊于我科，双眼不自主眨眼频率高，有时出现连续性痉挛，长时间不能睁眼，伴有异物感、眼干等不适，诊断为双眼MGD、眼睑痉挛、白内障。在常规睑板腺按摩治疗后，患者症状改善不显著，开始接受针刺治疗，选穴以眼周及头面部穴位为主，在间断性治疗1个月后病情稍有缓解，眼睑痉挛频率有所降低，但仍睁眼困难，建议患者肉毒毒素注射治疗，但患者拒绝，坚持要求针刺，总计针刺42次并配合睑板腺按摩治疗后患者病情明显好转，能持续睁眼数秒，针刺后2天基本能正常生活，遂停止治疗。半年后患者病情复发加重，表现为双眼眼睑阵发性不自主痉挛伴有口角痉挛，继续要求针刺，在连续针刺2周病情稍缓解后逐渐延长针刺间隔，间断性针刺60余次，睑板腺按摩10次，治疗达4个月之久后，患者在每周针刺2次的情况下，能维持相对正常的眨眼频率和幅度，之后维持治疗2个月，患者病情再无明显进展，遂停止治疗。可见，对于此类重症患者，针刺虽不能达到治愈疾病的效果，但能部分改善患者症状，提高患者生活质量。

➕ 专家点评

对于至眼科就诊的梅热综合征患者，特别是仅表现为眼睑痉挛的患者，早期确诊困难。造成诊断困难的原因主要包括：①梅热综合征属于神经内科疾病。本病的这一属性导致许多眼科医师对本病相对陌生，但由于本病绝大多数患者首发症状为眼睑痉挛，甚至仅仅表现为眼睑痉挛，因此极易造成误诊或漏诊。②即使较为熟悉本

笔记

病的神经眼科医师，在发病初期要诊断本病也有一定困难。对于以
眨眼为主诉的中老年患者来说，需要与一些同样表现为眨眼的疾病
相鉴别，如干眼、面肌痉挛、成人抽动症等，以确定患者眨眼症状
是否为眼睑痉挛所致。鉴别的关键就是掌握这些相关疾病的临床特
征，如成人抽动症多有儿童期发作史，而干眼等眼科疾病所致的眨
眼异常多为频繁眨眼，与眼睑痉挛等神经眼科疾病所致的眼睛不自
主痉挛性闭眼完全不同。③在确定是眼睑痉挛的情况下，还需尽可能
确定眼睑痉挛是由眼部或全身疾病导致还是 BEB，只有 BEB 才属于
梅热综合征范畴。正是基于以上原因，早期诊断本病极其困难。

　　作为临床症状的眼睑痉挛原因复杂，眼科疾病如眼部炎症、睑
内翻倒睫、干眼、老年性眼睑下垂；全身疾病如脑炎后患者、半侧
面部痉挛症、口舌运动障碍、功能性口周或眼睑多动、癔症等；甚
至服用抗精神病药物都可以导致眼睑痉挛。对于眼科疾病所致的眼
睑痉挛，尤其是干眼，早期症状与本病相似，较难确诊。BEB 发病
前多有单眼或双眼刺激感或不舒服感、畏光及眨眼频度增高、眼干
等，以后才发展成 BEB。同时，如我们在前面病例中讨论的一样，
BEB 还常常合并干眼，更是增加了确诊难度。与干眼不同的是，
BEB 常在疲劳、光刺激、注视、紧张时加重，精神集中于其他事物
时减轻，睡眠时消失，即具有"感觉诡计"现象，可以帮助我们鉴
别。因此，对于伴有眼睑痉挛症状的患者，需要进一步仔细进行眼
科及全身检查，尽可能详细询问既往病史，尤其是药物治疗史，以
帮助我们确定导致眼睑痉挛的具体原因。

　　需要注意的是，我们在临床中发现，大量梅热综合征患者有长
期服用抗抑郁药物或其他抗精神病药物病史，或在本病病情进展过
程中出现抑郁、焦虑等精神心理类疾病。本组 2 例患者中即有 1 例
有长期服用抗抑郁药物史。有报道称 10%～20% 的患者服用神经

抑制药物后出现迟发型头颈部肌张力障碍，尤其服用神经抑制药物1年以上更易发病，其机制可能与长期服用神经抑制药物导致以基底节区为中心的功能异常有关。长期焦虑、创伤后应激障碍等精神刺激，工作、生活环境变化引发的焦虑或应激状态可提高体内的肾上腺激素水平。长期处在慢性焦虑状态下，较高的肾上腺激素水平可通过下丘脑-垂体-肾上腺轴的反馈性抑制效应下调肾上腺激素水平、提高脑脊液中促肾上腺皮质激素释放因子浓度、增加糖皮质激素受体数量，最终出现肾上腺皮质功能减退、皮质醇水平降低。另有研究发现，应激状态所致的机体皮质醇水平增高会引起中脑边缘纹状体多巴胺释放增加。根据这一理论，慢性焦虑状态下的体内低皮质醇水平可导致中脑边缘纹状体内多巴胺水平降低。动物模型研究显示纹状体内多巴胺水平低下时，大脑皮层对三叉神经眨眼反射的抑制作用减低，眨眼次数增加，诱发眼睑痉挛。

病例42　针刺治疗眼轮匝肌痉挛及偏侧面肌痉挛

病历摘要

患者A

【基本信息】

患者，女，41岁。以"右眼下眼皮跳动4月余"为主诉于2019年11月19日至我科就诊。

现病史：患者四个多月前无明显诱因出现右眼眼皮跳动频繁，无眨眼、眼干、眼痛等其他伴随症状，曾在我院全科门诊就诊，给予玻璃酸钠滴眼液滴眼、盐酸硫必利片口服，治疗后无明显效果，遂特来我科就诊。发病以来，神志清，精神可，胃纳可，夜眠一般，二便无特殊，无明显体重下降。刻下症：右眼眼皮时有跳动，无视物模糊、眼痛等症状，舌淡，苔薄黄，脉细弦。

既往史：体健，否认药物、食物过敏史。

【专科检查】

视力：OD 0.8，OS 0.8；眼压：OD 8.6 mmHg，OS 6.9 mmHg。双眼睑形态正常，启闭可，右眼下睑呈阵发性痉挛性抽搐，结膜充血，角膜透明，前房深清，瞳孔圆，直径约 3 mm，对光反射灵敏，MG（－），晶状体透明，眼底视网膜平伏。

【诊断】

右眼眼轮匝肌痉挛（胞轮振跳之风痰上扰证）。

【治疗经过】

患者眼部给予玻璃酸钠滴眼液对症治疗的同时，采用眼轮匝肌平行针刺法针刺治疗，每日 1 次，每次留针半小时，6 次为 1 疗程。患者针刺 1 疗程后诉眼皮跳动明显好转，无其他不适。因患者来回路途遥远，改用中药内服。根据中医辨证，患者证属风痰上扰，治以健脾化痰、熄风止痉，方用半夏白术天麻汤加减，组方如下：法半夏 9 g、炒白术 20 g、钩藤 10 g、天麻 9 g、蝉蜕 6 g、僵蚕 5 g、防风 5 g、白芍 9 g、当归 5 g、丹皮 10 g、陈皮 6 g、党参 20 g、远志 10 g、白芷 12 g、炙甘草 3 g。7 剂，水煎服，每日 1 剂，分 2 次服用。

【预后及随访】

患者服药2周后自诉症状好转，近2日右眼眼皮偶有跳动，担心复发，故继续服药1周巩固疗效，之后随访半年未再复发。

患者 B

【基本信息】

患者，女，46岁。以"左眼不自主抽搐10余年"为主诉于2019年4月30日至我科就诊。

现病史：患者10多年前无明显诱因出现左眼皮阵发性抽搐，无伴随症状，曾在外院多次就诊并治疗（具体不详），效果不佳，近期出现左侧面部肌肉跳动，无眼干、眼痛等其他伴随症状，遂特来我科就诊。发病以来，神志清，精神可，纳眠可，二便无特殊，无明显体重下降。刻下症：左眼眼皮跳动伴左侧面部肌肉跳动，无视物模糊、眼痛等症状，舌红苔薄黄。

既往史：体健，否认药物、食物过敏史。

【专科检查】

视力：OD 0.8，OS 0.9；眼压：OD 19.8 mmHg，OS 23.5 mmHg。左眼睑呈阵发性痉挛性抽搐，伴有左侧面部肌肉跳动，双眼睑板腺口部分阻塞，结膜轻度充血，泪河窄，角膜透明，前房深清，瞳孔圆，直径约3 mm，对光反射灵敏，MG（-），晶状体透明，小瞳下眼底无特殊。

【辅助检查】

MRA检查提示面神经走行区域见明显血管接触。

【诊断】

偏侧面肌痉挛（hemifacial spasm，HFS）。

【治疗经过】

患者眼部给予聚乙烯醇滴眼液对症治疗的同时，采用眼轮匝肌平行针刺法针刺治疗，每日1次，留针半小时，建议连续治疗2周；并建议行 MRA 检查。针刺治疗1周后患者自诉病情明显好转，无其他不适。继续针刺治疗，改为隔日1次。MRA 检查提示面神经走行区域未见明显血管接触。

【预后及随访】

患者持续针刺治疗1个月后基本痊愈，偶有左眼眼皮跳动，这期间未加重。

病例分析

眼轮匝肌痉挛实际上是面肌痉挛的初期表现，不是独立的疾病，仅仅是一组症状，是指眼轮匝肌纤维阵发性、不自主的震颤和抽搐，俗称"眼皮跳"。每次抽搐短则数秒，长至10余分钟，间歇期长短不定。俗话说"左眼跳财，右眼跳灾"，须知"眼皮跳"跟"财"或"灾"均没有关系。该病轻症与疲劳、紧张、压力有关，通过适当休息、放松及缓解压力，多可自行好转；而重症者抽搐明显，可持续数月甚至数年，逐渐发展为伴有同侧面部和口角其他表情肌抽搐，即面肌痉挛，严重影响患者日常生活。本组病例中患者A即表现为单纯眼轮匝肌痉挛。

HFS 是指以面神经所支配肌肉反复发作的阵发性、不自主抽搐为特点的面部肌肉收缩，通常累及单侧（双侧＜1%）。HFS 往往自眼轮匝肌始发，逐渐累及同侧口周、颈阔肌和其他面部表情肌，通常紧张、强光及咀嚼时病发或加重，女性发病率明显高于男性，多

笔记

在60岁以上发病。该病轻者眼轮匝肌阵发性、频繁小幅度抽搐，不影响睁眼，而重者抽搐明显，可导致睁眼困难、影响视物甚至功能性失明。不少患者于抽搐时伴有面部轻度疼痛，一些患者可伴有同侧头痛、耳鸣。此外，部分HFS患者闭眼时额肌的收缩使同侧眉毛上扬，称为"另一个巴宾斯基征"，具有特异性。HFS为面神经出脑干区受血管压迫所致。本组病例中患者B发病时间长，由眼睑开始逐渐发展为眼睑及口角同时抽搐，行MRA检查，发现脑干区面神经、血管密切接触，因此诊断为HFS。

目前对HFS的治疗，主要包括药物、肉毒毒素局部注射及手术治疗。常用的口服药物包括：①多巴胺受体拮抗剂，如氟哌啶醇、盐酸硫必利等；②γ-氨基丁酸类药，如丙戊酸钠等；③抗胆碱能药，如盐酸苯海索等；④安定类药，如地西泮、氯硝西泮等；⑤抗抑郁药，如盐酸阿米替林、阿普唑仑等。个案报道和小样本研究结果显示，口服上述药物治疗对部分患者有效，长期应用还可能引起患者不能耐受的不良反应。我们临床常用盐酸硫必利治疗该病，也发现仅有少部分患者有效。BTX-A局部注射治疗是目前应用最广泛的治疗方法，疗效平均持续时间为3~4个月，但需要重复注射且多次注射可产生耐药性。同时由于大多数不良反应表现为轻微的面瘫症状，注射侧眼睑闭合无力，或是鼻唇沟较对侧稍浅，而患者健侧表情肌正常，大大影响患者的治疗体验。对于影像学检查发现面神经压迫血管的患者，可行显微血管减压术治疗，然而大部分患者都担心手术的风险和复发等问题，选择手术治疗的患者比例不高。大量文献报道中医中药、针刺对本病也有一定的疗效。总体来讲，我们的体会是针刺疗效优于中药，故目前我们较少单独使用中药治疗本病，仅用于配合针刺或药物治疗。

　　HFS 为现代医学的病名，但从临床症状来看，其散见于"筋惕肉瞤""眼睑瞤动""胞轮振跳""面风""振掉"等病的症状中。《说文·目部》曰："瞤，目动也。目动者，目筋肉跳掣也，俗云'眼跳'。"《温病条辨·痉病瘛病总论》中记载："瘛者，蠕动引缩之谓，后人所谓抽掣、搐搦，古人所谓瘛也。"对于本病的病机，《证治准绳·七窍门》载："谓目脾不待人之开合而自牵拽振跳也，乃气分之病，属肝、脾二经络牵振之患。人皆呼为风，殊不知血虚而气不顺，非纯风也。"归纳起来，其特点有三：①风邪致病，肝风为主。HFS 发病及临床特征与"风善行而数变"的特性相似。本病外风为病因，内风为本源，故肝风内动是其病机关键。②属肝、胃二经，病位在面部。HFS 表现为面部筋肉不自主跳动，其病位主要在面部筋肉，多发生于足阳明胃经面部循行之处，同时面部筋肉有赖于肝血的滋养。③气血虚为本，风痰瘀为标。病初颜面经络空虚，腠理不固，风邪挟痰侵入面部阳明、少阳之经，致使颜面肌腠经络痹阻，气血运行不利，肌肉筋脉失于濡养，故致面肌抽搐痉挛。因此，本病以正虚为本，风痰瘀为标，以风、痰、瘀、虚为病理基础。

　　针刺治疗本病有较好疗效，尤其是初期仅以眼轮匝肌抽搐为主的患者。其取穴、针法也各有独到之处，但大多取穴多以近端局部穴位为主，配合远端取穴，穴位使用率较高的是三阳经与肝、脾二经的穴位，以疏经通络、调养气血为治则。天津中医药大学针对单纯眼轮匝肌痉挛多采用眼轮匝肌排刺法，而我们在借鉴此方法的基础上，采取改良的眼轮匝肌平行针刺法也取得不错疗效。总体来讲，针刺对早期 HFS 效果较好，多能治愈；而对长期发作、伴有面部肌肉抽搐的 HFS 疗效较差，多需配合其他治疗。如患者 A 仅 1 周即基本治愈，配合中药善后 1 周症状完全消退；患者 B 病史 10 年余，且伴有典型的面神经压迫，治疗难以快速奏效，但患者坚持治疗，症状也获得了较大改善。

另外，通过本组病例也可以发现，面肌痉挛的发病年龄有年轻化的趋势。

专家点评

本组将两例患者一起讨论，主要是为了说明眼科几种常见与眼睑抽搐或痉挛有关疾病的联系与区别。除了前述的眼轮匝肌痉挛和面肌痉挛外，还需关注 BEB 和梅热综合征。①眼睑痉挛是一种局限性肌张力障碍疾病，以双侧眼睑不自主痉挛，干扰视觉功能和导致眼部不适为特征。一些眼部或全身疾病也可以出现眼睑痉挛表现，如干眼、角膜炎、癫痫、颅后窝肿瘤或某些药物刺激等。无确切病因或认为眼部及周围组织无器质性病变时，即称之为特发性眼睑痉挛。原发性、特发性和自发性眼睑痉挛统称为良性 BEB。随着病程进展，一些患者仅表现为眼睑痉挛的程度逐渐加重，另一些患者则可合并口 - 下颌肌张力障碍，表现为不自主张口、闭口、噘嘴等动作，则称为梅热综合征或颅颈肌张力障碍。②梅热综合征是神经科少见的一种肌张力障碍性疾病，主要表现为双眼睑痉挛、面部肌张力障碍样不自主运动，又称特发性眼睑痉挛 - 口 - 下颌肌张力障碍综合征，可分为眼睑痉挛型、眼睑痉挛合并口 - 下颌肌张力障碍型、口 - 下颌肌张力障碍型。由此可以看出 BEB 实际上是梅热综合征的一个类型，结合前面讨论过的眼轮匝肌痉挛实际上是 HFS 的初期或轻症表现，实际上，四种疾病可以概括为 HFS 和梅热综合

笔记

征两种疾病。其中，前者为周围运动障碍性疾病，后者为局部肌张力障碍性疾病；前者为面神经出脑干区受血管压迫所致，后者原因不明，可能与脑基底节损害、黑质－纹状体 γ-氨基丁酸能神经元功能低下所引起的多巴胺受体超敏或多巴胺递质失衡、胆碱能作用失衡有关。如此，理清四种疾病间的关系，有助于更清楚地认识四者的特点并进行有针对性的治疗。

眼轮匝肌平行针刺法是根据眼轮匝肌的解剖学特点，基于我们创新应用的中西医结合选穴针刺方法——神经干针刺法而创立的一种针刺方法。这种结合现代解剖学知识的选穴和针刺方法，在治疗面部肌肉瞤动时往往优于传统选穴和针刺的方法。依据眼轮匝肌环形分布在眼睑周围的解剖学特点，采用与眼轮匝肌之纹理相一致的浅刺法，力求一针刺激更多的眼轮匝肌，以期达到更佳的治疗效果。由于本病以眼轮匝肌的震颤和抽搐为主要表现，针刺眼轮匝肌可以起到直接抑制肌肉抽搐的效果。在此基础上，依据"经脉所过，主治所及"的原则，再取眼部周围诸穴，以增强局部经气、促进眼睑的血液循环，从而促进眼睑肌肉神经功能的恢复。同时，基于神经干针刺法的原理，还可以对应选择听会、颧髎、下关、地仓、颊车等与面神经分布相对应的穴位针刺，以加强疗效。临床上，我们发现一些眼轮匝肌正在抽搐的患者，在平行直刺眼轮匝肌后跳动能立刻停止或很快缓解。治疗时，我们多选 25 mm 短针，视病情沿眼轮匝肌方向直刺 2～3 针，以尽量浅表且能刺中眼轮匝肌效果最佳（图 42 - 1）。另外，对于这种肌肉痉挛型患者，手法不宜过重，以免加重症状，故临床常常以浅刺、轻刺为主。该疗法相对于天津中医药大学使用的排刺法，原理类似，都是直刺眼轮匝肌，但所用针具更少；同时垂直方向进针并浅刺的情况下排刺法针具容易脱离，患者也更为紧张，而我们的平行针刺法更稳定，留针更方便，有一定的优势。

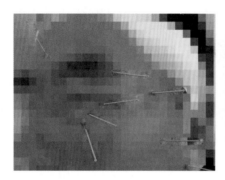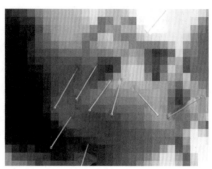

图 42 - 1　眼轮匝肌平行针刺法治疗眼轮匝肌痉挛及偏侧面肌痉挛

病例 43　中药治疗动眼神经麻痹

病历摘要

患者 A

【基本信息】

患者，男，64 岁。以"右眼眼皮下垂 1 周伴视物重影"为主诉于 2018 年 8 月 1 日首诊于我科。

现病史：1 周前患者无明显诱因出现右眼眼皮下垂，伴视物重影，下楼梯时阶梯高低不明显，遮挡单眼后重影消失，休息后症状无缓解。为改善症状，患者就诊于我院其他科室，诊断为右眼动眼神经不全麻痹，接诊医师建议转诊至我科进行中医综合治疗。现患者为进一步治疗，遂就诊于我科。发病以来，神志清，精神可，生

笔记

命体征平稳，二便无特殊。刻下症：右眼眼皮下垂，伴视物重影，无视物模糊、眼红、眼痛、视物变形、视物遮挡等不适症状，舌淡苔白腻，脉弦滑。

既往史：糖尿病病史数年，血糖控制不佳。

【专科检查】

视力：OD 0.8，OS 0.8；眼压：OD 12.3 mmHg，OS 15.6 mmHg。右眼上眼睑下垂，双眼结膜无充血，角膜透明，前房清，周边前房深度>1/2 CT，瞳孔圆，直径约4 mm，对光反射弱，晶状体点状混浊。眼底未见明显异常。33 cm角膜映光：右眼外斜约15°，右眼上睑下缘位于瞳孔上方，角膜映光点可见。眼球运动：右眼内转、上转均受限。

【辅助检查】

头颅CT未见明显异常。

【诊断】

右眼动眼神经不全麻痹（视一为二之风痰阻络证）；糖尿病。

【治疗经过】

患者动眼神经不全麻痹考虑为糖尿病导致的周围循环障碍影响动眼神经所致，嘱患者积极控制血糖，内分泌科随诊。根据中医对视一为二、目偏视病情的认识，中药以活血化瘀、祛风化痰立法，方用血府逐瘀汤合牵正散加减，组方如下：当归5 g、赤芍10 g、生地黄10 g、川芎10 g、木瓜10 g、丹参10 g、三七粉3 g、柴胡10 g、麸炒白芍10 g、麸炒枳壳10 g、蜜麸炒僵蚕5 g、全蝎3 g、胆南星6 g、白附子3 g、炙甘草3 g。共7剂，水煎服，每日1剂，分2次服用。

1周后复诊，患者诉视物重影较前明显缓解，继续使用原方治疗2周，嘱随访。

【预后及随访】

2周后复查，患者视物模糊消退，眼球运动恢复正常。1年后患者再次出现视物重影，行眼科检查后仍然确诊为动眼神经不全麻痹，嘱在积极控制血糖的同时，续用原中药治疗2周，症状完全消失。

患者 B

【基本信息】

患者，男，66岁。以"双眼视物重影伴易疲劳半个月"为主诉于2018年9月3首诊于我科。

现病史：患者半个月前无明显诱因突然出现双眼视物重影，遮挡一只眼睛后视物重影消失，伴视物不耐久视，易疲劳。在当地医院诊断为双眼视疲劳并点眼药水治疗（具体不详），症状无缓解，后至我院视光门诊，予配镜，症状仍无明显好转。此后患者双眼视物重影伴疲劳症状一直存在，至多地就诊无效。辗转得知我科中医综合治疗眼病经验丰富，效果显著，遂慕名至我科就诊。发病以来，神志清，精神可，生命体征平稳，二便无特殊。刻下症：双眼视物重影，伴易疲劳，偶有视物模糊，无视物变形、视物遮挡等，舌淡苔薄白，脉细。

既往史：糖尿病病史10余年，血糖控制不详。否认高血压病史，无食物、药物过敏史。

【专科检查】

视力：OD 0.8，OS 0.8；眼压：OD 12.3 mmHg，OS 15.6 mmHg。双眼睑稍下垂，左眼明显，泪河窄，双眼结膜无充血，角膜透明，前房深，房水清，瞳孔等大，直径4 mm，对光反射迟钝，晶状体透明。小瞳下眼底视盘界清色红，C/D = 0.3，视网膜散在细小出血点、微血管瘤、硬性渗出，黄斑中心凹反光未见。33 cm 角膜映光：双眼外斜约 10°，双眼上睑下缘位于上方角膜缘下 2~3 mm。眼球运动：双眼内转、上转、下转均受限。

【辅助检查】

头颅 CT 未见明显异常。

【诊断】

双眼动眼神经不全麻痹（视一为二之风邪中络证）；双眼糖尿病视网膜病变；糖尿病；双眼屈光不正。

【治疗经过】

西药给予甲钴胺片、银杏叶胶囊口服营养神经、改善循环的同时，中药口服以益气活血、祛风通络，方用补阳还五汤合牵正散加减，组方如下：黄芪 50 g、当归尾 10 g、地龙 10 g、川芎 10 g、赤芍 10 g、桃仁 10 g、红花 5 g、柴胡 10 g、当归 5 g、三七粉 3 g、僵蚕 5 g、胆南星 6 g、全蝎 3 g、白附子 3 g、甘草 3 g。共 7 剂，水煎服，每日 1 剂，分 2 次服用。

同时配合针刺治疗，取穴以局部为主，辅以全身取穴，除眼周腧穴外，取风池、百会及手足远端穴位配合治疗。1 周后复诊，患者诉双眼视物重影明显好转，继续针刺配合中药口服，持续治疗 2 周，患者视物重影完全缓解、眼位恢复正常。

【预后及随访】

患者视物重影症状缓解，未再就诊。

病例分析

后天性动眼神经麻痹是一种可由多种病因导致的眼球运动异

315

常、上睑下垂及瞳孔受损的疾病。动眼神经也称为第Ⅲ对脑神经，含有躯体运动纤维和内脏运动纤维。躯体运动纤维支配上直肌、下直肌、内直肌、下斜肌及上睑提肌；内脏运动纤维支配瞳孔括约肌和睫状肌。因此，发生动眼神经麻痹时，主要特征为上睑下垂，眼球上转、内转及下转受限，患眼瞳孔散大，对光反射迟钝或消失，可伴有复视。动眼神经麻痹按发病程度可分为动眼神经完全麻痹及动眼神经不全麻痹。患有动眼神经完全麻痹者患眼表现为上睑下垂，眼球外转不受限或过强、其余方向均受限，瞳孔散大，直接及间接对光反射消失；动眼神经不全麻痹患者除瞳孔括约肌及睫状肌功能正常外，其余表现同动眼神经完全麻痹。动眼神经麻痹可单独发病也可与其他眼部神经麻痹联合发病。动眼神经麻痹的常见病因包括脑血管病变、动脉瘤、头部外伤、内分泌代谢性疾病、海绵窦病变、炎症及肿瘤等。大量的流行病学研究表明，颅内动脉瘤、糖尿病、头部外伤、缺血性脑血管病变是成人动眼神经麻痹的主要原因。这些病变往往在患者因复视而就诊时才发现，本例患者在眼科就诊时，通过一系列病因学检查，在排除颅内动脉瘤破裂出血及其他占位性病变后，才发现并确诊糖尿病，也是值得临床医师注意的地方。

糖尿病也是动眼神经麻痹的常见原因之一。糖尿病性动眼神经麻痹多为单神经损害，可反复发生。其特点是虽然有动眼神经麻痹，但其眼内肌一般不受影响，即瞳孔大小及对光反射大多正常；同时病变常选择损害个别眼肌功能如内直肌、上直肌，而其他动眼神经支配的肌肉不受影响。其发病机制通常认为是糖代谢紊乱等多种因素共同作用的结果，其中最主要的是营养神经的微血管病变继发缺血、缺氧所致。动眼神经血管的侧支循环不丰富，当出现血管闭塞时容易被累及出现眼肌麻痹的相关表现。由于在颅内，瞳孔运动神经纤维集中在动眼神经干表面的内上部，而该部的血液供应主要来自软脑膜的丰富吻合支，对糖尿病引起的微血管缺血具有较好的耐受性，因此，瞳孔大小及对光反射大多正常，这与颅内动脉瘤引起的瞳孔散大不同，具有一定的鉴别诊断价值。糖尿病性动眼神经麻痹预后较好，进行改善血循环、营养神经、调节自主神经功能等治疗多能好转，但症状恢复时间需 2~3 个月，且可复发，给患者生活带来较大困扰。

动眼神经麻痹属于中医学"视一为二""视歧""目偏视""上胞下垂"等范畴。其病因病机多为气血不足，风邪乘虚侵入经络，目中筋脉弛缓；或脾湿生痰，复感风邪，风痰阻络；或头面外伤、肿瘤压迫，目中脉络瘀阻而发病。而由糖尿病导致者，多为气阴不足、复感风邪，或脾湿生痰、风痰阻络所致。如《诸病源候论·目病诸候》谓："人脏腑虚而风邪入于目，而瞳子被风所射，睛不正则偏视。"中医药、针刺治疗本病均有较好疗效，可以迅速改善临床症状，减轻患者痛苦。中药则以糖尿病为本，风痰阻络为标。在糖尿病不同阶段予滋阴清热、益气养阴、阴阳双补治疗，同时配牵正散及活血化瘀治疗，往往获效良好。针刺治疗眼周可选取睛明、阳白、上明、球后、攒竹、承泣、鱼腰等腧穴，全身可配合风池、合谷、外关、曲池、太冲、足三里、三阴交、太溪、至阴等。眼周针刺可疏通局部经脉，使眼部气血充盛，滋养目系，刺激眼周肌肉，提升其收缩力，促进眼肌功能恢复；全身取穴可健运脾胃，补益气血，活血通络。诸穴相伍，相辅相成，标本皆治，从而达到治愈本病之目的。此外，也可配合天津中医药大学眼科创立的眼肌排刺法以提高疗效。

专家点评

　　动眼神经麻痹病因复杂，值得注意的是，一些颅内动脉瘤破裂而突发较为典型复视症状的患者常常就诊于眼科，这就需要我们认识不同原因所致动眼神经麻痹的临床特征，避免误诊或漏诊。颅内动脉瘤、海绵窦内颈内动脉瘤及后交通动脉瘤压迫所致的动眼神经麻痹常伴随瞳孔散大，可伴有患侧眼痛或头痛，主要是由于动眼神经出中脑后在颅底走行较长，易受颅内动脉瘤的压迫产生症状。动脉瘤外伤性眼肌麻痹由颅脑外伤或眶壁骨折使动眼神经受到压迫而功能损伤引起不同程度的临床表现，一般伴有其他颅脑外伤、眶壁损伤或其他颅神经损伤的症状。由于动眼神经进入眼眶后分为上支与下支，不同损害可导致动眼神经不全麻痹。缺血性脑血管病变为中老年动脉硬化、高血压患者中常见的导致动眼神经麻痹的病变。患者表现为急性动眼神经完全麻痹：上睑下垂，眼球内转、上转、下转障碍，但瞳孔大小及对光反射大多正常。尽管各种原因导致的动眼神经麻痹临床表现不完全一致，但患者的影像学检查如颅脑 CT、MRI 必不可少，不能确定病因的患者应及早行 MRA 或 DSA，以明确诊断，及时处理。本例患者的诊断过程值得引起眼科医师重视。

　　在各种原因所致的动眼神经麻痹中，我们认为糖尿病或其他颅内缺血性病变所致者是疗效最好的一类，这与文献报道也基本一致。需要注意的是，大多数医师在治疗本病时首先行针刺治疗，这可能与大量文献报道针刺治疗本病有较好疗效有关。但在临床中我们体会到，中药对糖尿病性动眼神经麻痹有很好的疗效，临证中我们多应用补阳还五汤联合牵正散为基础方，再根据患者所患糖尿病

笔记

不同阶段的证候特点及患者伴发的症状随症加减，大多1周起效甚至复视完全消失，2~4周眼位及眼球运动也能完全恢复正常。中药的优势首先是起效速度并不亚于针刺疗法，且明显优于西医对症治疗。其次，中药治疗的便利性也是针刺无可替代的，尤其适合较偏远地区的患者。因此，在临证中往往根据患者的具体情况灵活运用中药、针刺及针刺联合中药治疗，以满足不同患者的需求。

病例44 针刺为主治疗听神经瘤术后面神经麻痹

病历摘要

【基本信息】

患者，女，35岁。以"左眼异物感伴畏光2年余"为主诉于2014年5月8日首诊于我科。

现病史：患者2011年行听神经瘤手术，术中损伤面神经，出现左眼眼睑闭合不全、左侧鼻唇沟消失、左侧嘴角下垂、流涎等面瘫症状，术后初期患者体力不支、步态不稳、面神经麻痹、左侧听力丧失，之后患者身体逐渐恢复，能自由行走。2012年，患者至我院就诊，诉左眼异物感伴畏光，无头晕、头痛，无分泌物增多，当时接诊医师查体见患者左侧颜面部肌肉僵硬，眼睑闭合不全，角膜上皮见弥漫性点状缺损，缺损范围与睑裂吻合，给予人工泪液及抗感染治疗。2012—2013年患者罹受眼部异物感及畏光折磨，期间在

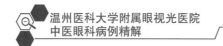

外院行康复及针刺治疗，收效甚微，后于2014年辗转得知我科针刺治疗效果好，自觉既能针对面瘫进行康复，又能同时治疗眼部疾病，故下定决心在我科针刺治疗。发病以来，神志清，精神可，胃纳一般，夜眠一般，二便无特殊，无明显体重下降。刻下症：左眼眼睑闭合不全，左侧面部肌肉紧张，嘴角歪斜，舌淡苔薄，舌下络脉见紫瘀，脉细涩。平素患者易乏力，劳累后症状加重。

既往史：听神经瘤术后2年余。

【专科检查】

矫正视力：OD 0.8，OS 0.4；眼压：OD 14.2 mmHg，OS 15.1 mmHg。左侧面部肌肉紧张，鼻唇沟变浅，嘴角偏斜。左眼眼睑闭合不全，结膜充血（＋＋），角膜带状上皮缺损伴浅基质浸润，前房深清，瞳孔对光反射可，晶状体清。眼底检查不配合。

【诊断】

继发性周围性面神经麻痹（面瘫之瘀血阻络证）；左眼眼睑闭合不全；左眼暴露性角膜炎；听神经瘤术后。

【治疗经过】

患者2014年5月至2014年6月持续在我科针刺治疗，采用神经干针刺法，具体取穴同前所述之眼轮匝肌平行针刺法，刺法以透刺法为主，每天1次，每次留针半小时。眼部给予左氧氟沙星滴眼液预防感染，羟丙甲纤维素滴眼液及小牛血去蛋白提取物眼用凝胶促进角膜上皮修复。持续治疗2周后患者自觉眼部不适稍好转，左侧面部肌肉明显较前松弛，眼睑在用力时暴露角膜区域减少，嘴角在安静状态时基本对称，左眼角膜基质浸润明显减轻，上皮缺失较前明显好转。眼部治疗同前，针刺改为隔日1次。

【预后及随访】

患者在按上述方案持续治疗 2 个月后左眼眼睑基本能完全闭合，嘴角对称，角膜上皮完全修复，常规左眼每晚滴卡波姆眼用凝胶预防复发。2016 年 1 月，患者左眼症状再次复发，持续针刺 6 周，配合人工泪液滴眼治疗后，患者眼睑闭合及角膜恢复正常。之后分别在 2017 年 5 月、2018 年 8 月，症状再次复发，每至我科针刺，配合人工泪液滴眼 2 周后皆可好转。在此过程中，我们发现患者面部表情逐渐恢复至完全正常。近 2 年，患者仅偶有眼部不适时至我科购人工泪液滴眼，眼睑闭合均正常。

病例分析

听神经瘤是主要起源于内听道前庭神经鞘膜施万细胞的良性肿瘤，亦称前庭神经鞘膜瘤，占桥小脑角肿瘤的 80%～90% 及颅内肿瘤的 6%～8%，为内耳道、桥小脑角区域最为常见的良性肿瘤，好发于中青年。因其生长于内听道、桥小脑角区域，随着肿瘤生长，逐渐压迫周围重要组织，可出现严重症状，甚至威胁患者生命，需要采取合理的处理策略。近年来，随着诊断技术的不断发展，听神经瘤早期检出率大幅提高，且呈现早期化和小型化的趋势。听神经瘤治疗目标也从降低高死亡率、高致残率逐渐向低死亡率、低并发症率、保留神经功能、提高生活质量等方向转变。长期以来手术切除仍然是大型听神经瘤治疗的唯一选择，听神经瘤切除手术常见的术后并发症为面神经麻痹、面部麻木、颅内出血、脑脊液漏、听力丧失、耳鸣、脑积水、头痛、共济失调等，严重影响患者术后生活质量，对个人、家庭和社会都造成极大负担。本例患者因发现左侧听神经瘤在他院行听神经瘤切除术治疗（具体不详），术后初期患

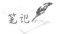

者体力不支、步态不稳、面神经麻痹、左侧听力丧失,之后患者身体逐渐恢复,能自由行走,今年已恢复工作,但仍遗留不同程度面神经损害及听力丧失。

面神经麻痹是听神经瘤最主要的并发症,这是因为面神经和听神经束在内耳道内相伴走行,大型听神经瘤(肿瘤直径>3 cm)中面神经常受压而变扁,呈"眼镜蛇"样改变,与肿瘤粘连,随肿瘤生长面神经可能位于肿瘤表面,也可能被肿瘤浸润。同时面神经在桥小脑角中的形态及位置发生明显变化,手术中面神经确认和分离的难度增加,从而增加损伤面神经的风险。因此大型听神经瘤术中面神经解剖和功能的完整保留仍为一大难题。现有多项研究显示,导致面神经功能损害的往往是与面神经粘连紧密的最后少量肿瘤,由于其与面神经粘连紧密,切除时的机械性损伤和面神经血供破坏,可导致术后面神经功能障碍。听神经瘤术后面神经麻痹属于周围性面神经麻痹,为下运动神经元损伤所致,临床表现为患侧额纹变浅或消失、上眼睑无力以致不能完全闭合、角膜受累、鼻唇沟变浅、口角下垂,有时还可伴味觉障碍等其他症状。眼睑不能完全闭合常导致角膜受累而就诊眼科。本例患者最早在我科就诊即是因为眼睑闭合不全所致的暴露性角膜炎。

相对于感染、自身免疫、代谢性疾病等原因导致的面神经麻痹,医源性创伤导致的继发性面神经损伤治疗更为困难,其预后也与面神经损伤的程度息息相关。西医治疗以促进局部血液循环,减轻面神经水肿,以缓解神经受压,推动神经功能恢复为主,同时积极预防眼部并发症,可给予糖皮质激素、营养神经类药物、改善循环类药物等治疗。由于患者不能闭眼,使角膜长期处于暴露状态,导致角膜干燥,易致感染,可给予抗生素滴眼液、人工泪液、角膜修复类药物等滴眼。对于术后面神经功能Ⅵ级并在1年内无明显恢复者，可考虑行面神经–舌下神经吻合。大量文献报道，无论是中枢性面神经麻痹还是周围性面神经麻痹，针刺在缓解症状和体征方面有较好的疗效，可以大大改善患者的生活质量，本例患者在针刺治疗后眼睑闭合不全症状可以完全缓解即是证明。

面神经麻痹归属于"面瘫"或"口眼喎斜"等范畴。《灵枢·经筋》曰："卒口僻，急者目不合，热则筋纵，目不开。颊筋有寒，则急引颊移口，有热则筋弛纵缓不胜收，故僻。"从《黄帝内经》开始，一直到明清时期，古代医家对周围性面瘫的病因进行了较为全面的研究分析，形成了诸多学说，然而总的来说，不外乎内因致病说、外因致病说、内外因综合致病说等。内因常见面部经气不顺，气滞血瘀致病；外因常见外感风寒、外伤。对于面瘫的辨证分型，古代各家见解各异，目前尚无统一标准。临床上医家根据病因分型治疗：风寒型，治以祛风散寒通络为主；风热型，治以祛风清热通络为主；体虚邪中型，治以补益气血为主；瘀血阻络型，治以补气活血、化瘀通络为主。在临证过程中多以牵正散、四物汤、补阳还五汤及自拟方药等加减化裁。从古至今，面神经麻痹的中医治疗手段多种多样，其中以中药内治、外敷和针刺等为主要治法。

本例患者我们主要采用了针刺为主的治法以尽可能帮助患者恢复眼睑功能，减少角膜暴露及持续性的角膜上皮缺失和眼表干燥，避免继发感染。针刺治疗采用了我科特色的神经干针刺法，即结合神经分布区域与面部腧穴的解剖对应关系来确定针刺治疗的腧穴，主要包括听会、完骨、地仓、颊车、颧髎、下关、瞳子髎等，并结合眼轮匝肌直刺，在促进眼睑闭合的同时，尽可能恢复面部表情和感觉功能。最初患者治疗 2 个月左右眼睑在稍微用力能完全闭合，面部感觉功能逐渐恢复。但随着时间延长和治疗停止，患者多次出现眼睑闭合不全复发的情况，再次针刺病情总能好转，且每次所需治疗的周期逐渐变短。近2年来，患者面部表情基本恢复正常，眼部除了眼干之外，眼睑闭合不全及持续性角膜上皮缺损未再复发，基本能维持正常的工作生活，生活质量大大提高。

专家点评

尽管已经有诸多新的影像学方法可以帮助医师术前更好地了解听神经瘤与面神经相对位置关系；或采用肿瘤近全切除和次全切除以保留面神经完整性；或采用术中面神经监护等方法来减少面神经损伤并发症，但由于面神经与听神经的特定关系，术后面神经损伤仍有极高的发生率，给患者的生活带来困扰。目前的研究表明，面神经损伤后运动神经元可以成功再生，其可能的原因为支配眼轮匝肌的运动神经元与支配口周肌的运动神经元间存在错向再生。运动神经元损伤后再生机制主要包括以下3个途径：①损伤后相应的靶源性信号缺失，局部损伤诱导信号上调；②非神经细胞如干细胞及巨噬细胞产生细胞因子或生长因子，这些信号沿轴突逆行性传导引发胞体基因生长程序如转录因子表达、再生促进蛋白和生长锥结构蛋白（肌动蛋白、微管等）的合成；③损伤信号也可能诱导神经元程序性凋亡反应和抗凋亡基因的表达。本例患者的病情恢复过程也再次证实了周围神经可以再生并恢复功能。文献报道患者病程如果超过半年，治疗会更加棘手，神经外瘢痕及粘连的形成会导致神经慢性嵌压性损伤，妨碍周围神经再生及功能的恢复。此例患者虽然病情有所反复，但经过7年的漫长过程依然能恢复正常功能，不得不说神经元的再生修复理论与临床仍有诸多值得思考的问题。

大量研究表明，针刺治疗特发性面神经麻痹有较好的疗效，但对于病程漫长、病情严重的创伤所致面神经损伤，治疗仍然较为困难。多年来，我们采用神经干针刺法治疗一些与颅神经相关的神经眼科疾病并获得了较好的疗效，其中最主要的是视神经、面神经及三叉神经相关眼病。神经干针刺法是通过传统针刺、电针等方法，直接刺激与疾病相关的神经干及其周围神经分支而治疗疾病的一种针刺取穴方法。根据经络穴位解剖部位与周围神经的支配关系及神经系统内部的间接联系等选取刺激点，以传统针刺、电针等为刺激手段，以调节神经反射为作用机理，通过神经系统的调节而实现相应的治疗作用，主要用于治疗神经传导通路相关疾病。在眼科，可以选择滑车上神经刺激点（攒竹穴）、眶上神经刺激点（健明穴）、眶下神经刺激点（四白穴）、面经刺激点（翳风、听会穴）、视神经刺激点（睛明穴）等。另外，太阳、颧髎、下关、上关、颊车等穴位均有面神经及三叉神经分支分布，可作为配穴应用。主要用于面神经功能损伤导致的面肌痉挛、眼睑痉挛，动眼神经、外展神经损伤导致的眼球运动受限、上睑下垂、复视，视神经损伤导致的视神经病变，三叉神经功能损伤导致的三叉神经痛、眶上神经痛，以及与蝶腭神经节相关的干眼、与睫状神经节相关的瞳孔损伤等疾病的治疗。

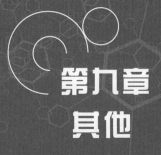

第九章
其他

病例 45　中医药治疗睑腺炎

📋 病历摘要

患者 A

【基本信息】

患者，男，15岁。以"右眼红肿伴眼痛3天"为主诉于2020年4月8日就诊。

现病史：患者于2020年4月5日无明显诱因出现右眼上睑皮肤红肿伴眼痛，无异物感，无头痛，无恶心、呕吐，无视物模糊。自行涂红霉素眼膏无好转并逐渐加重，遂来我院就诊。发病以来，神志清，精神可，胃纳一般，睡眠尚可，小便无特殊，大便软。刻下症：舌尖红、边缘齿痕，苔少，脉弦细数。

既往史：体健，否认药物、食物过敏史。

【专科检查】

视力：OU 0.8；眼压：OD 14.6 mmHg，OS 16.2 mmHg。右眼上睑外侧缘红肿，可触及局限性硬结，质软，压痛(＋)，未见脓点（图 45 - 1）。结膜轻度充血，角膜透明，前房深清，瞳孔约 3 mm，对光反射可，晶状体透明，小瞳下视盘界清色可，C/D 约 0.3，黄斑中心凹反光可见。左眼无特殊。

【诊断】

右眼睑腺炎（针眼之脾虚气弱证）。

【治疗经过】

患者进行耳尖放血治疗 1 次（双侧），中药三黄散外敷贴 3 贴，同时给予口服益气升阳中药 3 剂，方用托里消毒散加减，组方如下：太子参 20 g、黄芪 10 g、白术 20 g、茯苓 15 g、陈皮 9 g、升麻 9 g、柴胡 9 g、当归 6 g、白芍 9 g、法半夏 6 g、焦栀子 10 g、丹皮 10 g、银花 6 g、连翘 6 g、甘草 3 g。3 剂，水煎服，每日 1 剂，分 2 次服用。

【预后及随访】

患者第 4 天复查，右眼眼睑红肿几乎完全消退（图 45 - 1），继续给予中药三黄散外敷贴 3 贴，治疗后痊愈。

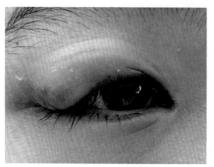
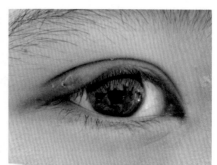

图 45 – 1 患者 A 治疗前及治疗后第 4 天眼睑红肿变化

患者 B

【基本信息】

患者，女，57 岁。以"右眼红肿伴眼痛 1 个月，加重伴溢脓 10 余天"为主诉于 2020 年 3 月 31 日就诊于我科。

现病史：患者于 2020 年 2 月无明显诱因出现右眼上睑皮肤红肿伴眼痛，无异物感，无头痛，无恶心、呕吐，无视物模糊，在当地医院给予左氧氟沙星滴眼液、氧氟沙星眼膏等药物治疗（具体不详），病情无缓解并逐渐加重。10 多天前出现右眼眼角溢脓，在当地另一家医院诊断为右眼泪囊炎，建议转诊至我院手术治疗。发病以来，神志清，精神可，胃纳一般，睡眠尚可，小便无特殊，大便软。刻下症：舌淡、边缘齿痕，苔少，脉弱。

既往史：体健。

【专科检查】

视力：OD 0.5，OS 0.4；眼压：OD 12.5 mmHg，OS 14.3 mmHg。右眼下睑内侧缘红肿伴大量脓性分泌物，眼睑皮肤大片破溃，内眦部可触及局限性硬结，质软，泪囊区无压痛（图 45 – 2）。结膜轻度充血，角膜透明，前房深清，瞳孔约 3 mm，对光反射可，晶状体透明，小瞳下眼底无特殊。左眼无特殊。

【诊断】

右眼睑腺炎（针眼之脾虚气陷证）。

【治疗经过】

患者右眼予清创排脓以清除腐肉、清洁创面，涂妥布霉素地塞米松眼膏抗感染、预防感染；同时给予中药益气升阳、托毒排脓，方用托里消毒散加减，组方如下：黄芪 30 g、白术 20 g、茯苓 15 g、党参 20 g、陈皮 9 g、升麻 9 g、柴胡 9 g、当归 6 g、白芍 9 g、法半夏 6 g、焦栀子 10 g、丹皮 10 g、薄荷 6 g、银花 6 g、连翘 6 g、玄参 10 g、生地黄 10 g、甘草 3 g。3 剂，水煎服，每日 1 剂，分 2 次服用。

【预后及随访】

患者第 5 天复查，右眼眼睑破溃已收口，创面消失，仅见内眦部眼睑轻度红肿（图 45 -2），继续给予中药 3 剂巩固疗效。

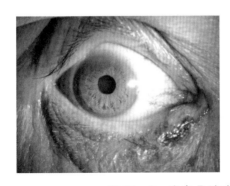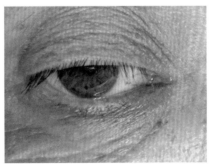

图 45 -2　患者 B 治疗后 5 天眼睑溃烂愈合

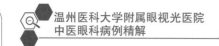

患者C

【基本信息】

患者，男，6岁。以"左眼红肿反复发作1月余"为主诉于2020年1月2日就诊于我科。

现病史：患者于2019年12月无明显诱因出现左眼上睑皮肤红肿伴眼痛，无异物感，无头痛，无恶心、呕吐，无视物模糊。在当地医院给予眼药水、眼膏等药物治疗（具体不详），病情稍好转后又再次红肿加重，反复发作，难以消退，在我院门诊就诊，建议手术治疗。因患者家长不愿接受手术，遂寻求中医治疗而至我科就诊。发病以来，神志清，精神可，胃纳一般，睡眠尚可，大小便无特殊。刻下症：舌质深红，舌尖少苔、中部厚腻苔，脉数。

既往史：体健。

【专科检查】

视力检查不配合。左眼上睑中部见蚕豆大小红肿肿块，局部结痂，可触及硬结（图45－3），结膜轻度充血，角膜透明，前房深清，瞳孔约3 mm，对光反射可，晶状体透明，小瞳下眼底无特殊。右眼无特殊。

【诊断】

左眼睑腺炎（针眼之脾胃积热夹湿证）。

【治疗经过】

患者左眼给予妥布霉素地塞米松眼膏抗感染、预防感染，同时三黄散外敷眼贴3贴外敷。

【预后及随访】

患者1周后复查，左眼眼睑红肿大部分消退（图45－3），继

笔记

续给予中药三黄散外敷眼贴 3 贴巩固疗效，嘱充足睡眠、禁食辛辣。

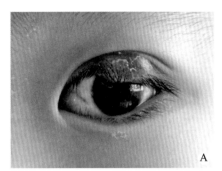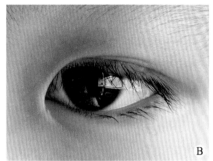

A. 治疗前；B. 治疗后。

图 45 –3　患者 C 治疗前及治疗后 1 周眼睑红肿变化

病例分析

睑腺炎又称麦粒肿，是一种眼科门诊常见的眼睑腺体及睫毛毛囊急性化脓性炎症，青少年多发。根据被感染腺体的不同部位，可分为外睑腺炎和内睑腺炎。如为睫毛毛囊所属的皮脂腺感染，称为外睑腺炎；如为睑板腺受累，称为内睑腺炎。外睑腺炎俗称"针眼"，为睫毛毛囊根部皮脂及睑缘腺体的急性化脓性炎症。病原体多为葡萄球菌，多经睑腺在睑缘的开口处进入腺体，引起炎症。本病主要表现为眼睑水肿、充血、胀痛或眨眼时疼痛，伴压痛，近睑缘处可摸到硬结，发生在外眦部者疼痛特别显著。炎症严重时可出现上睑或下睑弥漫性红肿。轻者红肿不治疗可自行消退或经治疗消退，或 3～5 日后硬结逐渐软化，在睫毛根部有黄色脓头，积脓一旦穿破皮肤，向外排出，则红肿迅速消退，疼痛也随之消失；重者常伴耳前或颌下淋巴结肿大并有压痛，致病菌毒力强者或全身抵抗力弱者，炎症可由一个腺体扩展到其他腺体，形成多个脓点，可发展为眼睑蜂窝织炎，伴畏寒、发热等全身症状。本病治疗以未成

笔记

脓者内外兼顾，促其消散；已成脓者切开排脓为基本原则。迁延不愈的患者可以考虑手术治疗。

睑腺炎属于中医学"针眼""眼丹"等范畴，又称为"偷针""土疳"等。《证治准绳·七窍门》曰："土疳症脾胃上生毒，俗称偷针是也……世传眼眦初生小包，视其背上即细红点如疮，以针刺破，即时即瘥，名偷针。实解太阳经结热也。"《诸病源候论·目病诸候·针眼候》曰："此由热气客在目间，热搏于津液所成。"一般认为本病多为外感风热，客于胞睑，风热壅阻，煎灼津液，变生疮疖；或过食辛辣，脾胃积热，循经上攻胞睑致营卫失调，气血凝滞，则疖肿红赤焮痛。中医治疗以清热解毒、消肿散瘀止痛为主。而反复发作者多为余邪未清，热毒蕴伏，或脾胃虚弱，复感风邪所致，重在健脾益气、扶正祛邪。中医药有多重方法可以治疗针眼，常用的有中药外敷、放血疗法、中药口服、耳针耳穴等。中药外敷多适用于针眼早期，组方用药大多以清热解毒类中药为主，如复方地黄膏、如意金黄膏、三黄散等；放血疗法又可以分为耳尖放血、刺络放血、挑刺放血，具有凉血消肿、清热解毒之功效，可多次重复治疗，可耳尖放血与挑刺放血配合使用，挑刺多选背部肺俞、脾俞、大椎等穴；耳针、耳穴贴压疗法可调节脏腑气血、疏通经络，以消除瘀肿、祛邪外出，可选用眼、神门、胃、脾、大肠等穴，治疗外感风热、脾胃积热所致针眼。此外如拔罐、艾灸、中药熏蒸、针刺等方法也可以用于治疗针眼。而反复发作或破溃成脓、难以收口的患者则多与脾胃虚弱、正虚邪恋有关，宜中药内服调补脾胃、扶正祛邪，以促痊愈。

本组3例睑腺炎患者各有特点，治疗同时结合不同的中医治法均获得了不错的疗效，避免了年幼患者手术治疗可能导致的痛苦或脓不敛口给患者带来的麻烦，充分体现了中医简、便、效、廉的特

笔记

点。患者 A 为早期发病,虽眼部红肿较重,肿块较大,但疼痛不甚,且颜色不甚发红,结合舌脉,我们辨证为脾虚气弱,给予中药补中益气、扶正固本的同时,加用清热泻火、凉血解毒之丹皮、银花、连翘等以祛散外邪,同时结合中药外敷及耳尖放血等外治法获得了不错疗效。患者 B 为针眼肉腐血败成脓、溃不收口之典型病例。溃破成脓的患者则不适合外敷,亦无须耳尖放血以避免耗伤气血。中医认为肉腐成脓为热毒炽盛,而溃不收口则为脾虚气弱,结合中医病机予《外科正宗》之托里消毒散原方稍作加减,治疗数日即愈。患者 C 则为睑腺炎迁延不愈之典型病例。患者病情迁延 1 个月有余,肿块甚大,但已无疼痛,可触及肿块。西医常建议手术治疗,但患者经过中药内服外敷 1 周左右,肿块即大大消退,持续中药外敷数日肿块消退,避免了手术带给患者的痛苦。

🔟 专家点评

睑腺炎为门诊常见病,通常我们在中药外敷和(或)耳尖放血的基础上配合使用抗生素眼膏,大多数病例预后良好。但在临床上我们也发现很多儿童患者容易出现本病的反复发作并迁延不愈,类似本组病例中的患者 C。仔细询问病史,这些患者多有偏食如嗜食肉类、少吃瓜果,睡眠质量差或晚睡等问题。前者多导致脾胃积热,而后者容易导致气血心神耗损,而脾胃为气血生化之源,日久则导致脾胃虚弱。结合五轮学说,眼睑为肉轮,属脾,因此,迁延不愈或反复发作之睑腺炎多与脾胃虚弱或脾胃积热有关,治疗重在调补脾胃或清利脾胃郁热。前者多可用托里消毒散加减,而后者可用泻黄散加减,如兼夹湿邪则可用温胆汤或甘露消毒饮加减。临证中我们发现,应用健脾益气之补中益气汤类方配合温胆汤等以助理

笔记

气化痰，对此类患者有一定的疗效。而红肿较甚者可以加用清热解毒、凉血消痈之丹皮、银花、连翘等，可获速效，本组患者 A 即是如此。

根据五轮学说，胞睑之病变多与脾胃有关，但本病初发时多有红肿热痛之表现，重者多有热甚酿脓、肉腐血败之症，因此治疗时多考虑予清热泻火、凉血解毒之剂，如仙方活命饮、五味消毒饮等。对于病情迁延、红肿不甚之患者则需慎之又慎。临证处方则需根据患者之证候特点随证治之，切不可见睑腺炎有红肿热痛之表现，一味予清热泻火、凉血解毒之苦寒之剂而投之。这样不仅不能起到治疗作用，还因苦寒碍胃进一步加重脾胃虚弱，因此中药的运用无论何时均需辨证论治。本组中 2 例患者均以益气健脾为立法之基即是证明。临床诊治过程中确实会遇到一些患者证候难辨、全身症状不突出，此时可辨病与辨证相结合，并结合眼科之五轮辨证等若干辨证方法综合分析，从而得到全面正确的结论，以指导治疗。因此，眼科辨证中虽有五轮辨证可简要地将眼部病变与脏腑相连属，但临证时，既要详查五轮，又不可拘泥于五轮，应从整体出发，四诊合参，全面辨证。

中药的优势即是简、便、效、廉，但不可为了体现中医之疗效或特点而忽略由此给患者带来的不便。实际临床中，儿童患者服用中药还是有诸多不便，更不用说有可能带来的不良反应。因此，无论是采用中医、西医或中西医结合之治疗方法，临床上应始终以方便患者的同时，又达到最佳治疗效果为根本原则。实际上一些疾病基本无须口服中药，采用局部中医或西医治疗完全能达到缓解病情之目的，从而避免了口服中药带来不必要的麻烦，对睑腺炎的治疗即是如此。临床上我们仅仅针对迁延反复或溃不敛口之少数病例予以口服中药，大多数病例在抗生素眼膏联合中药外敷和（或）耳尖

笔记

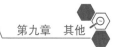
放血的情况下即可治愈。正如在前面的章节中所提到的，我们对过敏性结膜炎的治疗极少使用中药，大多数是辅以中医外治法，帮助患者迅速缓解症状。而对于如何减少病情的复发，我们更多推荐患者在避免接触过敏原的同时，通过锻炼身体、增强抵抗力来达到补充正气的目的，而不是通过药物来调理。再如小儿眨眼的治疗，我们也是在先用耳穴贴压、揿针治疗效果不甚显著的情况下才用针灸、中药治疗。实际上，多数发病时间不长或症状不重的患者通过局部中医疗法配合病因学治疗症状完全能缓解。

病例 46　中医药治疗玻璃体混浊并干眼

📋 病历摘要

【基本信息】

患者，男，41 岁。以"双眼干涩伴眼前黑影数年"为主诉于 2019 年 3 月 5 日首诊于我院。

现病史：患者数年前无明显诱因出现双眼干涩，易流泪，畏光，睁眼困难，无疼痛，无头晕、头痛、恶心、呕吐。在当地医院给予局部滴眼液治疗后双眼干涩症状好转。但每于用眼多或休息不佳时干涩症状反复，继而出现双眼眼前黑影飘动症状，无闪电感，无明显视力下降。由于曾行右眼视网膜脱离手术、左眼视网膜裂孔激光光凝术，总担心左眼会再次出现视网膜脱离导致视力下降，对预后悲观，至多家医院求治，花费数十万元，一度患上抑郁症，其

笔记

至停止工作专心治病,均未见明显疗效。几经周折得知我院中医眼科能以中医综合疗法治疗眼病,遂至我科门诊就诊。发病以来,神志清,精神欠佳,生命体征平稳,二便无特殊。刻下症:双眼眼前黑影飘动,同时随眼球转动,伴双眼干涩、易流泪、畏光、睁眼困难,患者焦虑、心情抑郁,夜寐欠佳,舌边尖红,苔稍黄腻,脉弦细。

既往史:双眼病理性近视病史多年,于数年前先后行右眼视网膜脱离手术、左眼视网膜裂孔激光光凝术、左眼人工晶状体植入术,否认食物、药物过敏史。

【专科检查】

视力:OD 0.7,OS 0.6;眼压:OD 16.4 mmHg,OS 17.7 mmHg。双眼睑板腺开口堵塞,轻压可见脂样分泌物,结膜轻度充血,角膜透明,前房深清,瞳孔圆,直径约 3 mm,对光反射存在,右眼晶状体透明,左眼人工晶状体在位,双眼底豹纹状,视网膜平伏,后极部视网膜萎缩;右眼鼻侧上方周边视网膜萎缩瘢痕,裂孔闭合,左眼底下方周边视网膜可见激光斑;双眼黄斑区散在色素萎缩斑,中心凹反光未见。

【辅助检查】

1. 双眼 B 超见图 46 - 1。

2. 双眼眼底照相及 OCT 见图 46 - 2 至图 46 - 4。

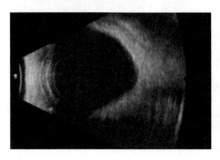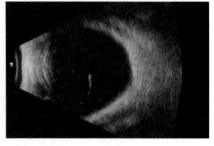

图 46 - 1　双眼 B 超示双眼后巩膜葡萄肿,左眼玻璃体后脱离

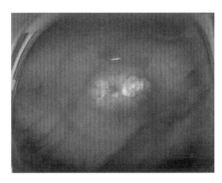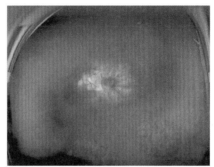

图 46 -2　双眼眼底照相

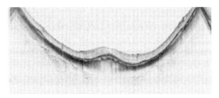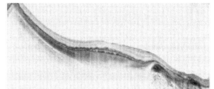

图 46 -3　双眼黄斑区 OCT

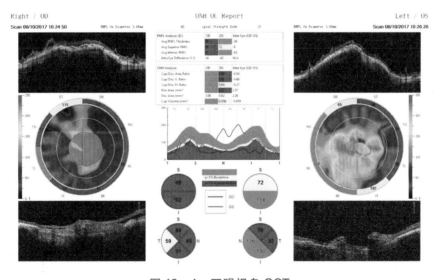

图 46 -4　双眼视盘 OCT

【诊断】

左眼玻璃体混浊（云雾移睛之肝肾亏虚证）；双眼干眼；双眼睑板腺功能障碍；双眼病理性近视。

【治疗经过】

嘱患者正常作息，清淡饮食，调畅情志，适量运动。眼部给予玻璃酸钠滴眼液、0.02%氟米龙滴眼液，配合睑板腺按摩＋中药雾化对症治疗，缓解双眼干涩等不适症状。同时给予中药杞菊地黄汤加减口服调补肝肾、补益气血，组方如下：菊花10 g、山茱萸5 g、丹皮10 g、茯苓30 g、泽泻15 g、当归5 g、生地黄10 g、赤芍10 g、女贞子10 g、决明子10 g、楮实子10 g、丹参10 g、川芎10 g、醋香附10 g、滑石粉20 g、竹茹10 g、薏苡仁30 g。14剂，水煎服，每日1剂，分2次服用。

患者1个月后复诊，诉双眼干涩、眼前黑影稍有缓解，继续给予中药口服，原方加炒黄芩10 g，以增清热燥湿之效，并配合睑板腺按摩＋中药雾化＋人工泪液滴眼。此后持续中药口服治疗近3个月，同时配合睑板腺按摩＋中药雾化＋人工泪液点眼，患者眼干、眼前黑影飘动症状逐渐好转，又重拾生活信心。至2019年11月患者症状近完全消失，又重新恢复正常工作，送科室锦旗一枚。

【预后及随访】

患者双眼黑影飘动及干涩症状消退，平时用眼多后，偶有双眼干涩，予以我科定制之中药雾化熏眼颗粒配方，定期复查。

病例分析

玻璃体混浊，俗称飞蚊症，是临床普遍存在的现象，是指玻璃体出现尘状、丝状、絮状、条索状、云片状混浊，患者最常见的症状主要有眼前黑影飘动、蚊虫飞舞、不同程度的视觉障碍。玻璃体混浊分为生理性和病理性，生理性飞蚊症的主要原因是玻璃体液化、变性、后脱离或动脉残留，而病理性飞蚊症则与炎症、出血、视网膜裂孔、眼内感染、眼内肿瘤等有关。临床上，有时会因为患者"飞蚊"数量不多、视力无明显下降、无其他伴随症状，而误将病理性飞蚊症诊断为生理性飞蚊症，延误了疾病的最佳治疗时间。因此，飞蚊症患者一定要散瞳行眼底检查，并结合眼科 B 超、眼底照相等相关检查尽可能查明具体原因。

我们通常所说的玻璃体混浊指的是生理性飞蚊症，基本病理改变是玻璃体液化变性，常见于 40 岁以上中老年人群和病理性近视患者，后者也可在年轻时即出现。人眼玻璃体呈凝胶状，随着年龄的增长，玻璃体内水分明显增多，同时胶状成分逐渐减少，随着玻璃体的脱水收缩形成液腔，有形成分被析出而形成各种形状的漂浮物，导致飞蚊症的症状。通常飞蚊症玻璃体混浊无须治疗，但少数患者若因为眼前黑影飘动而感觉视功能受到干扰，生活质量下降，从而背负沉重的心理负担，则需积极治疗，本例患者即是如此。目前治疗飞蚊症的药物不多，对于有典型玻璃体后脱离者，可采用 Nd：YAG 激光玻璃体消融术治疗。激光玻璃体消融术主要是通过激光爆破、汽化、粉碎混浊漂浮的玻璃体，同时也可将光轴区的玻璃体转移至非光轴区，使患者视物更加清晰，但成功率较低，操作不当还可能出现玻璃体积血、视网膜损伤等并发症。近年来，微创玻璃体切割术也用于本病的治疗，但患者接受度低，对术者的技术要求也较高，限制了广泛应用。因此，中医药是治疗本病的理想选择。

玻璃体混浊属中医学"云雾移睛"范畴。本病的临床表现、病因病机与《证治准绳·七窍门》所述之"自见目外有如蝇、蛇、旗旆、蛱蝶、绦环等状之物，色或青、黑、粉、白、微黄，看在于眼外空中飞扬缭乱，仰视则上，俯视则下也。乃玄府有伤，络间津液耗涩，郁滞清纯之气而为内障之患"相似。本病属于广义的瞳神疾病，内应于肾，肝肾同源，故发病常责之于肝肾。肝肾不足，精血虚衰，神膏失养，或气血亏虚，目窍失养，或痰湿内蕴，郁久化热，湿热浊气上泛，目中清纯之气被扰，而见视物昏花，眼前暗影飘动、时隐时现，不耐久视或目珠涩痛。临证时应局部与整体相结合，四诊合参，辨证求因，审因论治。本例患者由病理性近视诱发，兼有眼干、眼痛、异物感等不适，且病程日久，当属肝肾两虚，神膏失缺精血濡养，神光衰微，不能发越于眼，而见视物昏蒙、眼前暗影飘动；加之久病气血亏虚，血不养目或气不升津，而见双目干涩、目珠胀痛、不耐久视。治当补肝肾、益气血为主，兼以活血行气，方用杞菊地黄汤或驻景丸合当归补血汤随症加减。同时，患者病程日久，情绪抑郁，易于脾虚而生痰化热，需注意疏肝解郁、调畅情志、健脾化痰。

专家点评

通常玻璃体混浊无须治疗，有明显玻璃体后脱离而影响视力者可考虑行激光玻璃体消融术或微创玻璃体切割术治疗，但各有利弊。本例患者虽症状明显但无玻璃体后脱离征象，加之患者本身的心理阴影更是不愿接受手术治疗，因此患者一直在寻求中医药治疗。患者由于病理性近视诱发的视网膜脱离已经行右眼手术治疗，尽管术后视力预后尚可，但因飞蚊症状越来越严重，患者总是担心左眼会同样罹患视网膜脱离，惶惶不可终日并最终患上抑郁症，这更进一步加重了患者的担忧，于是四处求医，直到在我院治疗后病情逐渐好转，又才重拾生活信心。

本例患者病情好转并逐渐生活正常化，还与干眼症状也同步好转有关。在患者首次就诊时，应用我科多种特色中医外治手段，包括针刺、中药热敷包、睑板腺按摩、中药雾化熏眼等快速帮助患者缓解了眼干症状。幸运的是，在我们的持续、精心治疗及患者的配合下，患者病情逐渐好转，矫正视力提高。治疗约 3 个月时，眼前黑影飘动基本消退，眼干、眼痛症状也基本消失。为巩固疗效，患者仍坚持定期来我科行睑板腺按摩治疗，同时我们也为患者定制了中药雾化熏眼颗粒配方，以方便患者随身携带。

病例 47　针刺治疗高度近视伴弱视

病历摘要

【基本信息】

患儿，男，4 岁。以"体检发现右眼视力差 1 年余"为主诉于 2018 年 6 月 12 日就诊于我院杭州院区。

现病史：患儿 2017 年体检时发现右眼视力差，无歪头视物，无眼红、眼痛，无眼前黑影飘动，无黑幕遮挡感，无视物变形等不适，于外院诊断为右眼屈光参差性弱视、右眼高度近视。1 年多来，患儿辗转国内外多家医院，一直予以验光配镜、遮盖疗法及弱视训练等方法治疗，患儿视力无明显提高，为求中医治疗，遂就诊于我院杭州院区中医眼科门诊。发病以来，神志清，精神可，生命体征平稳，二便无特殊。

既往史：体健，否认相关家族史。

【专科检查】

矫正视力：OD　-10.00/-1.50×170=0.16，OS　-0.00=1.00；眼压：OD 17.3 mmHg，OS 17.6 mmHg；眼位检查：双眼眼位正。双眼眼球各方向转动无异常，眼睑形态、位置正常，启闭可，结膜无充血，角膜透明，前房深，房水清，瞳孔圆，直径3 mm，直接对光反射存在，晶状体透明，玻璃体透明。右眼视盘界清、色淡红，视盘颞侧见萎缩弧，C/D=0.3，血管走行可，黄斑中心凹反光存在，后极部视网膜平伏；左眼视盘界清色可，C/D=0.3，血管走行可，黄斑中心凹反光存在，后极部视网膜平伏。

【辅助检查】

双眼眼底照相见图47-1。

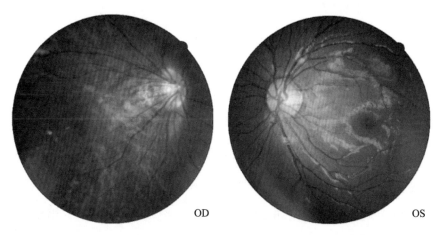

OD　　　　　　　　　　　　　　　　　　　　OS

图47-1　患儿双眼眼底照相，可见右眼豹纹状眼底

【诊断】

右眼弱视（弱视之肾精不足证）。

【治疗经过】

①予以验光配镜：验配硬性透氧性角膜接触镜（rigid gas

permeable，RGP），隐形眼镜处方：OD －10.00；②遮盖疗法：优势眼遮盖，每天6小时；③针刺治疗：主穴为丝竹空透鱼腰、攒竹透睛明、太阳透瞳子髎、百会、合谷，每周2次，每次留针40分钟。至治疗1年疗程结束时，患儿眼科检查示双眼前后节较治疗前均未见明显异常，但左眼屈光度变化如下：$-0.75/-0.50 \times 10 = 1.00$；右眼治疗后3个月、6个月、1年矫正视力、屈光度及眼轴变化如表47-1所示，OCT及双眼IOL-Master变化如图47-2、图47-3所示。

表47-1　患儿右眼矫正视力、屈光度及眼轴变化情况

		矫正视力	屈光度（D）	眼轴（mm）
治疗前		0.16	$-10.00/-1.50 \times 170$	26.42
治疗后	3个月	0.20	$-10.00/-1.50 \times 170$	26.51
	6个月	0.30	$-10.00/-1.50 \times 170$	26.53
	12个月	0.60	$-10.00/-1.50 \times 170$	26.68

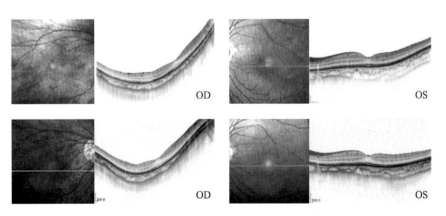

OD

OS

OD

OS

图47-2　患儿治疗前及治疗后1年OCT

笔记

Comp. AL: 26.42 mm		Comp. AL: 22.87 mm	
AL	SNR	AL	SNR
26.42 mm	3.7	22.87 mm	23.6
26.41 mm	4.5	22.88 mm	9.0
26.47 mm	6.8	22.90 mm	21.2
26.44 mm	2.2	22.88 mm	9.4
26.42 mm	4.9	22.86 mm	9.2
26.44 mm	3.1		
26.43 mm	5.0		

Comp. AL: 26.53 mm		Comp. AL: 23.02 mm	
AL	SNR	AL	SNR
26.55 mm	2.3	23.01 mm	3.6
26.57 mm	2.7	23.02 mm	7.2
26.52 mm	2.2	23.01 mm	3.7
26.52 mm	2.7	23.00 mm	3.6
26.50 mm	3.5	23.05 mm	2.5
26.52 mm	2.2		

Comp. AL: 26.51 mm		Comp. AL: 23.27 mm	
AL	SNR	AL	SNR
26.49 mm	5.1	23.30 mm	7.9
26.69 mm	2.3	23.28 mm	10.1
26.50 mm	2.0	23.26 mm	5.8
26.53 mm!	1.6	23.26 mm	9.3
26.59 mm	2.9	23.26 mm	7.9
26.61 mm!	1.9		

Comp. AL: 26.68 mm		Comp. AL: 23.53 mm	
AL	SNR	AL	SNR
26.68 mm	3.1	23.56 mm	2.6
26.68 mm	2.2	23.55 mm	4.0
26.68 mm	2.0	23.53 mm	6.5
26.72 mm	2.7	23.58 mm	2.0
26.66 mm!	1.7	23.52 mm	2.5
		23.51 mm	8.4

图 47-3　患儿治疗前后眼轴变化情况
（左侧为右眼，右侧为左眼）

【预后及随访】

受疫情影响，暂中断治疗，目前患儿暂未接受进一步针刺治疗，遮盖及 RGP 治疗仍继续。

病例分析

弱视是指单眼或双眼矫正视力不能达到正常，低于同年龄人正常值下限，或者双眼视力相差 2 行及以上者，视力较低眼为弱视，而眼部检查无明显器质性病变的一种疾病。不同年龄段的儿童最佳矫正视力标准即临床诊断弱视应考虑年龄因素：3 岁儿童视力低于 0.5 为弱视，4~5 岁儿童视力低于 0.6 为弱视，6~7 岁儿童视力低于 0.7 为弱视，7 岁以上儿童视力低于 0.8 为弱视。弱视属于一种视觉图像处理异常导致的中枢神经系统发育障碍，极少有累及眼或视路的结构异常，且患儿视力低下不能仅归因于结构异常。弱视眼常同时伴有对比敏感度和调节功能异常。弱视根据其病因可分为屈光性弱视（包括屈光参差性和双侧高度屈光不正性弱视）、斜视性弱视、形觉剥夺性弱视（包括屈光介质混浊和上睑下垂所致的弱视）和遮盖性弱视 4 种类型。本例患儿的临床症状及检查结果均符合本病特点，屈光参差性弱视的诊断明确。

西医对弱视治疗首要措施是消除视觉障碍，如对屈光不正者进行屈光矫正、手术矫正斜视等；其次是消除视觉障碍后进行视觉训练或药物治疗，基本方法有：遮盖疗法、压抑疗法、视刺激疗法、药物治疗等，临床中多以综合治疗为主要手段。遮盖疗法是最主要、最简单、最经济有效及使用时间最长的一种传统治疗手段，治疗效果已经被国内外大量研究及临床实践证实。近年来，各种辅助训练在临床上逐渐被应用，并取得了较为满意的疗效，其中弱视治疗仪辅助训练能显著提高治愈率、缩短疗程，如红闪治疗、后像治疗、光刷治疗、等级精细视力训练等，通过红色光唤醒视锥细胞或视觉中枢细胞，提高视网膜视觉细胞的兴奋性及敏感性而间接增强视力。同时有文献报道，针刺治疗弱视有较好的疗效，并被纳入美国弱视治疗指南。一些学者以中医理论为指导，运用传统中医的治疗手段，探索更加安全高效、易于为儿童接受的可持续治疗途径，在弱视的治疗中发挥出越来越多的优势，得到越来越多的肯定。

笔记

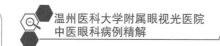

弱视在我国传统医学中并未被正式命名，但在一些相似病证的描述中可发现类似弱视的症状，如"视瞻昏渺""能近怯远""能远怯近""小儿通睛""小儿青盲"等。古代医家认为，本病多责之于虚，常见于阴虚水少、血虚精亏等证，且与肝、肾等脏关系密切。现代中医认为弱视发生的主要病因病机为先天禀赋不足和后天摄养失宜，造成目窍失养，以致目的功能受损，经久不愈，形成弱视。针刺是祖国医学所独有的治疗疾病的有效方法，针刺治疗弱视的基础是经络学说。早在《灵枢·邪气藏府病形》中就指出："十二经脉，三百六十五络，其血气皆上于面而走空窍，其精阳气上走于目而为睛。"《灵枢·大惑论》中提到"五脏六腑之精气，皆上注于目而为之精。"说明五脏六腑的盛衰皆与视力好坏相关，眼与脏腑之间的有机联系是靠经络保持的，正是经络不断地输送气血，才维持了眼正常的视觉功能。通过对五脏六腑气血阴阳进行整体调整和发生疾病部位进行良性刺激，来达到疏通全身经络，引导十二经脉、三百六十五络之精、气、血、津液上行，从而发挥濡养眼目的作用，这是经络理论在弱视治疗中的具体运用。本例患儿在我院就诊前已在当地及全国甚至国外多家医院诊治，但效果不明显，后于我院结合中医治疗，视力获得了显著进步，再次证实了针刺治疗弱视的良好疗效。

🔲 专家点评

屈光参差性弱视为临床中常见的弱视类型，由于两眼屈光度数相差较大，视网膜成像大小差距悬殊而无法融合，视皮层中枢选择性抑制屈光度数较高一眼，最后导致弱视和双眼视形成障碍。屈光参差的程度与弱视发生的可能性和严重程度成正相关，一般认为近

视性屈光参差 > 2.00 D、远视性屈光参差 > 1.00 D、散光性屈光参差 > 1.50 D 时，屈光度数较高眼易形成弱视。屈光参差性弱视由于双眼屈光度和视力差距大，健眼视力相对良好，而患者依靠健眼即可满足日常生活的需要，所以弱视眼容易被忽视而错过最佳治疗时机。因此，很多屈光参差性弱视患者就诊时年龄偏大，大于传统上治疗的最佳年龄 3 ~ 6 岁，即使有些患者发现弱视，也难以坚持治疗甚至放弃治疗，导致治疗效果不佳。本例患儿特点为年龄小、双眼屈光度数相差大、发现早、配合度高，为治疗赢得了最佳时机。

弱视属于中医眼科优势病种，赵建浩教授及其团队联合香港中文大学林顺潮教授团队在汕头大学医学院附属汕头国际眼科中心开展了 2 项符合 RCT 规范的针刺治疗屈光参差性弱视的临床研究。研究表明：对于 3 ~ 6 岁组，在治疗 15 周后，治疗组针刺结合戴镜治疗比传统戴镜治疗效果提高 17%，治愈率从单纯戴镜的 14.6% 提升至针刺治疗的 57.5%。针刺结合戴镜治疗组停止针刺后的第 16 周到第 60 周，所有患儿的视力在只接受单纯戴镜的情况下均稳定，未见反弹。在 7 ~ 12 岁组别中，到第 15 周时，针刺治疗比传统戴镜治疗提升了 6% 的视力，治愈率则从单纯戴镜的 16.7% 提升至针刺治疗的 41.5%。上述研究结果显示针刺能够提升视力，可成为替代遮盖疗法的一种选择。相关研究结果发表在 SCI 顶级期刊，并被美国弱视治疗指南采纳。赵建浩教授认为弱视辨证属于阳气不足，肾脑虚损，目失所养。弱视的病位在肾与脑，也与肝、脾密切相关。治疗则宜补气壮阳、益肾醒脑，兼健脾养肝、明目，以达到提高视力之目的。功能性核磁共振可以证实针刺穴位与西方医学描述的脑视觉中枢有对应性，当针刺激足外侧时，可在功能性核磁共振中观察到枕叶电位活动，表明大脑的具体区域与针刺刺激关联。除此之外，一些国内外学者也开展了一些关于针刺及其相关的疗法如耳穴、灸法、揿针治疗弱视的研究，获得不错的疗效，是常规治疗方法疗效不佳情况下的可靠选择。针刺治疗虽然有较好的安全性，但最大的问题仍然是克服患儿的恐惧及配合治疗，同时家长也需要有持续的耐心和坚强的毅力以配合医师的治疗。只有这样，对于此类疑难病例，才可能获得理想疗效。

病例 48　针刺眼周穴位并发症

📋 病历摘要

患者 A

【基本信息】

患者，男，29 岁。以"双眼频繁眨动 10 年"为主诉于 2018 年 4 月 23 日至我科就诊。

现病史：患者于 2008 年无明显诱因出现双眼频繁眨动伴有面部抽动，曾多次在外院诊治（具体不详），症状未见明显好转，遂特来我科就诊。发病以来，神志清，精神可，胃纳可，眠差，二便无特殊，无明显体重下降。刻下症：双眼外观无特殊，频繁眨动，时伴面部抽动，无视物模糊，无眼痛、畏光等症状，舌红苔黄，脉弦。

【专科检查】

视力：OD 0.4，OS 0.3；眼压：OD 13 mmHg，OS 14 mmHg。双眼睑缘血管扩张，睑板腺开口部分阻塞，挤压见黄色浊液，泪河窄，结膜轻度充血，角膜透明，前房清，周边前房深度 > 1/2 CT，瞳孔圆，直径约 3 mm，对光反射灵敏，MG（－），晶状体透明，小瞳下眼底无特殊。

【诊断】

抽动障碍（目劄之肝郁化火证）；干眼；双眼睑板腺功能障碍。

【治疗经过】

患者按干眼及 MGD 常规诊疗，给予人工泪液、抗感染、睑板腺按摩治疗的同时，拟针刺 6 次，每日 1 次。针刺第 3 次拔针后出现不良反应。患者诉右眼胀痛伴复视，见眼睑肿胀，立即给予眼眶按压、冷敷对症治疗，患者诉复视进一步加重，考虑眶内爆发性出血，予以加压包扎，口服云南白药治疗，嘱 24 小时复查。第二天患者就诊时，松解加压纱布后患者诉复视消失，视力如常，见右眼上睑肿胀，皮下大量出血（图 48 - 1）。眼底视盘界清，黄斑中心凹反光可见。暂停针刺治疗，嘱继续冷敷，24 小时后改热敷，10 天后复诊。

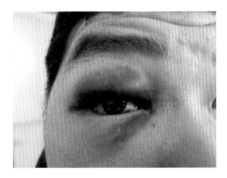

图 48 -1　右眼眶内爆发性出血对症治疗后

【预后及随访】

10 天后患者右眼睑瘀血、肿胀消退。继续针刺治疗后，眨眼和面部抽动治愈。

患者 B

【基本信息】

患者，女，36 岁。以"双眼干涩 1 年余，左眼眼红 1 天"为主诉于 2020 年 1 月 2 日至我科就诊。

现病史：患者自 2019 年起无明显诱因出现双眼干涩伴疼痛，曾在我院就诊，给予人工泪液、睑板腺按摩等治疗后好转，近期眼干无缓解并出现眼红，无眨眼、眼痛、异物感、视物模糊等伴随症状，遂特来我科就诊。发病以来，神志清，精神可，胃纳可，眠差，二便无特殊，无明显体重下降。刻下症：左眼结膜充血，眼干，无视物模糊、眼痛、畏光等症状，舌红无苔，脉细。

【专科检查】

视力：OD 0.2，OS 0.3；眼压：OD 12.7 mmHg，OS 14.3 mmHg。双眼睑板腺开口阻塞伴脂栓，结膜充血，角膜透明，前房深清，泪河窄，瞳孔圆，直径约 3 mm，对光反射灵敏，MG（－），晶状体透明，小瞳下眼底无特殊。

【诊断】

干眼；睑板腺功能障碍。

【治疗经过】

患者眼部按干眼及 MGD 治疗，常规给予对症治疗的同时，行针刺治疗，拟针刺 6 次，每日 1 次。第 2 天，针刺睛明穴拔针后按压不当，出现眶内出血，导致眼睑瘀青（图 48－2）。嘱患者冷敷，暂停针刺治疗。

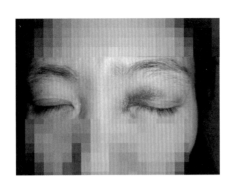

图 48-2 左眼上睑内侧瘀青

【预后及随访】

患者 3 天后上睑内侧出血引起的眼睑瘀青大部分消退，继续针刺治疗后，眼干和眼红明显好转。

病例分析

针刺疗法历史悠久，现已在世界范围内普及，是中国甚至世界传统医学中的重要组成部分。随着针刺在世界范围内的广泛应用，与针刺相关的不良事件开始受到关注，针刺的安全性备受瞩目。在 Medline 和其他 8 个主要的非中医药文献数据库中，1965—1999 年，在 22 个国家的 98 篇相关文章中发现了 202 起针刺相关的不良事件。

针刺相关的不良事件可分为 4 类：晕针，器官或组织损伤，感染及其他。检索 4 个主要的中文数据库，1956—2010 年文献报道的针刺相关不良反应事件有 1038 例，其中晕针是最常见的不良事件，有 468 例，占 45%；器官或组织损伤 451 例，其中气胸最为常见，占 307 例，蛛网膜下腔出血 64 例，出血和血肿 22 例，神经损伤 10 例，死亡 8 例；发生感染的 38 例，其中破伤风感染 14 例，死亡 8 例，局部感染 12 例，腹膜炎 7 例。其他包括断针、过敏等

笔记

81 例。总体来说，针刺疗法是安全的，大部分不良事件都是可以避免的。

在眼科疾病治疗中，常常选用眼周穴位进行治疗，医者虽然小心仔细，但仍然会有不良事件发生，最常见的就是出血和血肿。如本组病例中的患者 A，针刺睛明穴导致眶内出血，出现眼睑瘀青，甚至压迫眶内眼外肌，出现复视。睛明穴属足太阳膀胱经，位于目内眦的上外方凹陷中。内眦部血液循环丰富，出血为该穴针刺后最常见的并发症。在皮下组织，有来自眼动脉的眶上动脉及来自面动脉的内眦动脉的分支，伴行静脉在睑内侧汇入内眦静脉，同时因眼睑皮下组织疏松，针刺时损伤这些血管会引起眼睑瘀血、瘀斑，重者局部明显肿胀青紫。在眶内侧壁中后部的前筛骨孔和后筛骨孔内有发自眼动脉的筛前动脉和筛后动脉，细小而深在，不易察觉搏动，且位置相对固定，如针尖紧贴眶内壁刺入，容易损伤此两处动脉，引起明显出血，患者自觉眼球突出、胀痛，眼睑可有瘀血肿胀、呈青紫样外观。针尖太靠近球壁，又可能穿过内直肌误伤其内的肌动脉，除出血渗入结膜下外，还会因内直肌血肿而眼球内转受限；针刺过深则可能直接伤及眼动脉，引起眼眶深部出血；更甚者可能刺穿肌圆锥而刺入包绕眶内段视神经的富含致密微血管的三层鞘膜，造成鞘膜下血肿，直接压迫视神经而损伤视力。

文献报道，针刺睛明穴除了出血外，还可能发生刺穿眼球的严重不良事件。出现这种情况多为不熟悉眼部解剖关系，针刺时过分贴近眼球或进针过快所致，特别是在针刺病理性近视患者或既往有视网膜脱离等手术史的患者时。此外，进针没有避开眼肌可能损伤内直肌，引起外伤性眼肌麻痹，出现复视、斜视、眼球运动痛等眼肌损伤的不良事件。其他不良事件，如进针过深，超过 45 mm 时，易刺中围绕视神经孔的总腱环并累及视神经，患者出现眼冒金星感、头痛、头晕，甚至恶心、呕吐等不适。针刺过深，如损伤鼻侧的睫状后短动脉或睫状后长动脉可引起出血，甚至引起眼球血管膜的供血不足、坏死。针刺时针尖过于向内偏斜，易刺破筛骨纸板，损伤筛窦。针尖过分偏向后外方刺入时，针刺深度如超过50 mm，可能透过眶上裂，损伤穿行其中的动眼神经、滑车神经、外展神经及眼神经，引起眼肌麻痹、斜视。如继续深入则损伤海绵窦，造成颅内出血。

专家点评

眼周为三阳经交汇之所，腧穴众多，且眼眶内血管极为丰富，加之眶内肌肉、视神经之间的间隙为脂肪填充并对眼球、视神经、血管、泪腺都有保护作用，为维持眼球正常运动，眶内脂肪本身并不饱满，因此针刺眼眶内穴位如发生出血，早期不易察觉。等到大量出血时患者往往有眼胀、眼痛，甚至因眼外肌受压出现视物重影，严重病例可因视神经的压迫而出现视力下降。要避免上述并发症，针刺眶内穴位时务必要注意针刺的深度及方向，不可盲目操作。深度越深、手法越重，危险性越大。

睛明穴的正确针刺方法：针刺时请患者轻闭眼，医师左手轻推眼球向外侧固定，右手缓慢进针，紧靠眶缘直刺0.5～1.0寸，不可提插捣针，必要时可轻轻原位捻转。出针后按压针孔片刻，防止出血。若不慎出现出血，对于仅有眼睑小片瘀斑的患者，可不予特殊处理。对于眼睑肿胀、瘀青明显的患者，首先进行冷敷，促进血管收缩，避免进一步出血，48小时后改为热敷，促进瘀血迅速吸收。对于损伤深部血管，眼睑血肿、胀痛突出者应立即给予酚磺乙胺或巴曲酶等止血剂，必要时加压包扎患眼，减少出血。出血稳定后根据时间给予冷敷或热敷治疗。凡是针刺后出现出血的，无论出血量大小，均应注意安抚患者情绪，做好解释工作。

除了睛明穴外，针刺球后、承泣穴也可能发生眶内出血。针刺承泣穴的正确方法：针刺时嘱患者正视前方，选瞳孔中央垂直中线，贴近眼眶下壁垂直进针，进针后可嘱患者稍上视，沿眶下壁直刺 0.5～1.0 寸，不可提插捻转；针刺球后穴的正确方法：选眼眶中外 1/3 处进针，针尖朝向眶尖部，贴眶下壁缓慢进针 1.0～1.5 寸，以针尖刺中眶尖肌锥、睫状神经节效果最佳，此时患者可伴有瞳孔轻度散大，未刺中者可轻度原位捻转。取针时，与睛明穴一样，均需按压针孔片刻，防止出血。

无论是睛明穴还是承泣、球后穴，针刺时透过浅层皮肤和肌层后均有明显落空感，此时缓缓进针，如刺中血管或肌肉，则进针阻力增大，应停止进针或略改变方向进针，切不可盲目强行进针，否则容易出现上述严重并发症。如果患者出血的同时，出现明显的视力下降，应积极处理。在完善眼底检查、评估视神经缺血损伤严重程度的同时，积极静脉滴注甘露醇等高渗剂降低眶内压，必要时可行开眶手术释放眶内出血，以减轻过高眶内压对视神经的损伤和视网膜血管的压迫。

笔记